LES MÉTIERS DU PARAMÉDICAL

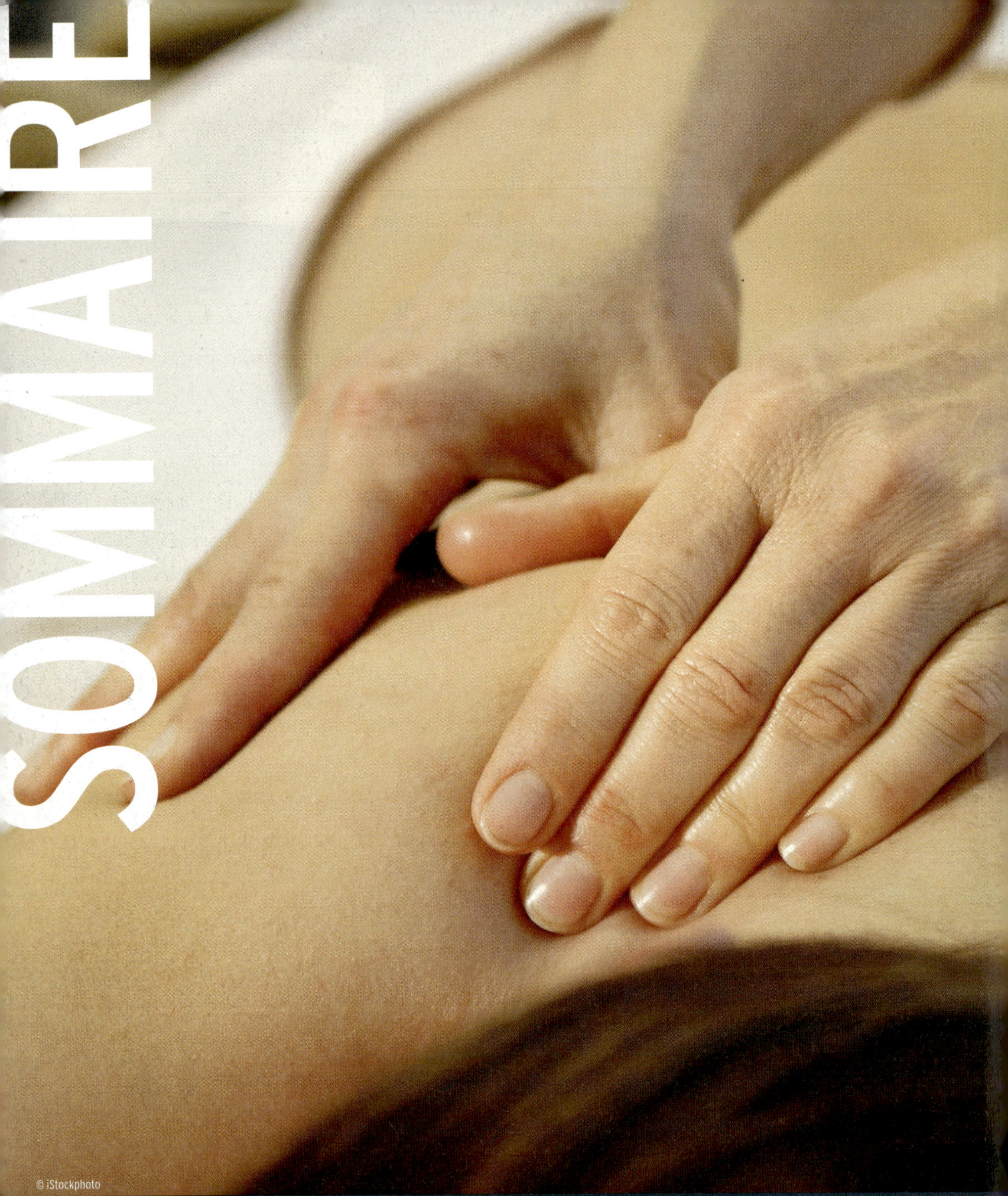

© iStockphoto

LE SECTEUR EN BREF

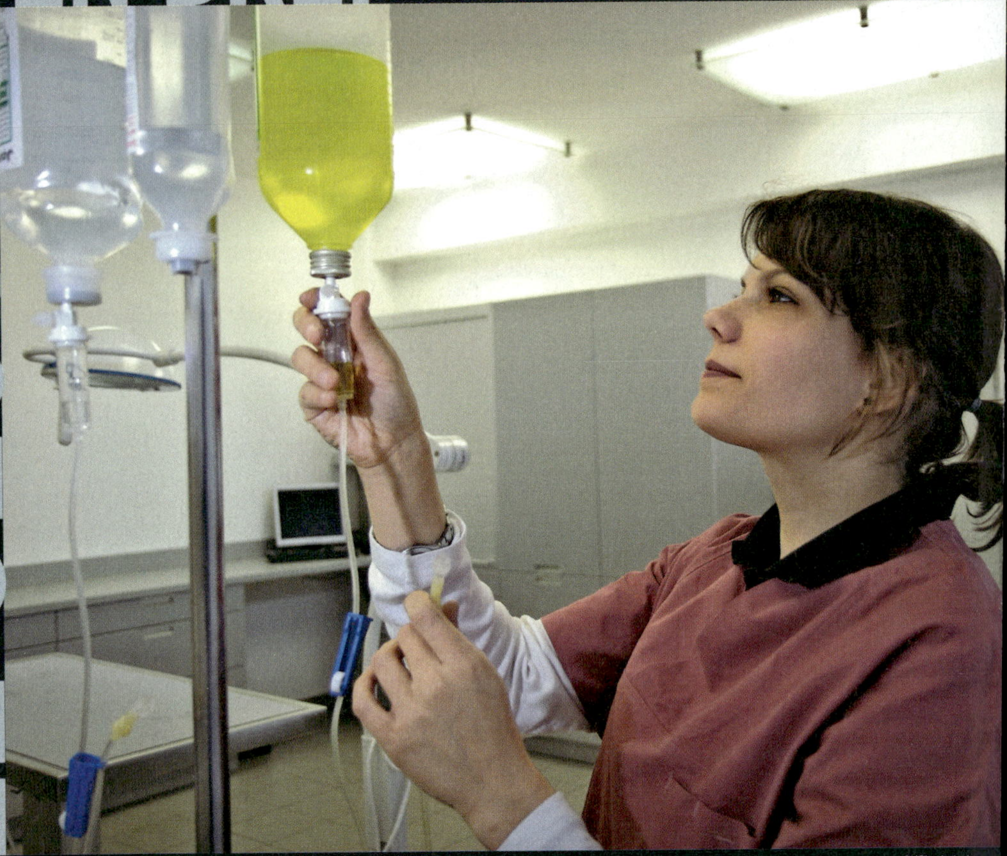

© iStockphoto

UNE « CONSOMMATION » DE SOINS ACCRUE, DE NOMBREUX DÉPARTS À LA RETRAITE PRÉVUS… LES MÉTIERS DU PARAMÉDICAL VOUS ACCUEILLENT À BRAS OUVERTS.

Des troupes au service de la santé

Plus d'un million de personnes exercent une profession paramédicale, dont 80 % de femmes. Sans être médecins, ces personnes dépistent des problèmes médicaux, contribuent aux soins et à l'amélioration des conditions de vie des patients. Certains métiers s'exercent surtout en libéral (80 % des masseurs-kinésithérapeutes et des orthophonistes, par exemple). Les infirmiers ou aides-soignants, eux, interviennent plutôt comme salariés, à l'hôpital, dans des centres spécialisés, des maisons de retraite, etc. Avis d'embellie : malgré une conjoncture morose, les perspectives d'embauche sont bonnes. Avec plus de responsabilités à la clé. ■

Soins, rééducation...

Parmi la vingtaine de métiers répertoriés, plusieurs profils existent. Les « soignants » (infirmiers, aides-soignants, puériculteurs) assistent une équipe médicale. Les spécialistes de la rééducation (orthophonistes, masseurs-kinésithérapeutes, diététiciens) travaillent sur la prescription d'un médecin qui a identifié les troubles. Les métiers de l'appareillage (opticiens-lunetiers, audioprothésistes, podo-orthésistes) font appel à des savoir-faire plus manuels. Enfin, l'assistance médicale et technique (techniciens en analyses biomédicales, manipulateurs d'électroradiologie médicale) associe les connaissances médicales à la maîtrise d'autres technologies. ■

Sélection ++

Très réglementées, la plupart des formations sont sanctionnées par un diplôme d'État ou un certificat de capacité, obligatoires pour exercer. Des diplômes préparés en 3 ou 5 ans, au sein d'écoles spécialisées ou à l'université. Accès sur concours fort sélectifs. Certaines filières, kinésithérapie en tête, recrutent après une 1re année commune aux études de santé (PACES). Quelques métiers techniques (analyses, appareillage) sont accessibles après un BTS/DTS ou un DUT à bac + 2/3. En revanche, nul besoin du bac pour se préparer aux métiers d'aide-soignant, d'ambulancier ou d'auxiliaire de puériculture (1 an) et de préparateur en pharmacie ou de prothésiste dentaire (2 ans). ■

Les paramédicaux : des effectifs variables

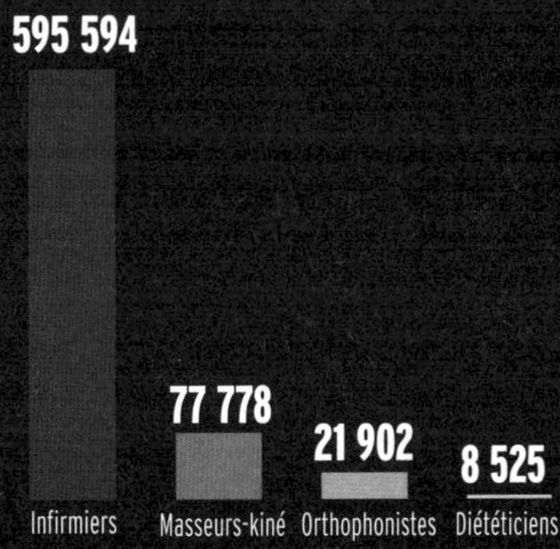

Source : Drees, ministère de la Santé, août 2013.

LE CENTRE DE RÉÉDUCATION ET DE RÉADAPTATION FONCTIONNELLE LE BRASSET À MEAUX

LA VIE EN MOUVEMENTS

Photos : Laurence Prat, novembre 2011

Au centre Le Brasset, le nerf de la guerre, c'est la rééducation. Les 45 patients hospitalisés à plein temps ou en externat dans cet établissement sanitaire géré par la Croix-Rouge se déplacent tous en fauteuil électrique. Âgés de 10 à 22 ans, ils souffrent d'affections neuromusculaires (myopathie, sclérose en plaques…) se traduisant par une dégénérescence des tissus et des muscles. Au total, 80 professionnels se relaient jour et nuit pour accompagner leur quotidien et surveiller l'évolution de la maladie. Au cœur de cette prise en charge, un staff de kinés et d'ergothérapeutes épaulés par des aides-soignantes et des infirmières. Une équipe de choc qui a accepté de se dévoiler le temps d'une journée.

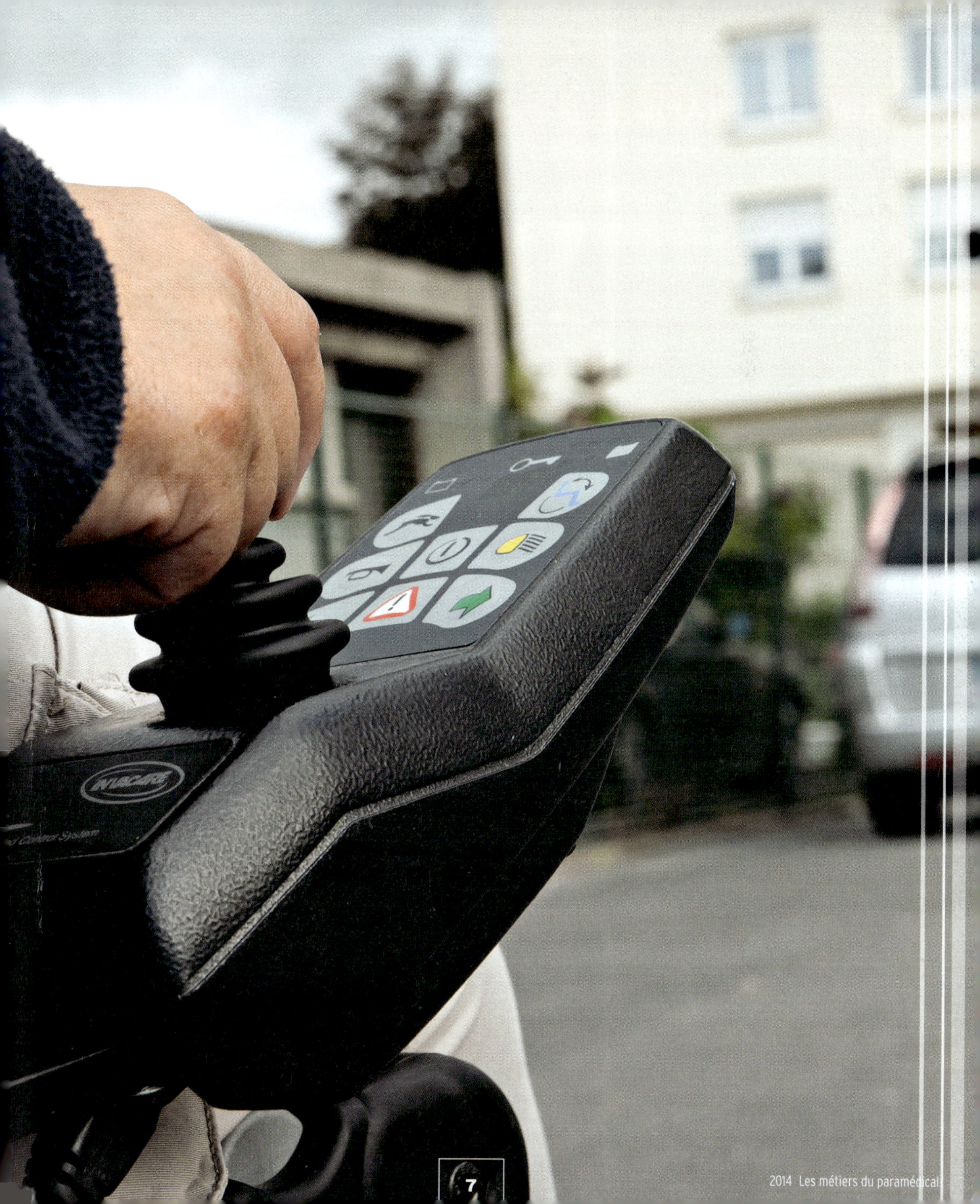

KINÉSITHÉRAPIE

*« **Les séances** peuvent paraître répétitives, mais elles sont essentielles pour préserver l'autonomie des jeunes », explique* le chef du service de kinésithérapie. Face aux pathologies présentes au centre, l'équipe intervient sur deux éléments essentiels : le système respiratoire (expectoration, système de ventilation…) et la « mobilisation passive des muscles » pour rétablir la circulation sanguine, limiter la raideur des membres et entretenir la capacité à saisir les objets.

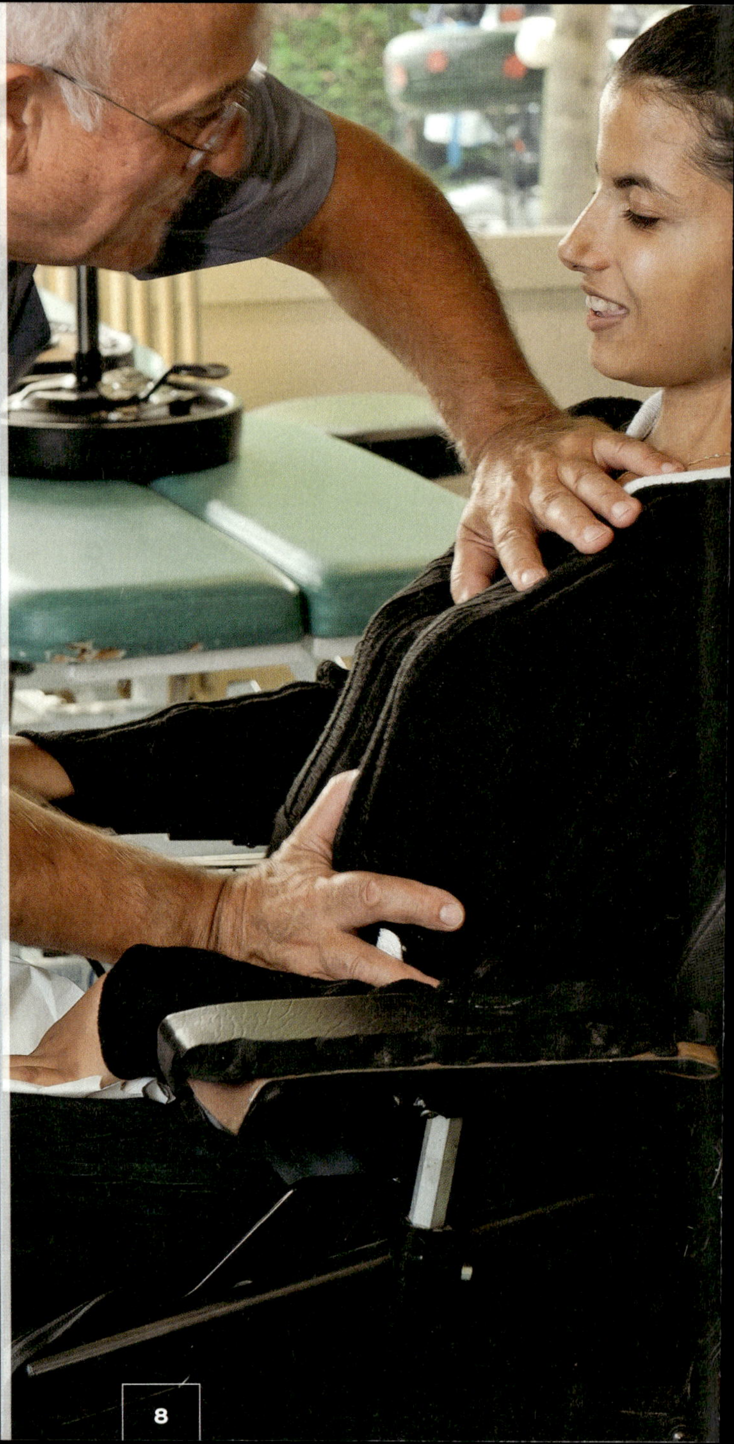

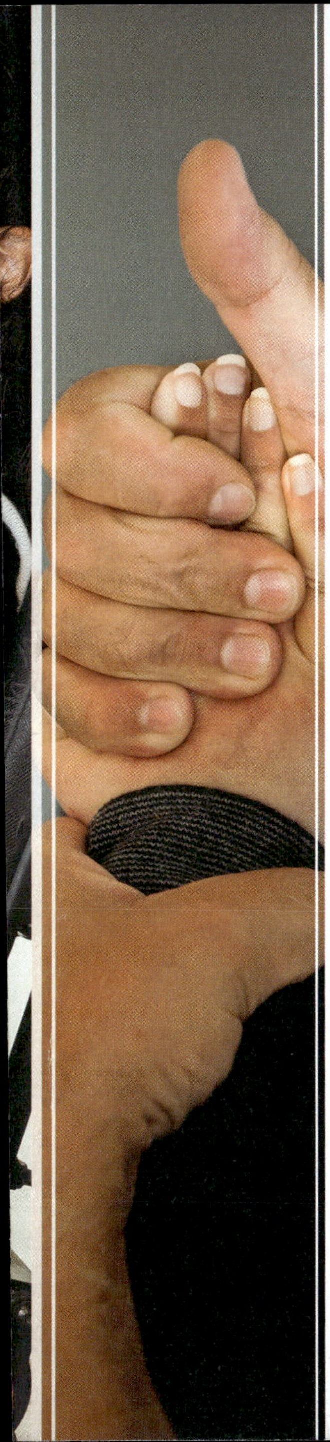

ERGOTHÉRAPIE

La pratique est plus tout-terrain du côté des ergothérapeutes. Tandis que les matinées sont dédiées aux séances individuelles, les après-midi laissent la place aux visites à domicile pour initier les parents à l'aménagement de l'environnement des jeunes (plateaux repas, installation du lit), à des préconisations techniques (siège adapté au foot-fauteuil, coussins anti-escarres), à la stimulation des gestes d'hygiène (maquillage, brossage des dents)...

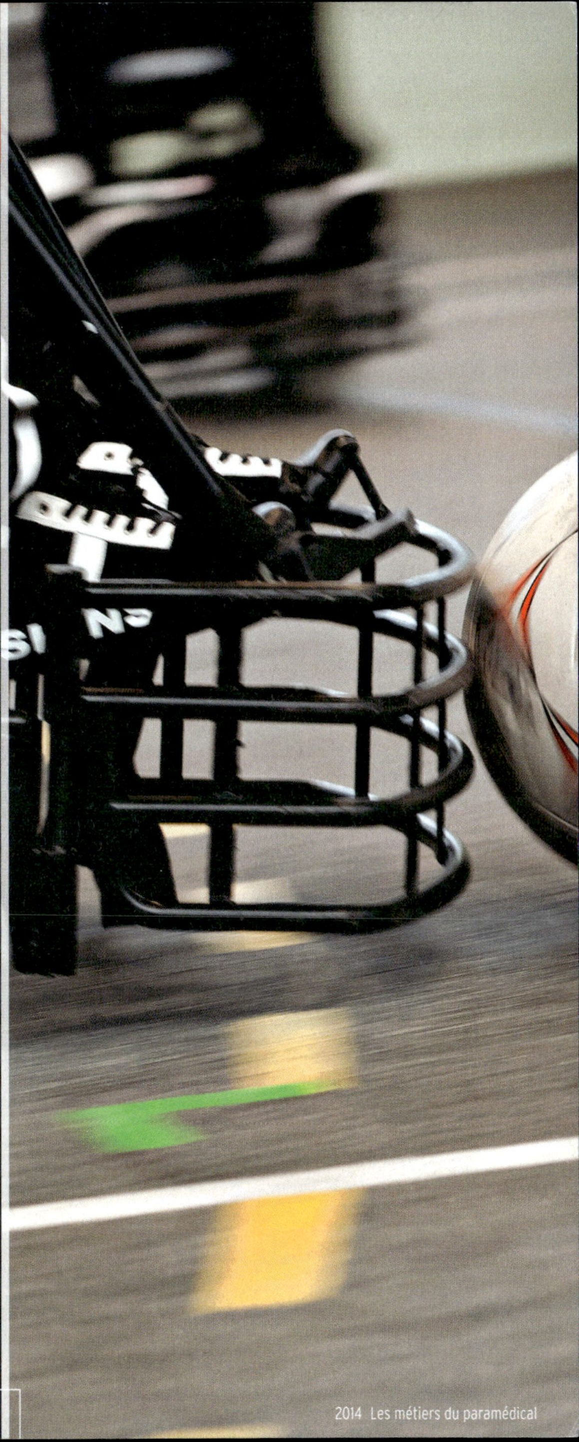

Bouliers, jeux de construction, puzzles, modelage… En atelier d'ergothérapie, ce sont des activités ludiques qui servent de prétexte à la mobilisation de facultés nécessaires au quotidien. À l'ordre du jour pour Clément : concentration, planification des tâches, gestion de l'espace, et stabilisation du mouvement… *« À partir d'un même jeu, on peut viser 20 objectifs différents. C'est la façon dont je vais orienter l'activité qui est déterminante »*, explique Pierre-Éric, l'un des ergothérapeutes. *« Sans ces objectifs réfléchis en amont, la séance perd toutes ses vertus rééducatives. Ça devient simplement de l'animation »*, confirme sa collègue Émilie.

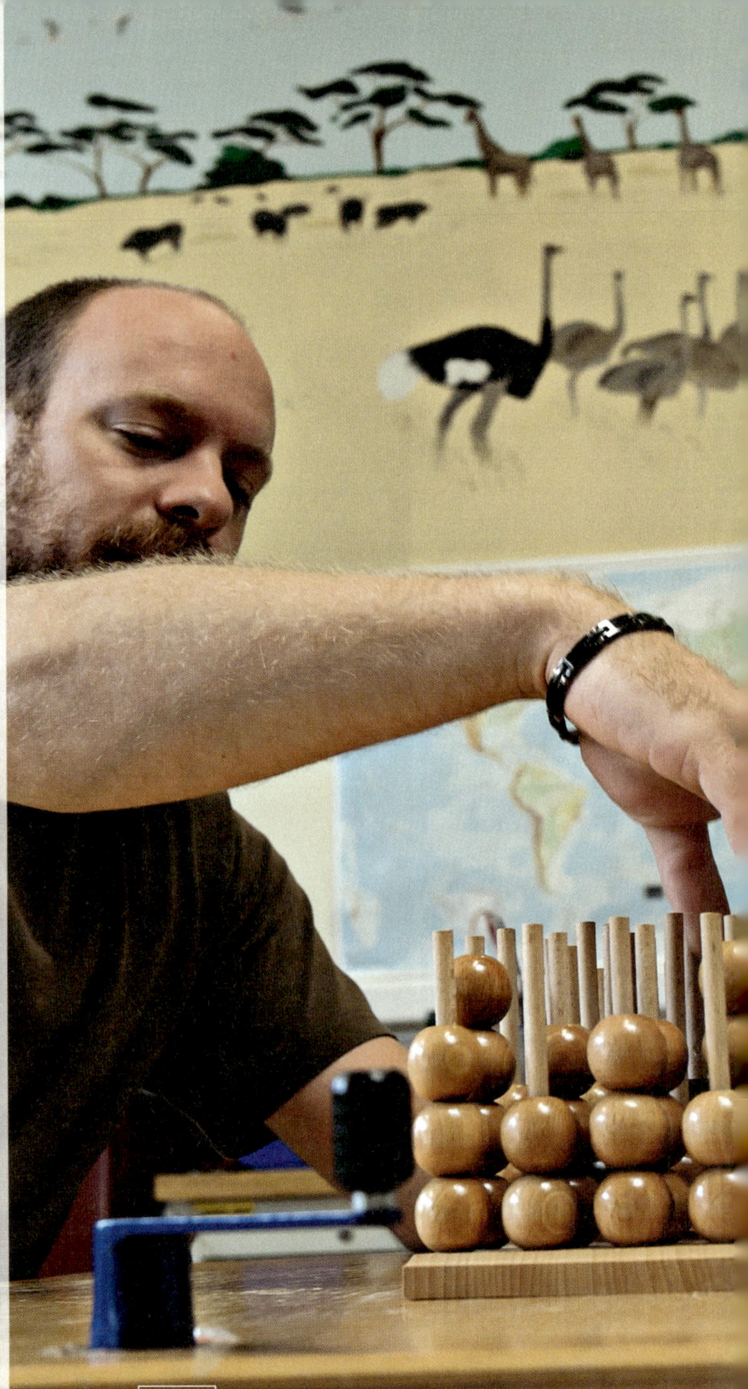

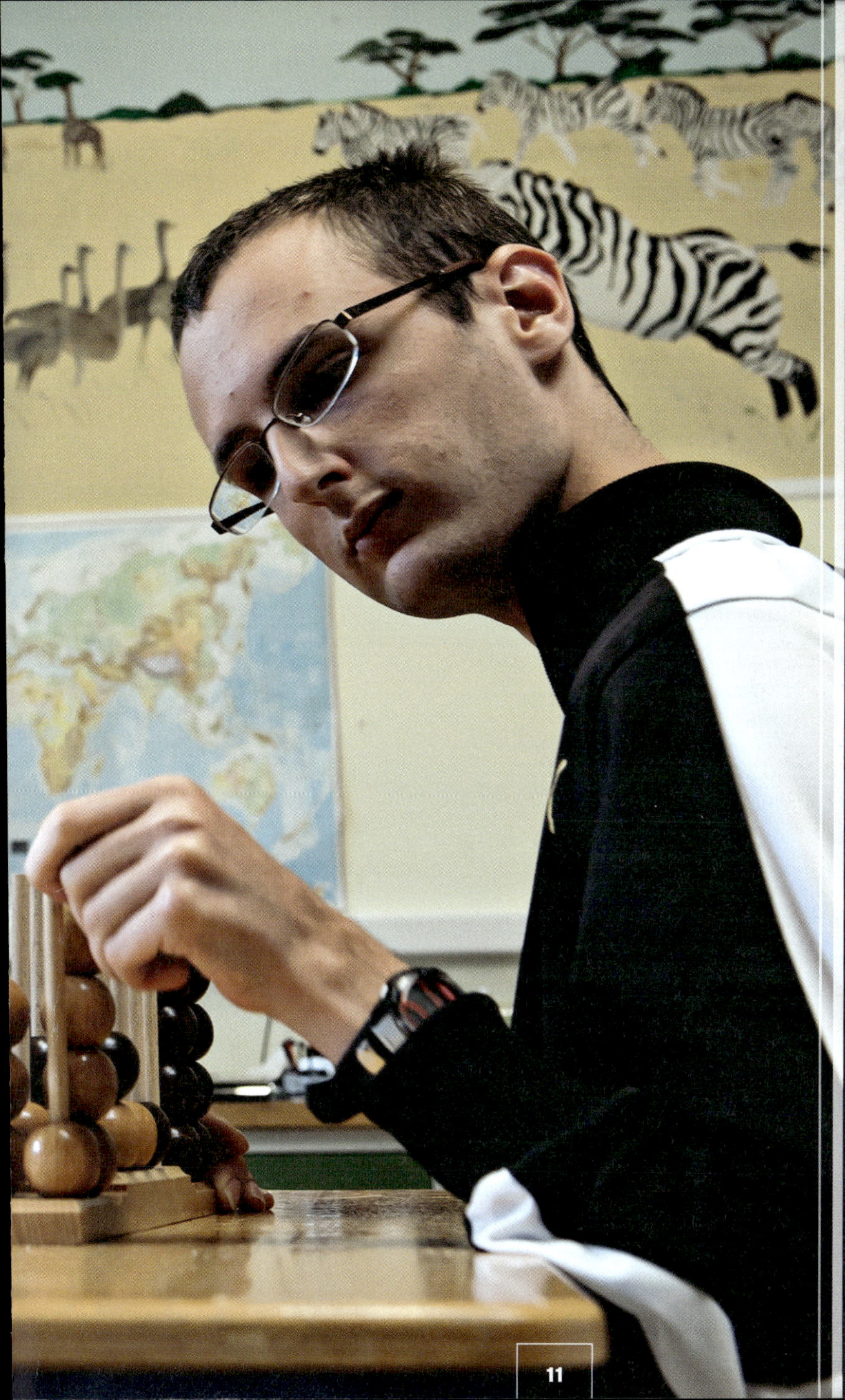

Le plus motivant ? *« On ne se lasse pas. Le travail change tous les jours »,* répondent en chœur les deux experts. *« Il n'y a pas plus large que le champ d'intervention des ergothérapeutes. Ce qui nous caractérise, c'est une prise en charge globale »,* précise Pierre-Éric.

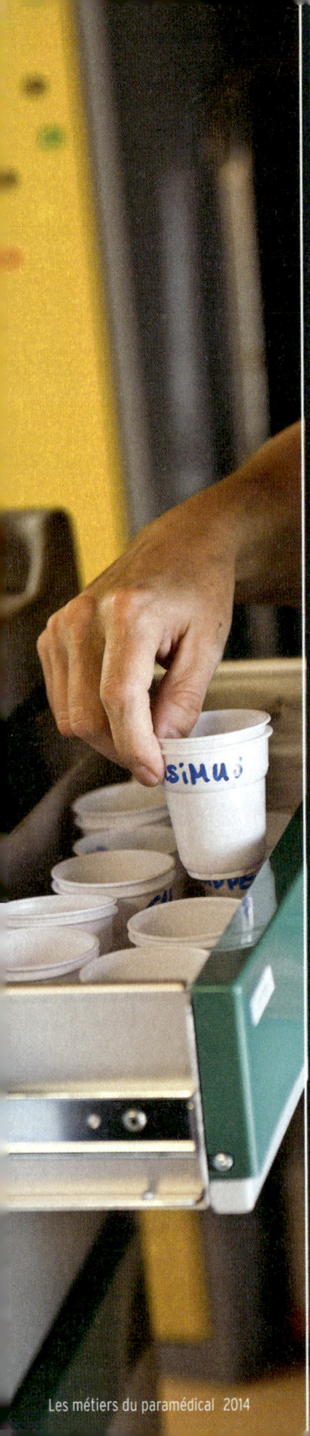

SOINS

Entre distribution des médicaments, alimentation par seringue, soins de trachéotomie ou d'escarres, changements de drains, pansements en tout genre et, bien sûr, la « bobologie » propre aux services dédiés aux enfants… les infirmières sont en contact permanent avec les résidents. Ce sont souvent les premières à détecter un nouveau symptôme ou une dégradation de l'état d'un patient.

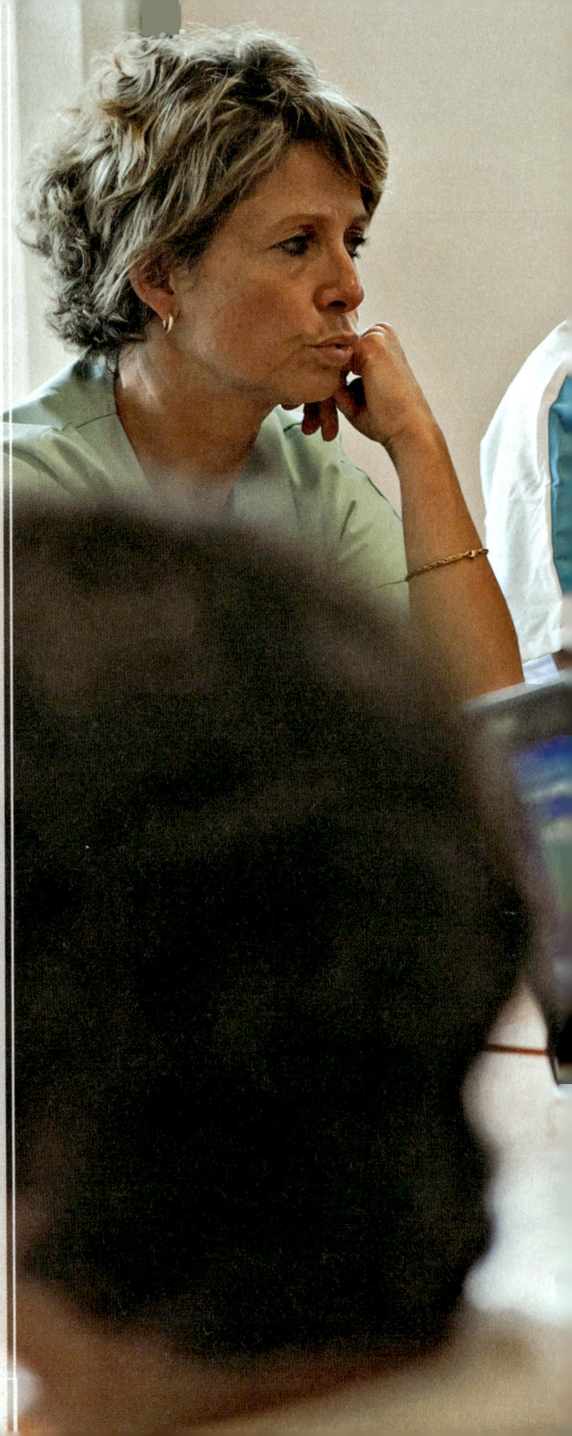

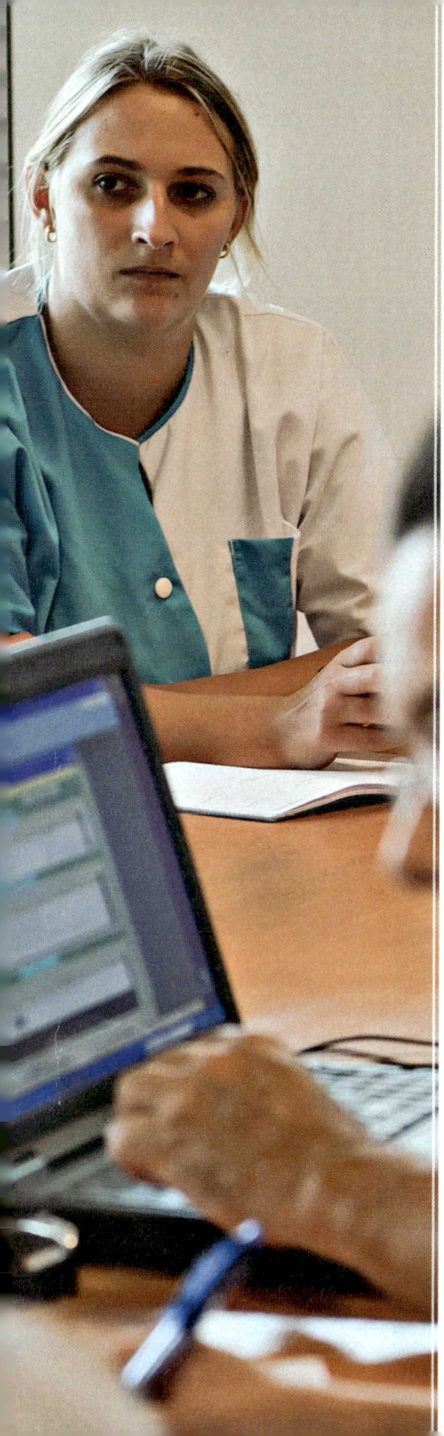

Une réunion de staff hebdomadaire, à laquelle assistent aussi les aides-soignantes et les infirmières, permet à chacun de s'informer de la santé des patients. Le médecin guide le duo kiné-ergo sur les objectifs à suivre pour chacun de leurs patients, sachant que les équipes paramédicales doivent se réinterroger très régulièrement sur leur plan d'intervention. *« Les métiers sont très complémentaires, c'est une chaîne de compétences où chaque maillon chevauche le précédent pour assurer un suivi optimal de l'enfant »*, explique Catherine Gauthier, chef du service éducatif. Les échanges sont permanents grâce au système informatique, à des cahiers de liaison individuels et à de nombreuses entrevues informelles.

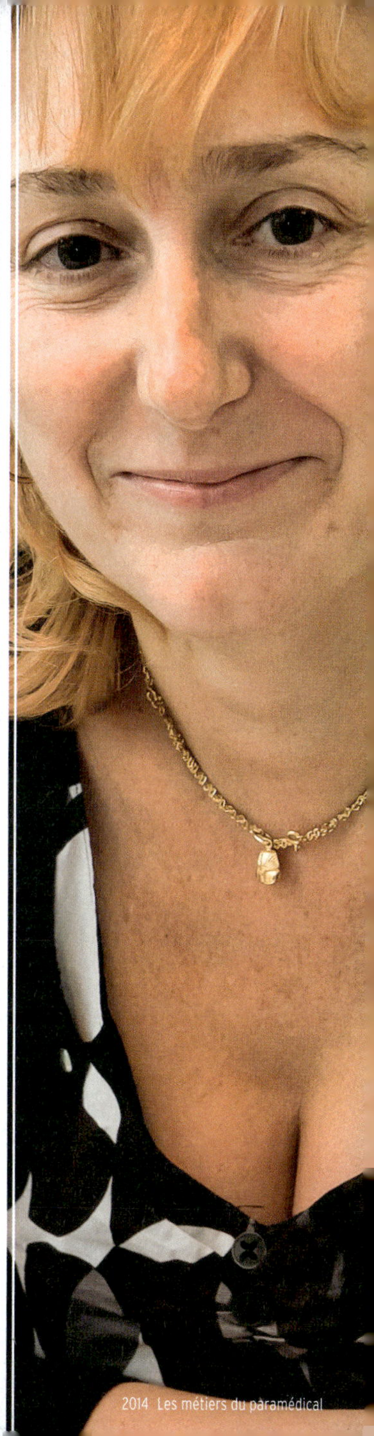

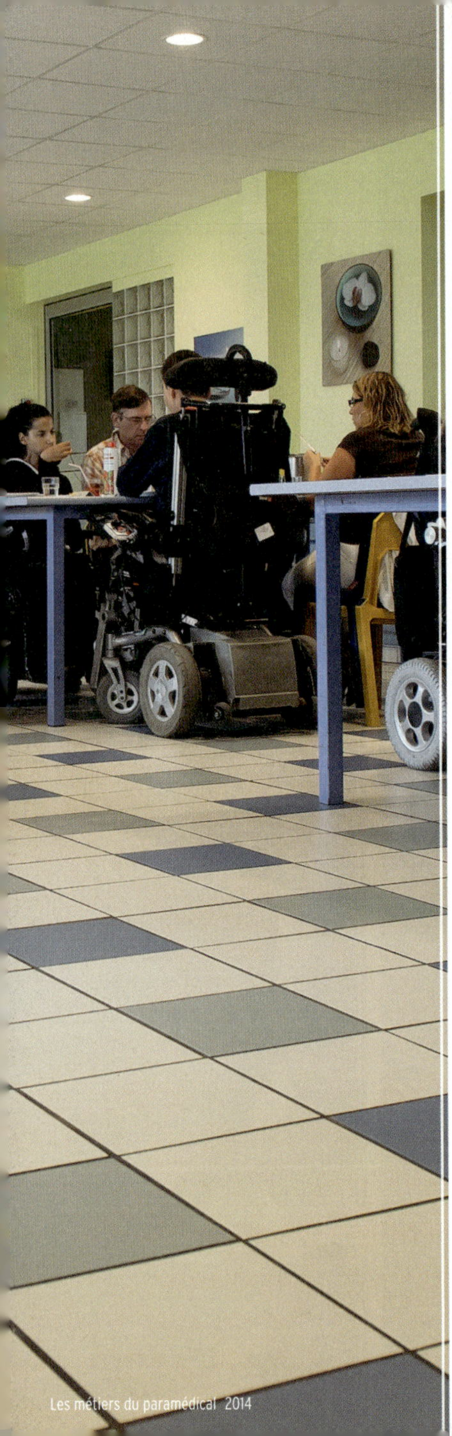

AIDE AU QUOTIDIEN

12 h. Branle-bas de combat. Les repas à la cantine sont un temps fort dans le planning des aides médico-psychologiques. Au-delà de la distribution des plats et de la surveillance de la salle, il s'agit d'assister les jeunes qui ne peuvent pas se nourrir eux-mêmes.

Matins et soirs, même rituel. Les aides-soignantes veillent au respect des normes sanitaires et suivent un protocole d'hygiène très strict lors du nettoyage des chambres ou de la toilette des résidents. Pour habiller les pensionnaires, elles interviennent toujours en binôme. Première étape indispensable : sortir les jeunes patients de leur fauteuil à l'aide d'un lève-personne. Coordination exigée !

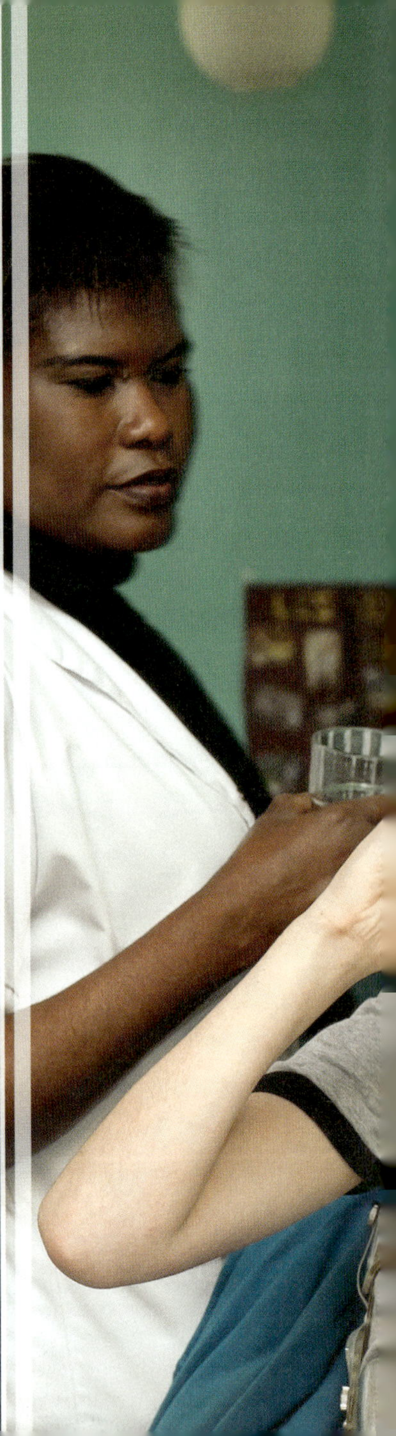

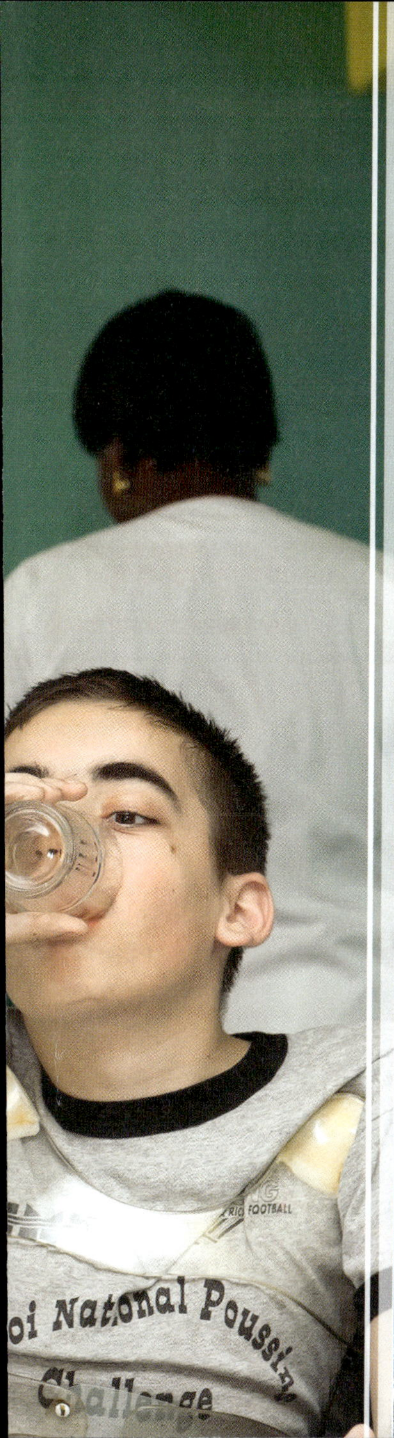

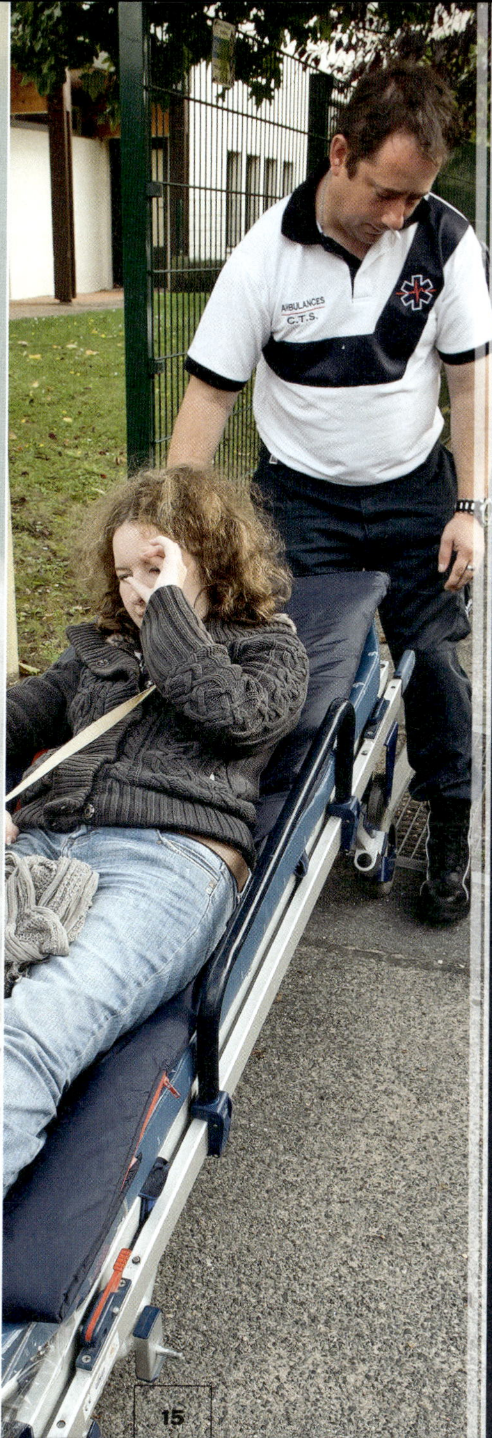

Fin de journée. Déjà les ambulances défilent dans la cour pour ramener les externes à leur domicile. Un mot gentil, une blague pendant qu'ils les installent confortablement sur la civière : les ambulanciers créent des liens avec leurs patients. De quoi adoucir le quotidien.

MÉTIERS

Les soins

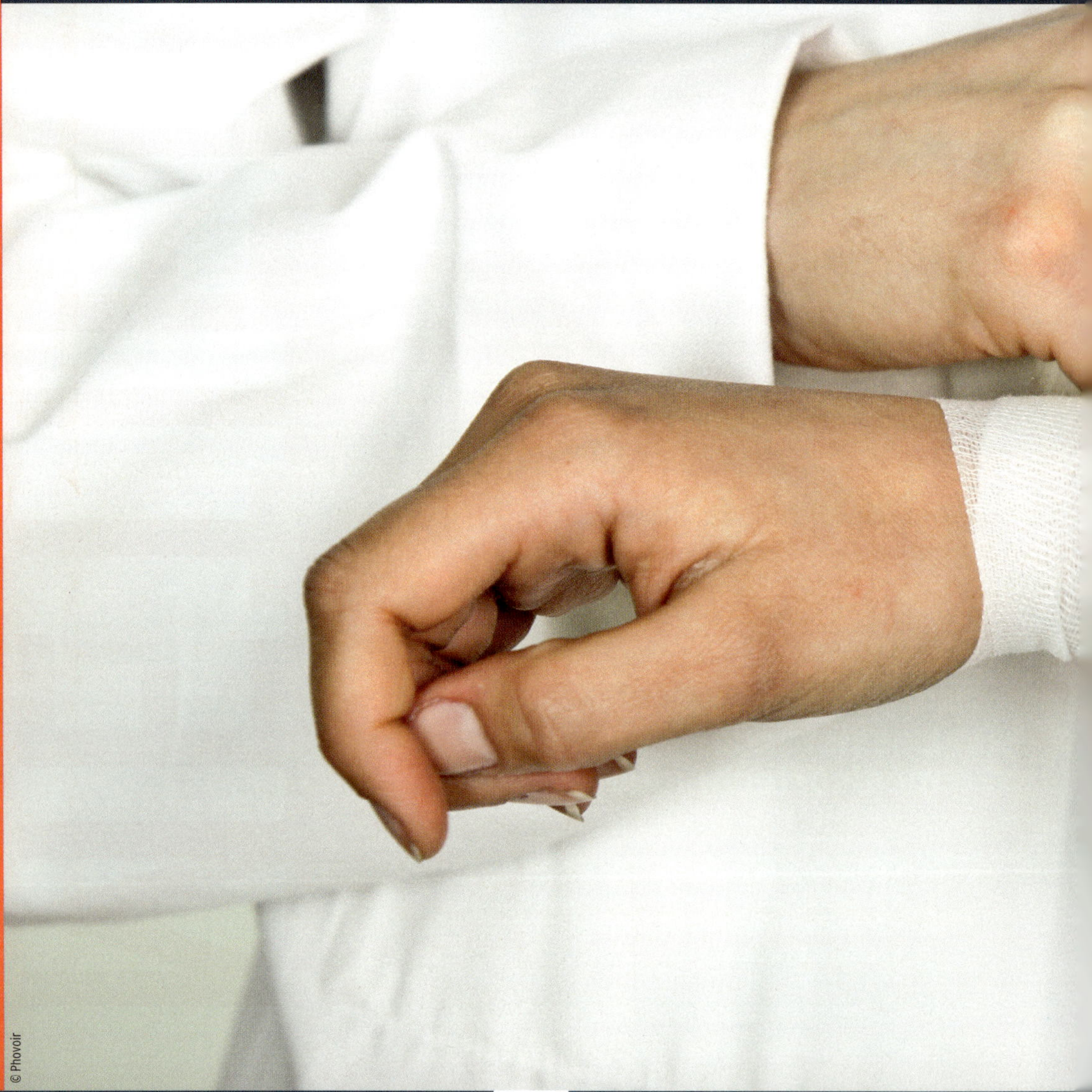

© Phovoir

Soulager la souffrance, accompagner la maladie, assumer la proximité avec les patients... au-delà d'un métier, un choix de vie. Les gros bataillons des pros de santé.

Aide-soignant • Assistant dentaire • Auxiliaire de puériculture
Infirmier • Pédicure-podologue • Puériculteur

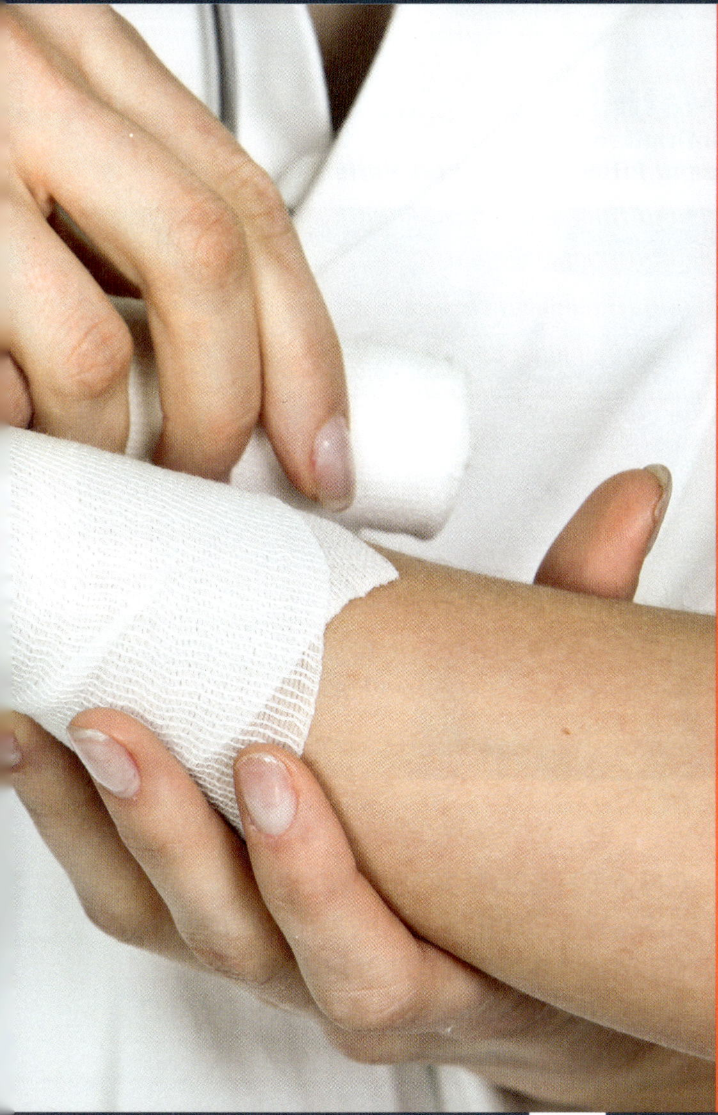

Bon à savoir

Formation

Accessibles après la 3e ou un bac + 3, ces formations durent de 1 à 3 ans. Souvent, un concours sélectionne les élèves à l'entrée. Un filtre qui, de plus en plus, profite aux candidats de niveau bac, même pour les formations sans condition de diplôme.

Débouchés

Pour chaque profession, le diplôme associé est obligatoire pour exercer. Avec le vieillissement de la population, les besoins en personnel soignant augmentent, dans les structures hospitalières mais aussi dans la prise en charge des soins à domicile qui se développe.

Conditions de travail

Le quotidien n'est pas de tout repos. Il faut être résistant, notamment pour faire face à des horaires parfois difficiles, de nuit. Surtout, être présent pour chaque personne nécessite un bon équilibre psychologique et de la patience.

RENCONTRE AVEC...

Mathilde Crépin,

infirmière à l'hôpital de la Pitié-Salpêtrière à Paris

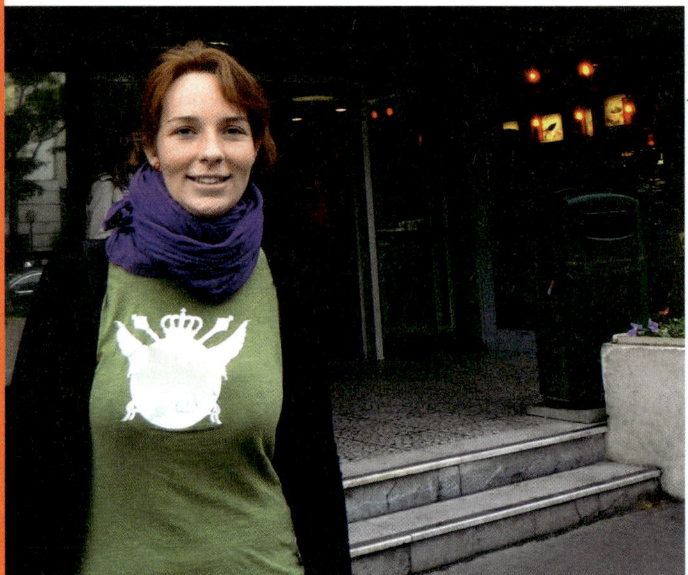
© AGNÈS MILLET/ONISEP

SON PROFIL

Diplôme d'État d'infirmier

Organisée et rigoureuse

N'hésite pas à « déménager »

A appris à se connaître : son histoire, ses réactions et ses peurs. Pour savoir réagir dans toutes les situations...

« ON A CHACUN NOS TÂCHES MAIS, DÈS QU'IL Y A UNE ALERTE, C'EST LA MOBILISATION GÉNÉRALE. MÉDECIN, INFIRMIER, AIDE-SOIGNANT... »

Être prof, étudier la psycho... Mathilde a hésité. Après son bac S, lors d'un séjour en Espagne comme jeune fille au pair, l'idée de faire des études d'infirmière se concrétise. De retour en France, elle s'inscrit en fac de psycho et en parallèle prépare le concours avec des livres, de la motivation et une amie.

Le goût des autres

Elle intègre une école à Nice. « *On y alterne 1 mois de cours, 1 mois de stage. On sait tout de suite si l'on aime ou pas. On découvre le métier : prendre soin des autres et établir des priorités selon leurs besoins. Pour l'un, ce sera l'aspect psychologique ; pour l'autre, la douleur.* » Mathilde apprend le recul, indispensable. « *On s'attache aux patients. Les quitter est difficile. On n'a pas la distance soignant/soigné. Ensuite, on relativise.* » Après 1 an en gériatrie à Nice, elle s'installe à Paris, dans le service d'urgences où elle exerce toujours. « *Il ne faut pas hésiter à changer de service, pour évoluer et apprendre. Il y a toujours de nouvelles techniques, de nouveaux savoirs.* »

Jamais seule

Elle apprécie la diversité des soins : aider à faire une suture, poser une perfusion. La coordination est primordiale. « *On a chacun nos tâches mais, dès qu'il y a une alerte, c'est la mobilisation générale. Médecin, infirmier, aide-soignant : chacun sait ce qu'il a à faire.* » L'équipe lui permet de progresser. En cas de doute sur un dosage ou un médicament, elle se tourne vers les collègues plus expérimentés.

Du dynamisme à revendre

« *J'ai voulu être infirmière pour le contact humain. Et parce qu'on ne peut pas s'ennuyer : il y a tellement de services différents. On peut aussi devenir cadre ou travailler à l'étranger.* » Elle envisage, d'ici 2 ou 3 ans, de se spécialiser. « *À l'école, les cours sur la réanimation et les urgences m'intéressaient. Et puis, un infirmier-anesthésiste diplômé d'État (IADE) est mieux rémunéré et a davantage de responsabilités.* » En attendant, Mathilde « *pose des perfusions, effectue des pansements, écoute et rassure les malades. Il y a beaucoup de mouvement, les patients et leur famille à gérer... Il faut de l'énergie !* » ■

Aide-soignant/e

PRÈS DE L'INFIRMIER, ON TROUVE SOUVENT L'AIDE-SOIGNANT. IL ASSURE L'HYGIÈNE ET LE CONFORT DES PATIENTS, À L'HÔPITAL OU EN MAISON DE RETRAITE.

FORMATION

DE d'aide-soignant préparé en 1 an dans plus de 480 écoles spécialisées ; une partie est commune avec les auxiliaires de puériculture. Accès sur concours, sans condition de diplôme mais niveau bac conseillé, à partir de 17 ans.

Lire p. 86

Au plus près des patients

C'est lui qui accueille le malade et l'installe. Il l'aide à se lever, à faire sa toilette, à s'habiller et à prendre ses repas. S'il ne peut pas procurer de soins médicaux, il prend la tension et la température, réalise certains pansements, etc. Il effectue parfois des tâches d'entretien : changement des draps, rangement et nettoyage des chambres. Enfin, il trouve les mots justes pour apaiser un malade angoissé ou persuader un enfant de s'alimenter. Il est aux premières loges pour faire remonter des observations à ses collègues.

Sens de l'écoute et résistance

L'aide-soignant doit avoir beaucoup de patience, de compréhension et le sens du contact. De la méthode, aussi. Attention aux chariots-repas, par exemple : certains malades doivent rester à jeun ; d'autres suivent un régime. Il lui faut aussi de la force pour aider les malades impotents à se déplacer ou à changer de position. L'esprit d'équipe est essentiel.

L'effet *papy-boom*

La majorité des aides-soignants travaille à l'hôpital ou en clinique. Mais la part de ceux qui exercent dans le secteur social, en particulier dans les maisons de retraite, augmente. Malgré la concurrence des auxiliaires de gériatrie ou des auxiliaires de vie, les débouchés sont nombreux, notamment en soins à domicile. Possibilité d'évoluer vers le métier d'infirmier après 3 ans de pratique.

3 QUESTIONS À...

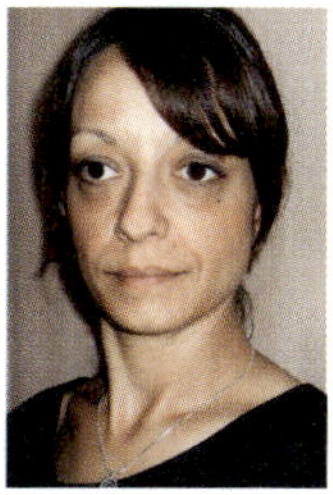

DR

Marie-Louise Veiga,
aide-soignante de nuit au centre hospitalier Louis-Pasteur de Dole (39)

Pourquoi êtes-vous devenue aide-soignante ?

Je voulais m'occuper des autres : j'aime le contact avec les gens. C'est un métier où l'on est à l'écoute et où l'on donne beaucoup. Il faut être capable d'assister, tous les jours, des gens malades, en apprenant à faire la part des choses. C'est vrai que l'on ne découvre pas tout à l'école d'aides-soignants. Personnellement, je n'ai pas eu de désillusions : je ne me suis pas trompée de voie.

Quelle relation avez-vous avec les patients ?

Avec certains malades qui restent longtemps, on a des petites attentions, on crée des liens. Parfois, ce sont des rencontres qui nous touchent pour d'autres raisons. Par exemple, j'ai eu une patiente de 42 ans en stade terminal de cancer. Elle avait mon âge, ce n'était pas évident. Cela m'a travaillée, car ça m'a renvoyé à moi-même. Alors, on en parle avec les collègues, pour prendre du recul.

Le conseil que vous donneriez à un jeune ?

Se renseigner sur le métier, mal connu. Le rythme est difficile, mais c'est un choix. On doit être solide psychologiquement. Je pense qu'on sent quand on est fait pour ça. Je recommande aussi de ne pas écouter ceux qui disent que c'est une profession dégradante. Ils ont une image fausse car ils ignorent ce que l'on fait. Ils ne voient que les côtés négatifs et ne prennent pas en compte l'aspect humain et relationnel. Enfin, de façon plus pragmatique, il faut être prêt à travailler le week-end et parfois les jours fériés, à Noël, au nouvel an... En un mot : être disponible.

Assistant/e dentaire

IL SECONDE LE CHIRURGIEN-DENTISTE LORS DE SES CONSULTATIONS, GÈRE L'EMPLOI DU TEMPS ET LES STOCKS, ET ACCUEILLE LES PATIENTS.

Collaborateur du dentiste

Son rôle est déterminant dans l'organisation du travail du chirurgien-dentiste. Contrairement à l'aide dentaire, l'assistant dentaire est présent et actif lors des consultations : il prépare le matériel, nettoie, stérilise et range les instruments après chaque opération, et développe les radios. Il s'occupe des substances nécessaires à l'intervention : amalgames, prothèses ou produits pour les anesthésies. Une implication toutefois variable selon les cabinets.

Secrétariat et comptabilité

L'assistant est chargé du secrétariat : il répond au téléphone, organise les rendez-vous, crée et actualise les dossiers des patients, et les accueille. Il est également associé à l'éducation des patients en matière d'hygiène bucco-dentaire. Il gère les stocks de produits (pansements, compresses, médicaments). Il peut être amené à faire la comptabilité courante du cabinet.

Mutuelles et labos

Il a des contacts fréquents avec les caisses de sécurité sociale et les mutuelles. C'est aussi lui qui assure la liaison avec les laboratoires de prothèses dentaires. Pour cela, il fait preuve d'autonomie et d'organisation, qu'il soit en cabinet libéral ou en centre de soins. Ses horaires dépendent de l'activité du praticien : les journées sont parfois longues et il travaille souvent le samedi.

Formation

Titre d'assistant dentaire préparé en 18 mois en contrat de professionnalisation (il faut être embauché dans un cabinet dentaire). Accès aux titulaires du DNB mais niveau bac conseillé, à partir de 18 ans.

Lire p. 88

Auxiliaire de puériculture

IL VEILLE AU BIEN-ÊTRE ET AU DÉVELOPPEMENT DES ENFANTS, DU NOUVEAU-NÉ À L'ADOLESCENT, QU'ILS SOIENT BIEN PORTANTS, MALADES OU HANDICAPÉS.

En maternité

L'auxiliaire s'occupe de l'hygiène des bébés et surveille leur santé : digestion, prise de poids, observation du développement psychomoteur, etc. Il conseille les parents pour les soins courants : toilette, allaitement. Enfin, il assure l'entretien de la pouponnière et du matériel. Ses tâches sont proches de celles d'un aide-soignant (une partie de la formation est commune), mais ses patients sont exclusivement des enfants.

En crèche et en PMI

Dans un centre de protection maternelle et infantile (PMI), il assiste aux consultations du pédiatre et accompagne le puériculteur en visite à domicile. En crèche ou en halte-garderie, il s'occupe de l'hygiène et de l'alimentation d'un groupe de cinq à huit enfants. Il imagine des activités d'éveil et d'apprentissage pour développer leur autonomie. Exerçant sous la responsabilité d'un puériculteur, d'un infirmier ou d'une sage-femme, il doit pouvoir signaler les besoins médicaux.

Un travail d'équipe

Les horaires, contraignants en hôpital, sont plus réguliers en crèche ou en halte-garderie. Partout, l'auxiliaire travaille en équipe. Ses qualités : sens des responsabilités, autorité et patience. La profession est très féminine puisque seulement 1 % des postes sont occupés par des hommes. Être auxiliaire n'est pas une étape pour devenir puériculteur : les deux métiers sont différents.

Formation

DE d'auxiliaire de puériculture préparé en 1 an dans plus d'une centaine d'établissements. Accès sur concours, sans condition de diplôme mais niveau bac conseillé, à partir de 17 ans.

Lire p. 87

Infirmier/ère

IL EST LE MAILLON ESSENTIEL DE L'ÉQUIPE MÉDICALE. IL SOIGNE LES MALADES, SUR PRESCRIPTION DU MÉDECIN ET EN COLLABORATION AVEC L'AIDE-SOIGNANT.

Partout à la fois

L'infirmier administre les médicaments, pose les perfusions, effectue les prises de sang, et surveille les éventuels effets secondaires ou complications des traitements. Au rôle de soignant s'ajoutent la prévention, l'information et le soutien psychologique. Sans oublier les tâches administratives (gestion des stocks de médicaments, planning des soins ou formalités d'admission). Des interventions qui diffèrent selon le service, l'établissement et la population accueillie.

Sur le qui-vive

Maturité et capacité à prendre du recul sont des atouts pour assumer une relation délicate avec les malades et leur famille, côtoyer la maladie et la mort. L'aptitude à analyser les situations et à alerter l'équipe médicale est également indispensable pour l'infirmier. Le métier est fatigant : rester debout, soulever des malades, etc. Et l'on parle aujourd'hui de responsabilités élargies avec, notamment, une nouvelle répartition des rôles avec les médecins.

Différents parcours professionnels

Avec plus de 595 000 professionnels, les infirmiers sont plus nombreux que les médecins, les dentistes, les pharmaciens et les sages-femmes réunis. Plus de la moitié travaillent en hôpital public ; 16 % exercent en libéral, un chiffre en augmentation. Des débouchés existent également dans les établissements scolaires, les maisons de retraite ou les grandes entreprises. De nombreuses possibilités d'évolution : puériculteur, infirmier-anesthésiste, infirmier de bloc opératoire, cadre de santé, etc.

Formation

DE d'infirmier préparé en 3 ans après le bac dans plus de 330 instituts de formation en soins infirmiers (Ifsi). Accès sur concours.

Lire p. 97

Pédicure-podologue

SON QUOTIDIEN : PRENDRE SOIN DES PIEDS. LE BÉMOL : LE MÉTIER N'EST PAS CLAIREMENT IDENTIFIÉ. LOIN D'ÊTRE LE « MANUCURE DES ORTEILS », IL TRAITE LES MAUX, DU COR AU PIED-BOT.

Soigner les « bobos »

Le pédicure effectue les soins d'hygiène et d'entretien des pieds : ponçage, élimination des peaux mortes, coupe des ongles, etc. Mais son rôle est surtout de dépister et de traiter les affections du pied, notamment pour les diabétiques. Supprimer les cors, durillons, verrues, ongles incarnés, et soulager les personnes opérées ou accidentées : la pédicurie requiert délicatesse et minutie. Le pédicure-podologue peut prescrire des pommades et autres médicaments à usage externe.

Corrections sur mesures

Le podologue conçoit, sur prescription d'un médecin, des semelles orthopédiques et orthèses plantaires destinées à corriger une malformation (pied plat, pied-bot ou « en dedans ») ou à compenser un défaut statique (dissymétrie, problème de genou ou de dos). Après avoir établi son diagnostic, il prend des mesures et fait des simulations sur ordinateur. Des connaissances en anatomie et en biomécanique sont nécessaires. Parfois, il détecte une fracture, une artérite ou des troubles circulatoires, et oriente son patient vers des radiologues, phlébologues…

À pied d'œuvre

La quasi-totalité des pédicures-podologues exerce en libéral, parfois en association avec des kinésithérapeutes ou des rhumatologues, car l'installation coûte cher. Sauf dans certaines zones saturées, la profession a de beaux jours devant elle. D'autant que les personnes âgées ont particulièrement besoin de leurs soins.

Formation

DE de pédicure-podologue préparé en 3 ans après le bac dans 11 instituts.
Accès sur concours, avec un bac S de préférence.
Lire p. 101

Puériculteur/trice

SPÉCIALISÉ DANS LES SOINS MÉDICAUX APPORTÉS AUX BÉBÉS ET AUX ENFANTS, IL VA ÉGALEMENT À LA RENCONTRE DES FAMILLES POUR LES INFORMER ET LES CONSEILLER.

Infirmier avant tout

En maternité, en néonatologie ou en pédiatrie, le puériculteur participe à la surveillance des nouveau-nés, assure le suivi infirmier (prise de sang, mise sous oxygène...), l'hygiène et l'alimentation, en étroite collaboration avec le pédiatre. Il assiste le médecin lors des soins et des examens, et peut réaliser des gestes d'urgence. Il donne aux mères des conseils pratiques sur l'allaitement, le développement affectif et physique de l'enfant.

À l'écoute

Dans un centre de protection maternelle et infantile (PMI), le puériculteur joue un rôle d'éducation auprès des familles. Parfois, il visite les enfants à leur domicile. Diplomatie, disponibilité et bienveillance sont attendues. Un enfant ne sait pas toujours exprimer ce qu'il ressent : le puériculteur doit avoir un grand sens de l'observation pour comprendre ses besoins. Il lui faut aussi être à l'écoute des parents. En crèche, il anime et encadre une équipe autour d'un projet pédagogique : auxiliaires de puériculture, éducateurs de jeunes enfants et assistants maternels. Il assure la formation de ces derniers.

Souvent à l'hôpital

Il n'y a pas de problèmes d'insertion en secteur hospitalier où travaille la moitié des puériculteurs. Mais les horaires sont contraignants. En PMI et en structures d'accueil, les débouchés varient selon les régions. Après 3 à 5 ans d'expérience, le puériculteur peut s'occuper de la direction d'un centre d'accueil (crèche, pouponnière, etc.).

Formation

DE de puériculture préparé en 1 an à temps plein dans 32 écoles agréées. Accès sur concours, après un diplôme d'État d'infirmier (3 ans) ou de sage-femme (5 ans).
Lire p. 101

3 QUESTIONS À...

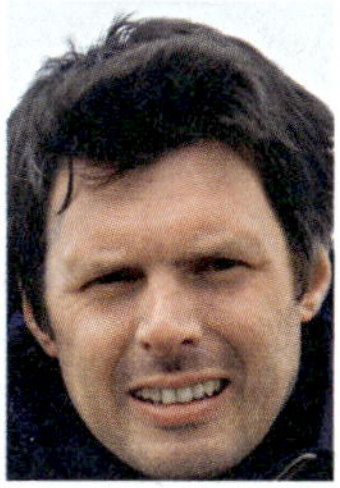
DR

Thomas Aubrège,
puériculteur et directeur de crèche municipale à Vandœuvre-lès-Nancy (54)

Comment êtes-vous devenu directeur de crèche ?

J'ai choisi le métier d'infirmier parce que je voulais intégrer le milieu médical, où il y a des débouchés. J'ai exercé 4 ans en neurochirurgie pédiatrique. Puis j'ai été admis dans une école de puériculture. Après quelques années, j'ai souhaité devenir directeur de crèche. Je voulais travailler avec des enfants en bonne santé, après m'être longtemps occupé d'enfants à l'hôpital. C'est un métier différent de celui d'auxiliaire de puériculture : je ne gère pas les enfants, mais la crèche.

Quelle est la place des parents dans votre travail ?

Ils sont très présents. On les côtoie en permanence. Ce sont les principaux décideurs pour l'enfant, il ne faut pas l'oublier. Nous ne sommes là qu'en appui. C'est une relation enrichissante quand on répond à leurs attentes mais qui peut aussi être prenante : nous avons des comptes à leur rendre. Et l'exigence est de plus en plus grande. Il y a peu de marge d'erreur. Il faut connaître cette responsabilité et l'assumer.

Que préférez-vous ?

C'est un travail varié où l'on s'implique beaucoup : concevoir les menus, soigner les bobos, former les stagiaires, s'occuper des plannings. Le côté gestionnaire (budget, relationnel avec la mairie) me plaît. J'apprécie aussi le management et tant mieux, car c'est un travail d'équipe : dans ma structure, il y a 25 employés pour 80 enfants. Surtout, j'aime faire vivre la crèche, en donnant à mes équipes l'envie d'apporter quelque chose de différent. Cela passe par la création de projets, comme notre nouveau potager pédagogique.

La rééducation

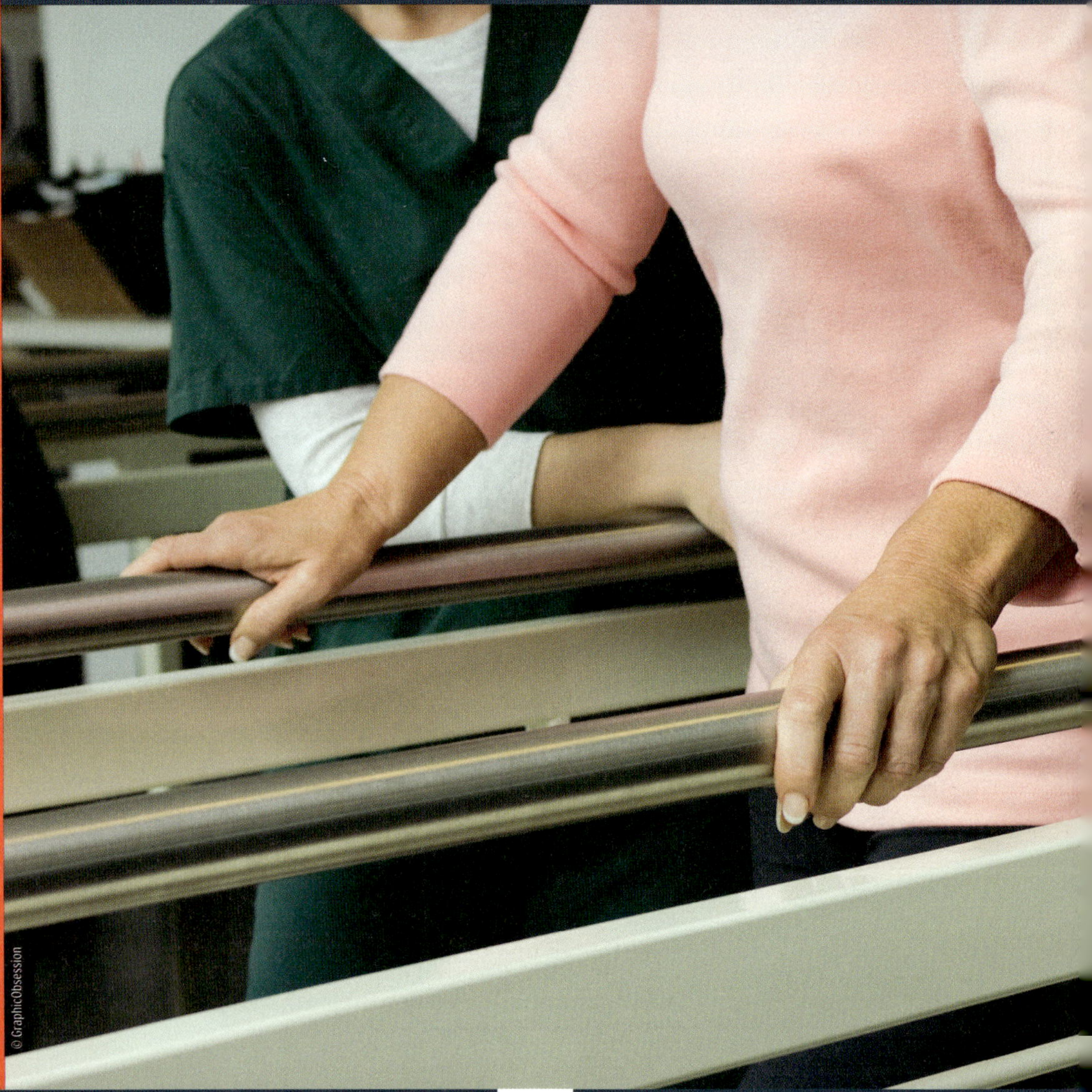
© GraphicObsession

Par des gestes et des exercices, par la parole, ils aident leurs patients à surmonter un handicap ou un traumatisme. À la fois dans leur corps et dans leur tête.

Chiropraticien • Diététicien • Ergothérapeute • Masseur-kinésithérapeute • Orthophoniste
Orthoptiste • Ostéopathe • Psychomotricien

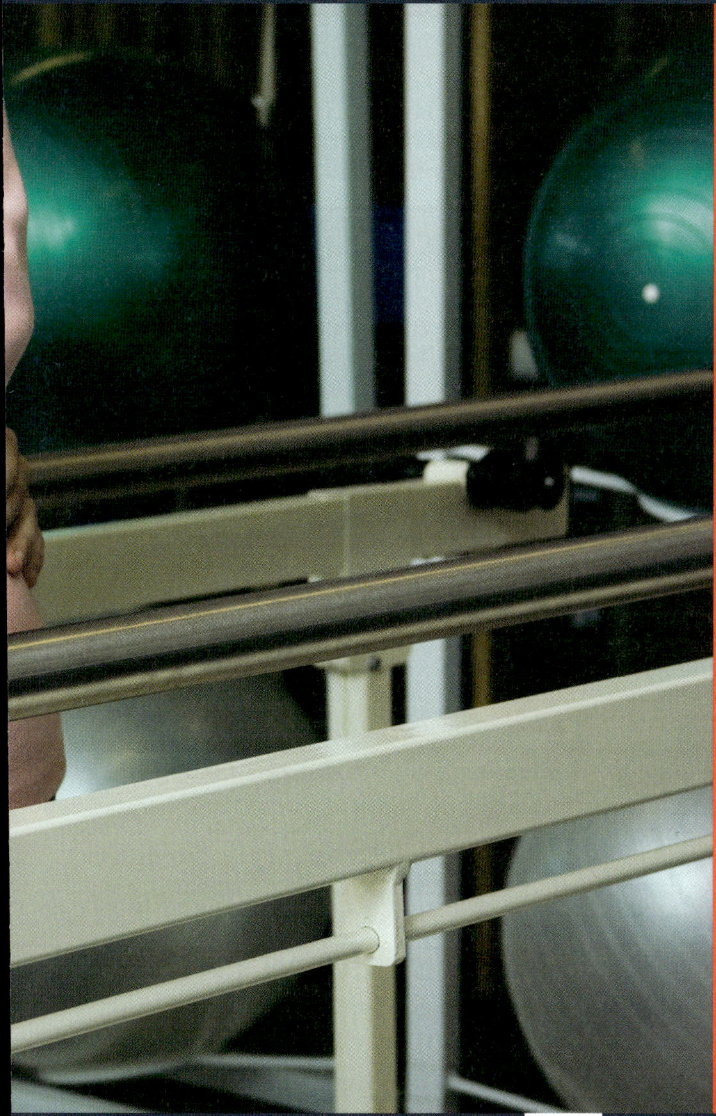

Bon à savoir

Formation

Obligatoires pour exercer, les diplômes d'État et certificats de capacité se préparent en 3 à 6 ans en écoles ou en facs de médecine. Accès sur concours ou après une 1re année commune aux études de santé (PACES). Exception : les BTS et DUT du secteur diététique, en 2 ou 3 ans.

Débouchés

Moyennant ces diplômes exigés pour exercer, les emplois sont là. Le plus souvent en cabinet libéral, mais aussi dans des centres de rééducation, des établissements pour personnes âgées, et des établissements hospitaliers publics et privés.

Conditions de travail

Une patientèle très large : nourrissons, sportifs, personnes âgées ou handicapées, femmes enceintes, etc.
Des approches très variées : adaptabilité, psychologie sont de mise.

RENCONTRE AVEC...

Mélanie Chenu,

ergothérapeute au centre de rééducation fonctionnelle Champs-Élysées à Évry (91)

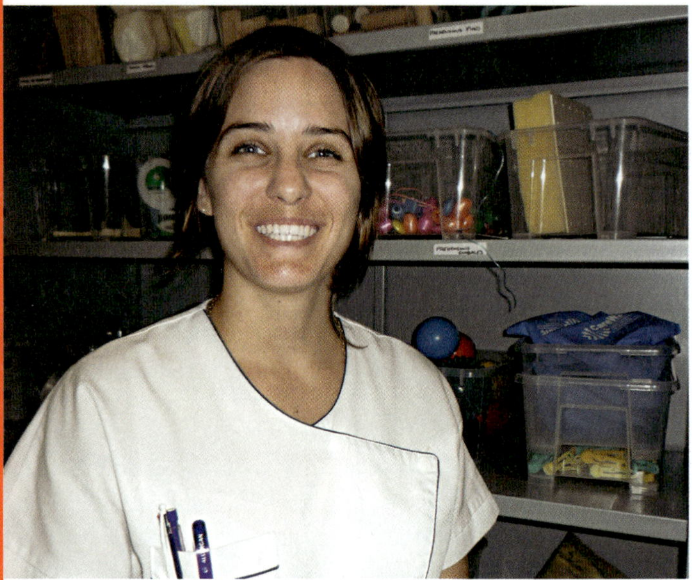

DR

SON PROFIL

Diplôme d'État d'ergothérapeute

Travaille avec des kinés, des orthophonistes, des neuropsychologues...

Même dans les activités hors du cabinet, elle n'oublie pas le cadre thérapeutique

Des patients de 16 à plus de 100 ans

« IL Y A DES PATIENTS QUE J'AI SUIVIS ENTRE 6 MOIS ET 1 AN ; ALORS, QUAND ILS PARTENT, ÇA FAIT UN PETIT QUELQUE CHOSE. »

Un professionnel de santé qui fait du tricot avec ses patients, prend le métro ou cuisine en leur compagnie... Surprenant ? C'est pourtant le quotidien de Mélanie, 3 ans d'expérience. *« Le but de l'ergothérapie, c'est que la personne retrouve les gestes de la vie de tous les jours. »* À l'inverse du masseur-kinésithérapeute qui travaille le muscle, un ergothérapeute agit sur le mécanisme (physique ou intellectuel).

Réapprendre

La jeune femme passe par un « médiateur », un objet ou une activité permettant au patient de réapprendre des fonctionnements simples. *« Pour de la rééducation cognitive, on peut faire du calcul. Ça sert pour prévoir un budget, vérifier quand on nous rend la monnaie... »* Mélanie accompagne les patients dans leurs gestes, tant dans son cabinet que sur leur lieu de vie. *« Je fais de la rééducation mais aussi de la réadaptation et des visites à domicile, avec des architectes par exemple. Pour travailler sur l'aménagement dans un but de confort, d'autonomie et de sécurité du patient. »*

Le *in* et le *off*

Il lui arrive de prendre les transports en commun avec ses patients pour vérifier qu'ils ne rencontrent pas d'obstacles ou qu'ils se repèrent bien. Un rôle hors des murs du cabinet qui ne lui fait pas oublier le cadre professionnel : *« On essaie de ne pas trop nouer de liens parce que c'est là qu'intervient la relation thérapeutique. Mais il y a des patients que j'ai suivis entre 6 mois et 1 an ; alors, quand ils partent, ça fait un petit quelque chose. »*

Des hauts et des bas

Au centre de rééducation fonctionnelle, Mélanie travaille en collaboration avec une équipe pluridisciplinaire : ergothérapeutes, masseurs-kinésithérapeutes, orthophonistes, neuropsychologues, éducateurs sportifs... Une équipe dynamique qui se soutient dans les coups durs. Un entourage très important pour la jeune femme qui reconnaît exercer une profession éprouvante : *« Il m'arrive de traverser des phases de doute. Quand on voit que le patient ne progresse pas, on se demande si on donne le bon exercice ou si c'est la nature... Heureusement pour nous et nos patients, on a aussi des moments de franche rigolade. »* ■

Diététicien/ne

FACE AUX PATHOLOGIES DU DIABÈTE OU DE L'OBÉSITÉ, LE DIÉTÉTICIEN MET EN ŒUVRE TRAITEMENTS ET ACTIONS DE PRÉVENTION.

FORMATION

BTS diététique ou DUT génie biologique option diététique, préparés en 2 ans après un bac S ou ST2S. Spécialisation possible : en 1 an, DU nutrition du sportif, licence pro en alimentation et santé

Lire pp. 113, 116, 118

Régime sans sel, sans sucre...

À son cabinet, il reçoit des patients, envoyés par un praticien ou non, pour régler des problèmes de surpoids, d'obésité, de maigreur, de diabète... En accord avec eux, il met au point un régime alimentaire et en contrôle le suivi. À l'hôpital, il collabore avec des médecins généralistes ou spécialisés en nutrition, les seuls habilités à délivrer un traitement médicamenteux. Il accompagne le malade, de son admission à sa sortie, et lui prescrit un régime spécifique (sans sel, enrichi en fer, etc.), selon son état de santé.

Menus au crible

Dans les collectivités (cantine, restaurant d'entreprise), le diététicien prépare les menus et veille à la qualité des repas afin d'éliminer tout risque d'intoxication alimentaire. Il intervient également dans le choix des fournisseurs. Les industries agroalimentaires et pharmaceutiques l'emploient comme conseiller pour la conception de nouveaux produits équilibrés, « diététiques ».

Place à la psychologie

La majorité des patients a une relation affective avec la nourriture. Derrière une mauvaise habitude alimentaire, il peut y avoir un blocage, notamment chez les enfants. Psychologue, le diététicien doit être à l'écoute de leurs raisons, de leurs explications. Ensemble, ils décident des objectifs et des moyens pour retrouver un équilibre alimentaire.

3 QUESTIONS À...

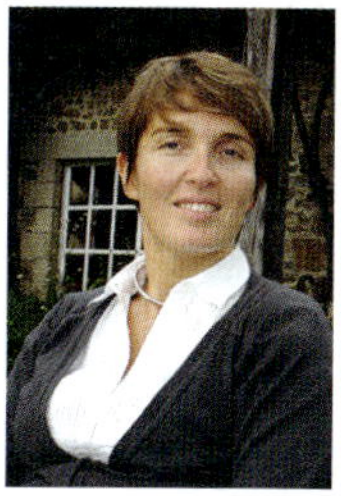
DR

Virginie Bales,
diététicienne en libéral à Paris

Quelles pathologies traitez-vous en consultation ?

Je traite beaucoup de problèmes de poids (70 %). Mais attention, ça n'est pas les 3 kilos maillot de bain ! J'ai des patients qui sont en vrai surpoids avec des pathologies associées (cholestérol, diabète...). Et d'autres qui ne sont pas vraiment en surpoids mais en difficulté alimentaire. Sans tomber dans les extrêmes, comme la boulimie ou l'anorexie, ce sont des personnes qui ont des troubles du comportement alimentaire. Je reçois aussi nombre de femmes enceintes, des patients présentant des problèmes rénaux, etc.

Peut-on se spécialiser ?

La formation de diététicien est générale. En 2 ans et demi, on ne peut pas nous former à tout. Il faudrait presque une 3e année de spécialisation en libéral, restauration collective ou agroalimentaire... La majorité d'entre nous passe un diplôme universitaire (DU) après notre diplôme. Moi, je me suis spécialisée en micronutrition (vitamines, minéraux, oligo-éléments, etc.). En libéral, le choix se fait en fonction de nos sensibilités.

Savoir cuisiner, c'est un plus ou une obligation ?

C'est un métier où, à mon avis, il faut aimer manger et cuisiner. Je donne beaucoup d'astuces, j'établis aussi des listes de courses, ou des semaines de menus. Il m'arrive d'apprendre à certains comment faire leurs courses. Sans quoi il n'est pas possible de bien manger. Il faut donc savoir cuisiner, connaître les produits pour transmettre aux patients des recettes simples et équilibrées. Pendant mes courses, je lis les étiquettes, j'essaie les nouveaux produits... Ça dure longtemps. Je suis diététicienne 24 heures sur 24 mais sans en avoir l'impression.

Chiropraticien/ne

EXPERT DE LA COLONNE VERTÉBRALE, IL SOIGNE AVEC SES MAINS LES PERSONNES SOUFFRANT DE DOULEURS ARTICULAIRES, EN PARTICULIER DE PROBLÈMES DE DOS.

Une médecine manuelle

Après une analyse complète de l'historique médical du patient et des examens orthopédiques, neurologiques ainsi que des radios, le chiropraticien entre en action. Il traite les pathologies du dos en appliquant avec les mains des pressions ponctuelles et non traumatisantes. Il soigne ainsi des douleurs osseuses, musculaires ou dorsales (torticolis, lumbagos, migraines, hernies discales). Son but est d'éviter tout recours aux médicaments ou à la chirurgie.

Des ajustements vertébraux

À la différence du kinésithérapeute et de l'ostéopathe, il est spécialisé sur une seule zone du corps : la colonne vertébrale. Il est attentif aux déplacements des structures osseuses qui peuvent causer des dysfonctionnements au sein des muscles et des organes. La colonne vertébrale étant liée étroitement à la moelle épinière, le chiropraticien se concentre aussi sur les troubles du système nerveux pouvant être la cause ou la conséquence de douleurs dorsales.

Une reconnaissance récente

La chiropratique est reconnue depuis longtemps par l'OMS (Organisation mondiale de la santé) et légalisée en France depuis 2002. Environ 450 praticiens exercent dans l'Hexagone. Leurs actes ne sont pas remboursés par la sécurité sociale mais le sont par certaines mutuelles. Il faut avoir une bonne résistance physique, être habile. Le sens du contact et de la psychologie priment.

Formation

Certificat d'études en chiropratique préparé en 6 ans à l'Institut franco-européen de chiropratique (Ifec) à Ivry-sur-Seine et à Toulouse. Accès sur entretien avec un bac S de préférence.

Lire p. 102

Ergothérapeute

S'HABILLER, SE DÉPLACER... DES GESTES QUOTIDIENS QUI PEUVENT DEVENIR INSURMONTABLES APRÈS UN ACCIDENT OU UN CHOC PSYCHOLOGIQUE. L'ERGOTHÉRAPEUTE EST LÀ POUR AMENER VERS PLUS D'AUTONOMIE.

Expert de la réadaptation

Ses patients peuvent être des enfants ou des adultes souffrant de troubles ou de handicaps de nature psychique ou physique. Dans tous les cas, l'ergothérapeute soigne à la fois le corps et le mental. Il effectue d'abord un bilan des capacités gestuelles de ses patients (rapidité, précision) et de leur autonomie (s'habiller, se déplacer, s'alimenter, etc.). Puis il définit un projet d'intervention adapté. Il doit être capable d'instaurer un climat de confiance, propice à la réadaptation. Le tact et le sens de l'observation sont essentiels, ainsi qu'un bon équilibre nerveux.

Ménage, dessin ou calcul

L'ergothérapeute travaille sur des situations de la vie quotidienne, comme faire le ménage ou la cuisine. Il a aussi recours à des activités artistiques, manuelles ou intellectuelles (poterie, menuiserie, dessin, calcul mental, etc.) pour aider le patient à se réapproprier des fonctionnements simples. Il collabore avec des architectes et des artisans qui réalisent des aménagements au domicile des patients. Mais aussi avec les maisons départementales des personnes handicapées (MDPH) qui financent les aménagements d'accessibilité.

Promis à un bel avenir

Si les effectifs d'ergothérapeutes ne sont pas importants, ils sont fortement en augmentation. Ces professionnels travaillent essentiellement à l'hôpital, au sein d'équipes pluridisciplinaires, dans les centres de rééducation ou d'aide par le travail, dans les établissements accueillant les personnes âgées, etc. L'exercice libéral se développe tout doucement.

FORMATION

DE d'ergothérapeute préparé en 3 ans après le bac dans 19 instituts de formation agréés (IFE). Accès sur concours très sélectif.

Lire p. 96

Masseur/euse-kinésithérapeute

UNE ENTORSE, DES RHUMATISMES OU UNE PARALYSIE PARTIELLE... ET LA MÉCANIQUE CORPORELLE S'ENRAYE. DES TROUBLES AUXQUELS LE KINÉ CHERCHE À METTRE UN TERME.

Différentes techniques

Après examen du dossier du patient (radio, ordonnance, etc.), ce spécialiste de la rééducation motrice repère la douleur. À force de massages lents, répétés, notamment pour les drainages lymphatiques, il apaise. Un muscle atrophié par un séjour dans le plâtre réclamera, lui, des exercices de gymnastique, poids et poulies à l'appui. L'eau (travail en piscine), la chaleur (*via* les infrarouges) et les ultrasons peuvent accélérer le rétablissement. Les méthodes varient, des plus « mécanistes » aux plus globales.

Soins et/ou confort

L'essentiel de l'activité du masseur-kinésithérapeute s'exerce sur prescription médicale. En ville, les médecins ont de plus en plus recours à ses services pour aider les nourrissons atteints de bronchiolite et les personnes asthmatiques à mieux respirer. Il peut également intervenir dans le domaine sportif (remise en forme, relaxation, massage...) ou esthétique (relaxation pour le visage, drainage lymphatique...).

Différentes formes de pratique

Une bonne santé et de la résistance physique sont requises pour manipuler les patients, répéter les exercices et rester debout une bonne partie de la journée. Le plus souvent en libéral, le masseur-kinésithérapeute peut également être salarié d'un hôpital, d'un établissement thermal ou d'un centre de rééducation fonctionnelle. Les remplacements et l'association sont fréquents chez les jeunes diplômés, investissement financier oblige.

Formation

DE de masseur-kinésithérapeute préparé en 3 ans (4 ans en projet) après le bac dans 45 instituts de formation en masso-kinésithérapie (IFMK).

Lire p. 99

3 QUESTIONS À...

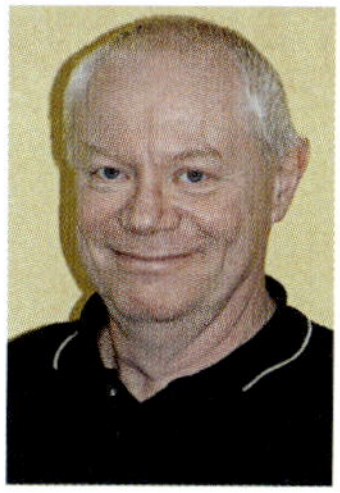

© SOPHIE CONRARD

Charles Schpiro,
masseur-kinésithérapeute
en libéral à Chartres (28)

Qu'est-ce qui a changé dans votre métier ?

Prenons, par exemple, le domaine sportif. La médecine du sport, c'est une médecine de pointe qui s'améliore sans cesse et qui englobe désormais plusieurs autres domaines : l'aspect nutritif et tout un plan d'éducation à la santé. On fait aussi de plus en plus de prévention. Chaque geste sportif peut entraîner des pathologies, donc on va essayer au maximum de les éviter. Aujourd'hui, le recours à un kiné s'est démocratisé : les soins ne sont plus réservés aux sportifs de haut niveau. On fait de plus en plus appel à nous dans de petits clubs de sport.

Les kinés surfent-ils sur la vague du bien-être ?

Le kinésithérapeute étant à l'écoute des demandes de ses patients, tout naturellement il a été amené à développer des techniques favorisant le bien-être. Il y a évidemment le massage que l'on réalise toute la journée, et d'autres procédés comme le palper-rouler. C'est une pratique que l'on retrouve aussi en institut. Mais attention, les effets ne sont pas les mêmes. Un kinésithérapeute fait un travail en profondeur, alors qu'une esthéticienne traite les couches superficielles de l'épiderme.

Quelles sont les principales qualités à avoir ?

Il faut avant tout aimer les gens. Mais aussi présenter des qualités d'écoute, de compréhension, d'appréciation de l'autre, savoir mesurer comment la pathologie peut influer sur la vie de l'humain. J'aime remettre en forme mes patients, physiquement, psychologiquement et leur redonner de la stabilité. Soigner, guérir, j'adore ça.

Orthophoniste

BÉGAIEMENT, SURDITÉ, RETARD D'EXPRESSION, TROUBLE DE LA DÉGLUTITION... AUTANT DE SITUATIONS QUI NÉCESSITENT DES SÉANCES CHEZ L'ORTHOPHONISTE. SUR PRESCRIPTION MÉDICALE.

Formation

Certificat de capacité d'orthophoniste préparé en 5 ans après le bac dans 18 centres de formation dépendant des facultés de médecine. Accès sur concours très sélectif. Lire p. 104

Les enfants d'abord

Thérapeute des troubles de la communication écrite et orale, l'orthophoniste dépiste et traite tous les problèmes liés à la parole, à la voix et au langage. La plupart de ses patients sont des enfants en âge scolaire. Il intervient aussi auprès d'adultes ayant subi une opération du larynx ou une rupture des cordes vocales, ou privés de leurs facultés d'expression ou de compréhension suite à un traumatisme. Il apprend aux malentendants à lire sur les lèvres et à parler.

Un programme adapté

Il établit un diagnostic et décline ses méthodes en tenant compte de l'âge, de la personnalité et des handicaps éventuels (surdité, infirmité cérébrale, etc.). Les exercices, souvent ludiques, portent sur la reconnaissance de sons, la prononciation, la lecture, l'écriture, le calcul ou la respiration. L'orthophoniste peut également participer au diagnostic de surdité d'un bébé et accompagner la famille dans ses démarches.

Patience indispensable

Il doit avoir des connaissances dans de nombreuses disciplines : linguistique, neurologie, psychologie, phonétique, et présenter une élocution et une orthographe parfaites. Être patient est fondamental car les progrès des patients sont parfois lents. Si la plupart des orthophonistes exercent en libéral, il y a de plus en plus d'activité mixte. L'orthophoniste pratique toujours en lien avec des psychologues, des psychomotriciens, des médecins.

3 QUESTIONS À...

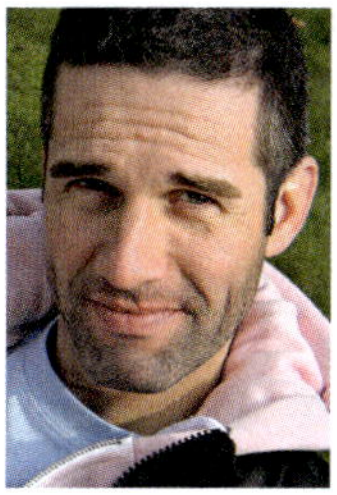

DR

Nicolas Kempa,
orthophoniste en libéral
à Brioude (43)

Comment se déroulent vos journées dans un milieu rural ?

Elles sont bien remplies ! Certes, je détermine mes horaires, mais je dois me tenir disponible pour les cas d'urgence : les réflexes de déglutition à apprendre à un prématuré, l'ablation d'une corde vocale qui entraîne des fausses-routes... Dans le cas d'une personne qui fait un accident vasculaire cérébral (AVC), il faut être là dans les premières heures de l'accident pour évaluer les pertes (parole, lecture). Comme il y a peu d'orthophonistes, j'ai affaire à une population très variée.

L'adulte vieillissant, le boom de ces dernières années ?

L'augmentation de la durée de vie amène des personnes et des pathologies qu'on n'était pas habitué à traiter. Notamment, tout ce qui relève du domaine neurologique. C'est-à-dire les problèmes de langage consécutifs à des AVC ou à des traumatismes crâniens. Et puis ce que l'on appelle le neurodégénératif : la démence, la sclérose en plaques, la maladie de Parkinson... On s'occupe aussi de problèmes de voix. Du simple forçage aux cancers du larynx ou de la gorge.

On va bien au-delà de l'accompagnement à la lecture ?

Il faut avoir conscience que c'est une profession de soins. Les matières médicales prennent une part de plus en plus importante dans la formation. Même si l'on reçoit 15 malades d'Alzheimer, il y a 15 modes de fonctionnement différents et 15 façons d'aborder la personne. Donc 15 techniques à tenter. Chercher quelle est la meilleure façon d'entrer en communication et de maintenir le lien avec un patient me fascine.

Orthoptiste

SA SPÉCIALITÉ : MESURER LE CHAMP VISUEL, CORRIGER LES STABISMES ET AUTRES TROUBLES PAR LA RÉÉDUCATION DES MUSCLES DE L'ŒIL.

Regard à la loupe

Diagnostiqués à temps, de nombreux troubles visuels peuvent être corrigés. C'est pourquoi les enfants sont très présents dans la salle d'attente de l'orthoptiste. Les adultes, eux, sont pris en charge à la suite d'un accident ou d'une maladie, et, de plus en plus, pour des problèmes de fatigue oculaire liée au travail (ou aux loisirs) sur écran. L'orthoptiste intervient aussi auprès des personnes malvoyantes. Il mesure l'acuité visuelle et la capacité d'accommodation, observe la mobilité des globes oculaires. Puis rééduque les muscles de l'œil grâce à une « gymnastique ».

Des troubles associés ?

L'orthoptiste reçoit les patients sur prescription médicale. Il exerce en liaison avec les opticiens qui se chargent de l'équipement optique (lunettes, lentilles). Mais aussi avec des médecins, des kinés, des orthophonistes, etc. Les problèmes de vision peuvent être associés à d'autres troubles. Par exemple, un trouble visuel peut parfois entraîner des troubles de l'équilibre.

L'ergonomie visuelle

Des connaissances en ergothérapie et en ergonomie sont indispensables. En effet, lorsqu'il y a un déficit de la vision, l'orthoptiste conseille le patient sur l'aménagement de son poste de travail, sur l'éclairage ou la distance yeux-écran, afin de lui permettre d'utiliser au mieux ses capacités visuelles.

Formation

Certificat de capacité d'orthoptiste préparé en 3 ans après le bac dans 15 UFR de sciences médicales et techniques de réadaptation. Accès sur concours très sélectif avec un bac S de préférence.

Lire p. 105

Ostéopathe

UN PROBLÈME MUSCULAIRE OU VISCÉRAL PEUT PROVOQUER UN DÉSÉQUILIBRE GÉNÉRAL. À L'OSTÉOPATHE DE RÉTABLIR LE BON FONCTIONNEMENT DE L'ORGANISME.

Du doigté

Chaque séance commence par un bilan médical du patient (opérations, chocs, maladies). Suit l'examen. Pour détecter les déséquilibres et les tensions, l'ostéopathe palpe le corps, à l'affût de tout signal d'alarme (chaleur, froid, rigidité, déplacement, douleur, etc.). Il effectue ensuite des manipulations lentes et jamais violentes (poussée, traction, rotation) pour rétablir l'harmonie dans le système musculo-squelettique et dans chacun des systèmes (digestif, neurologique, vasculaire). Une perception fine et un toucher précis sont essentiels dans le diagnostic comme dans le traitement.

Pathologies aiguës ou chroniques

L'ostéopathe intervient pour soigner des pathologies aiguës (entorses, fractures, blessures sportives) ou chroniques (hernies discales, douleurs articulaires, scolioses). Les problèmes du thorax et du cou liés à une posture de travail sur ordinateur sont des motifs de consultation de plus en plus fréquents. La pratique repose sur des sciences comme l'anatomie, la biomécanique, la neurologie, etc.

Pas d'âge pour « l'ostéo »

Chez le nouveau-né, un traitement ostéopathique durant les premières semaines peut corriger les traumatismes liés à l'accouchement. L'ostéopathe peut aussi aider les personnes âgées à retrouver un peu plus de mobilité. La grande majorité exerce à titre libéral. Les effectifs sont néanmoins en hausse dans les clubs sportifs, les maisons de retraite médicalisées, les hôpitaux et les cliniques privées.

FORMATION

Diplôme d'ostéopathe (DO) préparé en 5 à 6 ans après le bac dans 27 écoles agréées.

Lire p. 103

Psychomotricien/ne

À LA FOIS RÉÉDUCATEUR ET THÉRAPEUTE, IL PREND EN CHARGE LES TROUBLES MOTEURS D'ORIGINE PSYCHOLOGIQUE DE SES PATIENTS.

Du bilan au suivi

Une série de tests définit les dysfonctionnements à résoudre : troubles du développement moteur, du tonus musculaire, de l'adaptation spatiale, de la posture et de l'équilibre, hyperactivité, tics nerveux, etc. Une fois le bilan établi, une phase de dialogue s'engage entre le patient et le psychomotricien pour analyser l'origine profonde des troubles. Reste ensuite à définir des objectifs de progression, le rythme des séances et l'activité médiatrice (ballon, jeux de société, équitation, yoga...) la plus adaptée.

Toujours plus inventif

En séance individuelle ou collective, le travail du psychomotricien implique créativité et résistance physique pour animer les activités qui aideront le patient à mieux maîtriser son corps ou à améliorer son comportement : exercices de relaxation ou de coordination, techniques d'expression, balnéothérapie, activités d'équilibre et de mémoire, etc.

Dans différentes structures

Le psychomotricien est présent dans la prise en charge de certains handicaps moteurs, psychiques ou sensoriels, et au sein des services gériatriques (maladie de Parkinson, troubles de la stabilité ou de la mémoire). En service néonatal ou en crèche, il contrôle et contribue au bon développement psychomoteur des enfants en bas âge. Le psychomotricien travaille généralement pour plusieurs employeurs : centres médico-psycho-pédagogiques (CMPP), hôpitaux psychiatriques, instituts médico-éducatifs, etc.

Formation

DE de psychomotricien préparé en 3 ans après le bac dans 12 instituts. Accès sur concours très sélectif

Lire p. 100

3 QUESTIONS À...

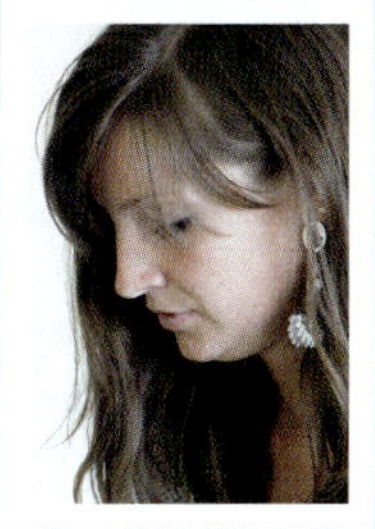

© FLORIANE POUZOL/ONISEP

Gwendoline Chemin,
psychomotricienne à l'Institut d'éducation motrice de Noisy-le-Grand (93)

Quelle est la particularité du travail en institut ?

Je m'occupe d'adolescents (entre 12 et 20 ans) atteints d'un handicap moteur ou polyhandicapés. Ce mode de prise en charge implique un travail en interdisciplinarité. Par exemple, je coanime des activités corporelles (danse, jeux d'adresse, etc.) avec le kinésithérapeute et l'éducateur sportif de l'institut, et des sorties à l'extérieur (règles de sécurité, adaptation aux imprévus) avec l'ergothérapeute.

Quel est votre statut ?

Je suis salariée de l'IEM. C'est le mode d'exercice le plus fréquent pour les psychomotriciens. Comme les actes de notre profession ne sont pas remboursés par la sécurité sociale, il est difficile d'ouvrir un cabinet. Pour autant, de plus en plus de confrères font le pari du libéral. C'est un plan de carrière que j'envisagerai peut-être lorsque j'aurai plus d'expérience. Pour l'instant, le travail en institut spécialisé me garantit l'accès à certains équipements : bassin de balnéothérapie, mur d'escalade, salle multi-sensorielle... Sans oublier l'entourage et l'appui des collègues. C'est assez inestimable !

Un conseil avant d'embrasser cette carrière ?

Il faut vraiment axer sa formation sur le terrain. Ce n'est pas toujours simple d'être confronté à une population non verbale ou à des handicaps psychiques qui peuvent donner lieu à une certaine violence. En services néonatals, on joue un rôle dans le dépistage des pathologies. Il faut s'y être préparé. D'où l'importance du choix des stages au cours de son cursus. C'est ce qui m'a permis de repousser mes limites...

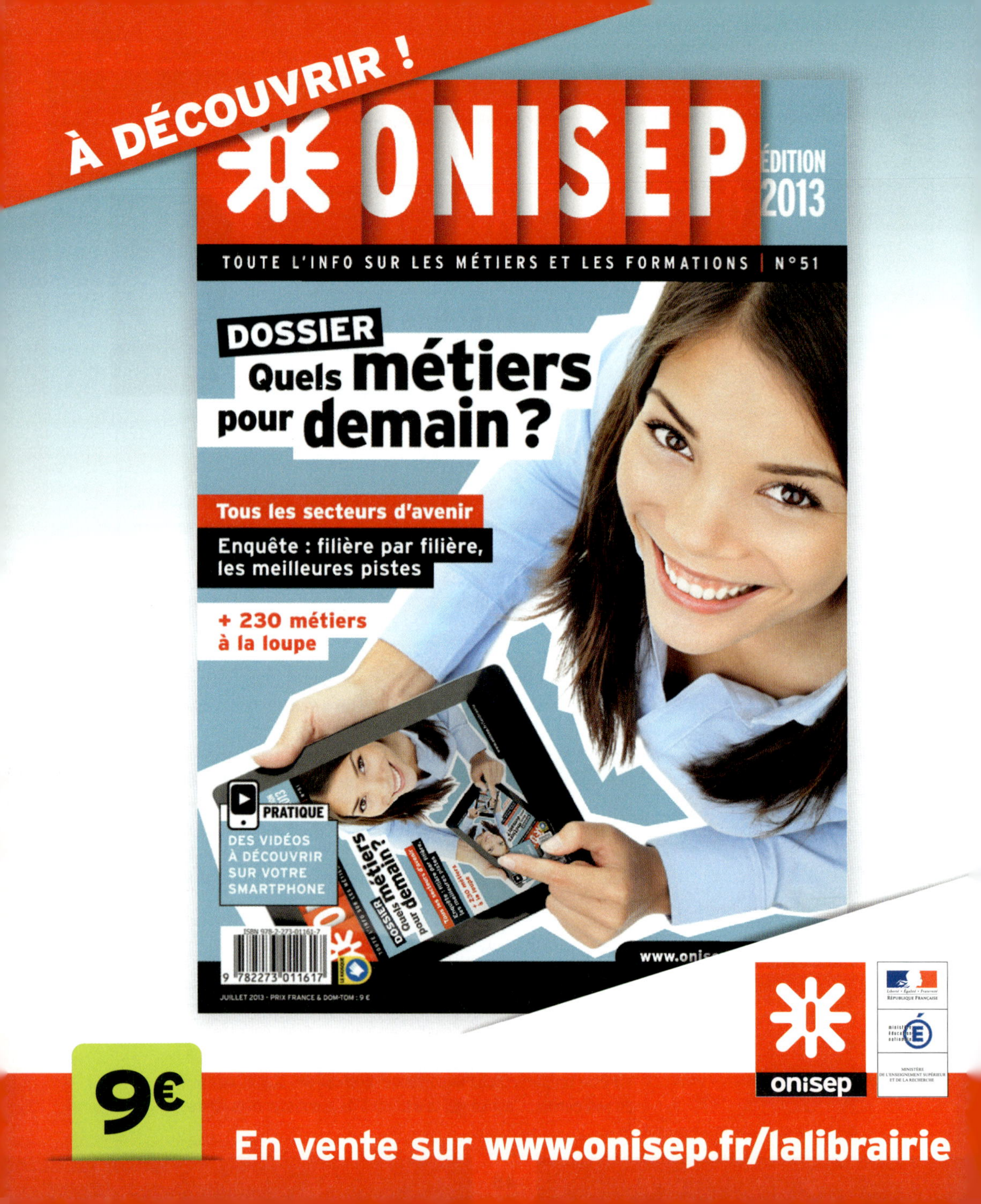
À DÉCOUVRIR !
ONISEP
ÉDITION 2013
TOUTE L'INFO SUR LES MÉTIERS ET LES FORMATIONS | N°51
DOSSIER
Quels métiers pour demain ?
Tous les secteurs d'avenir
Enquête : filière par filière, les meilleures pistes
+ 230 métiers à la loupe
PRATIQUE
DES VIDÉOS À DÉCOUVRIR SUR VOTRE SMARTPHONE
ISBN 978-2-273-01161-7
JUILLET 2013 - PRIX FRANCE & DOM-TOM : 9 €
onisep
9€
En vente sur www.onisep.fr/lalibrairie

L'appareillage

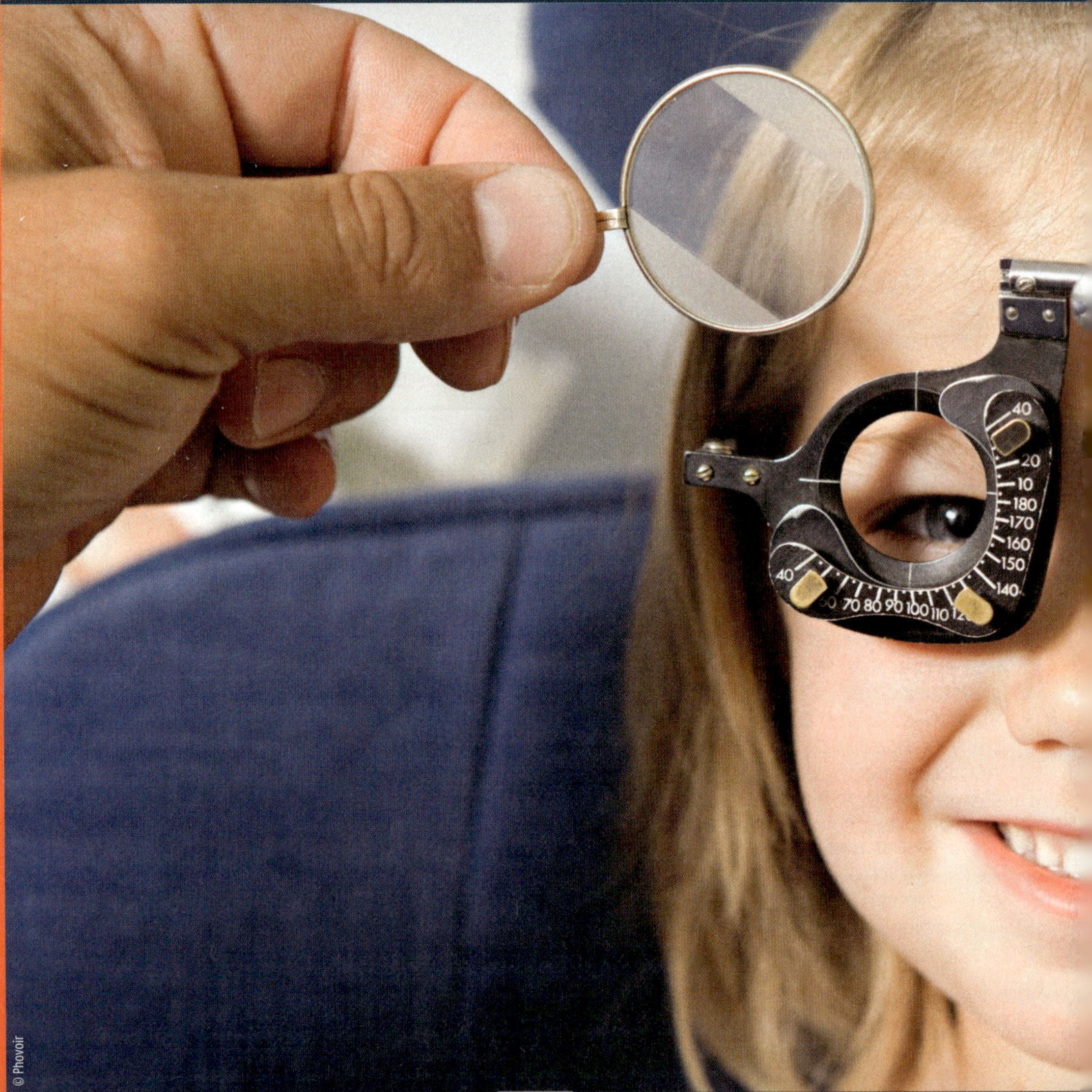

© Phovoir

Travaillant sur prescription médicale, ils élaborent un matériel sur mesure qui facilitera le quotidien de leurs patients. Entre haute technicité et artisanat.

Audioprothésiste • Opticien-lunetier • Orthoprothésiste • Podo-orthésiste • Prothésiste dentaire

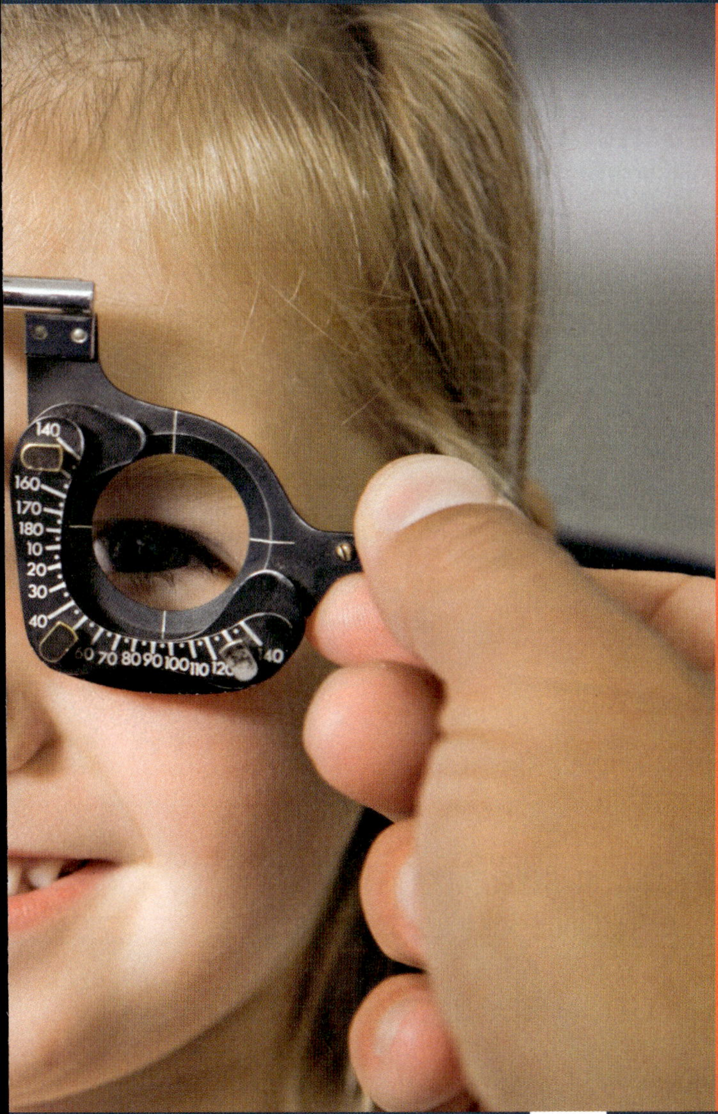

Bon à savoir

Formation

Du CAP à bac + 3, ces professions sont accessibles à différents niveaux. Ce qui permet aux ouvriers rentrés par la porte de l'atelier d'évoluer. Diplôme d'État ou BTS sont parfois exigés. Le facteur commun : la professionnalisation.

Débouchés

Du cabinet de quartier à la grande enseigne en passant par les petits ateliers de fabrication, ces pros interviennent sur des créneaux porteurs ou dans des niches d'emplois. Résultat : ils trouvent à s'insérer assez facilement sur un marché ultraconfidentiel.

Conditions de travail

Certains exercent à leur compte et sont inscrits au registre du commerce. D'autres sont salariés dans un cabinet spécialisé, un laboratoire ou encore un institut spécialisé. Pour tous, le rythme de travail est soutenu, et les horaires à géométrie variable.

RENCONTRE AVEC...

Nathalie Lafleur,
audioprothésiste en libéral à Paris

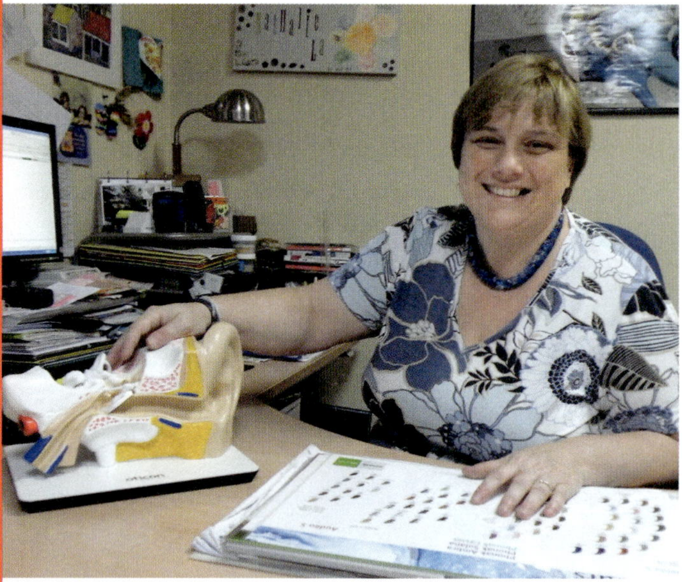

© FLORIANE POUZOL / ONISEP

SON PROFIL

Diplôme d'État d'audioprothésiste

Spécialiste des enfants

Bavarde invétérée, elle n'aime pas expédier ses consultations

Intervient deux matinées par semaine dans un centre pour enfants sourds

« IL FAUT SE REMETTRE EN QUESTION TOUT LE TEMPS, CAR IL N'Y A PAS DE SOLUTION STANDARDISÉE. »

Nathalie énumère : *« Sur les 2 000 patients que je reçois en consultation, 55 % sont des enfants, et 45 %, des adultes. »* Une proportion plutôt rare dans une profession dont la première clientèle reste les personnes âgées. Il faut dire que la praticienne a cultivé une spécialisation en appareillage pédiatrique, en tant que salariée pendant les premières années, avant d'avoir son propre cabinet.

Des patients pas comme les autres

Moulage du conduit auditif, essayages, ajustement des embouts, vérification de l'audition, adaptation d'un système haute fréquence... Entre la technicité des gestes et le dialogue constant avec la famille, les consultations prennent toujours trois fois plus de temps pour les tout-petits. Sans oublier les pannes. De véritables urgences : *« On ne peut pas laisser un enfant sans aides auditives pendant 15 jours. Ils sont tellement assujettis à leurs appareils qu'il faut vraiment qu'il y ait une continuité d'utilisation. »* Il reste ensuite à remplir avec les familles les dossiers pour les mutuelles, les accompagnements financiers, les organismes de prise en charge du handicap, etc.

Pas de prêt-à-porter

« C'est un métier où il n'y a pas de routine. On passe d'un enfant à un vieillard, d'un patient qui s'exprime en langue des signes à un patient qui oralise... » Revers de la médaille : *« Il faut se remettre en question tout le temps, car il n'y a pas de solution standardisée. »* Son remède ? Coordonner son action avec celle des orthophonistes et autres professionnels médicaux qui suivent ses jeunes patients pour coller au plus près au processus de prise en charge de leur surdité. C'est vraiment une équipe.

Une passion plus qu'un gagne-pain

Vieillissement de la population, dépistage néonatal de la surdité... C'est la perspective d'un commerce lucratif pour une spécialité qui a une casquette paramédicale et commerciale. Mais, jusqu'ici, Nathalie veille à ne pas *« se laisser guider par le tiroir-caisse »*. Quitte à refuser de nouveaux patients pour mieux s'occuper de tous ceux dont les photos ornent déjà les murs de son bureau. ■

Audioprothésiste

PERTE D'AUDITION, TROUBLES AUDITIFS, SURDITÉ... QUELLES QUE SOIENT LES DIFFICULTÉS DÉTECTÉES CHEZ UN PATIENT, IL FAUT LES COMPENSER.

Prothèses *high-tech*

En consultation, ce spécialiste de la prothèse auditive mesure, à partir d'un audiogramme, le volume sonore à restituer. Un moulage du conduit auditif lui permet de prévoir la forme de l'appareil qu'il va fabriquer. De plus en plus sophistiquées (miniaturisation, techniques d'amplification, etc.), ces prothèses réclament une formation technique pointue. Qualité et réglage des appareils reposent sur le maniement d'outils informatiques. Une grande partie de l'activité se déroule en atelier : moulages, adaptation d'embouts, dépannages simples.

Une oreille attentive

Tact, patience et psychologie : trois qualités nécessaires pour rassurer le patient, le convaincre parfois et l'aider à accepter les prothèses auditives. Après une période d'adaptation progressive, l'audioprothésiste revoit le patient régulièrement pour suivre l'évolution de son audition, régler des problèmes de confort. Il contrôle aussi l'appareil d'un point de vue technique (changement des piles, nettoyage, etc.).

Des opportunités de carrière

S'il n'exerce pas en libéral, l'audioprothésiste est salarié d'un cabinet ou d'un institut spécialisé pour l'appareillage de l'enfant et la rééducation. Côté débouchés : vieillissement de la population et meilleur remboursement des appareils vont accroître les opportunités de carrière. Et les effectifs, modestes, sont en hausse.

FORMATION

DE d'audioprothésiste préparé en 3 ans dans 7 centres de formation. Accès sur concours avec un bac S de préférence.

Lire p. 96

Opticien/ne-**lunetier**/ère

SIMPLE VENDEUR DE LUNETTES ? BIEN PLUS QUE ÇA : CE SPÉCIALISTE DE L'ACUITÉ VISUELLE ÉLABORE AUSSI EN ATELIER LES VERRES CORRECTEURS.

Myope, presbyte...
Si l'opticien-lunetier agit généralement sur prescription d'un médecin ophtalmologiste, il est capable de déterminer lui-même le type de correction nécessaire à ses clients. Il est d'ailleurs autorisé, sous certaines conditions (ordonnance de moins de 3 ans), à renouveler la paire de lunettes d'un client.

Soigner le *look*
Une fois la correction fixée, reste à trouver le produit adéquat : verres fins ou épais, à double foyer, teintés ou antireflet... Il effectue un travail de précision en atelier pour centrer les verres en fonction de l'anatomie du client (écart entre les deux yeux, taille de l'iris, etc.) et les insérer dans la monture (découpe, meulage). Les derniers réglages sont effectués en présence du client. Quant au choix des montures : un vrai talent de visagiste est exigé. Pour les lentilles de contact, il les commande à un atelier spécialisé.

Gestion, management, comptabilité
Pour fidéliser sa clientèle, l'opticien assure le service après-vente : réparation des montures, changement de verres, ajustement des vis, etc. Il s'occupe aussi de la gestion des stocks, du management des salariés, de la comptabilité. Installé à son compte ou gérant d'un magasin sous franchise, ses horaires correspondent aux heures d'ouverture des magasins.

FORMATION
BTS opticien-lunetier préparé en 3 ans après le bac.
Le bac pro optique-lunetterie, en 3 ans après la 3e, conduit à des postes de vendeur-monteur.
Lire pp. 91, 110

Orthoprothésiste

UNIJAMBISTE, PARAPLÉGIQUE… GRÂCE À DES APPAREILLAGES PARFOIS COMPLEXES IL PERMET À SES PATIENTS DE VIVRE MIEUX.

Au service des personnes

Qu'il exerce en libéral, à l'hôpital ou en centre de rééducation, l'orthoprothésiste est intégré à l'équipe pluridisciplinaire de prise en charge d'une personne handicapée (médecin de rééducation fonctionnelle, masseur-kinésithérapeute, ergothérapeute, chirurgien orthopédique, etc.). Pour compenser les handicaps de ses patients, il élabore deux types d'appareillage. Les prothèses remplacent partiellement ou totalement un membre. Les orthèses soutiennent une déficience osseuse, musculaire ou neurologique.

Du sur-mesure

Travaillant à partir de la prescription médicale et d'une nomenclature très précise, l'applicateur définit le type d'appareillage adapté au patient (moulage, matériaux à retenir…). Puis il conçoit lui-même la prothèse ou passe commande à un atelier de fabrication. Reste à l'adapter au patient en veillant à optimiser son confort et à lui faire accepter les limites de son corps. Certaines personnes consultent suite à une opération ou à un accident : il faut alors travailler dans l'urgence et affronter des situations parfois tragiques.

Encadrer la fabrication

Bois, cuir, acier, résine, fibre de verre ou de carbone… des ouvriers spécialisés dans le travail de ces différents matériaux assurent la fabrication sous la responsabilité d'un technicien orthoprothésiste. Des compétences en biomécanique et en technique des matériaux sont primordiales.

Formation

Trois niveaux de qualification :
CAP orthoprothésiste ;
DT prothésiste-orthésiste (devrait être remplacé prochainement par un bac pro) ;
BTS prothésiste-orthésiste (niveau bac + 2).

Lire pp. 91, 112

3 QUESTIONS À...

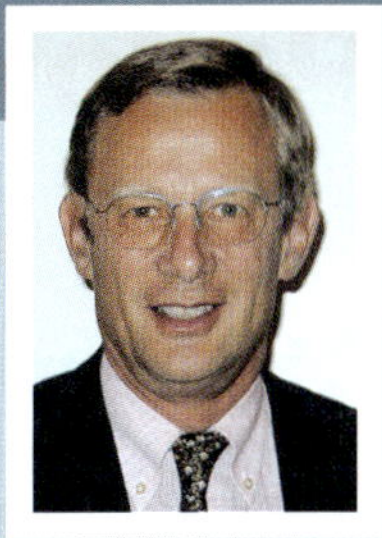

Nicolas Reinhart,
directeur d'un cabinet d'orthoprothèse à Villejuif (94)

Quelles sont les perspectives de carrière ?

C'est un micro-secteur – environ 170 entreprises en France – qui manque cruellement de personnel formé. Il faut dire que l'activité exige un savoir-faire pointu et un personnel ultraspécialisé. À ses débuts, chaque technicien orthoprothésiste se spécialise plus ou moins sur une étape de la fabrication : moulage en plâtre, thermoformage, gainage en bultex, fabrication des sangles et des charnières en cuir... On peut ensuite facilement évoluer et apprendre de nouvelles techniques auprès de ses collègues.

Quelles sont les qualités essentielles d'un orthoprothésiste ?

Être un bon artisan ne suffit pas. Les orthoprothésistes applicateurs, qui sont titulaires d'un BTS orthésiste-prothésiste, reçoivent les patients en consultation. Il faut avoir les nerfs solides et beaucoup de diplomatie pour faire face à certains handicaps. Et de l'imagination pour apporter des solutions personnalisées, tout en respectant des nomenclatures bien précises.

Qu'est-ce qui est le plus gratifiant ?

Il y a beaucoup de petites victoires dans notre métier. Notamment lorsque l'on doit appareiller un enfant très diminué. Fournir une orthèse qui permet à un paraplégique de tenir en position verticale, c'est énorme. Il n'a plus pour point de vue le plafond de sa chambre uniquement, il peut être déplacé, éventuellement assis dans un fauteuil... À partir de là, on peut tout imaginer : l'adaptation de chaises d'écolier, l'ajout de tablettes adaptées pour les repas... Ce n'est pas un triomphe ni une guérison, mais déjà une étape franchie et un confort de vie supplémentaire.

Podo-orthésiste

COMPLÉMENTAIRE DU PÉDICURE-PODOLOGUE, CE SPÉCIALISTE DE L'APPAREILLAGE DU PIED CONÇOIT, FABRIQUE OU FAIT RÉALISER DES CHAUSSURES ET DES SEMELLES ORTHOPÉDIQUES.

Les besoins pas à pas

L'examen détaillé du patient (état de ses articulations, empreinte du pied, réalisation du moulage) et de son mode de vie permet au podo-orthésiste d'établir une fiche technique pour la fabrication de la prothèse (chaussure) ou de l'orthèse (semelle). L'enjeu : faciliter la marche au quotidien et corriger les mauvaises postures de ses patients.

4 à 35 heures de finition

Chaque semelle ou chaussure orthopédique fait appel à diverses techniques artisanales, comme le patronage, le découpage, le montage, le piquage et l'assemblage de différents matériaux (cuir, bois, plastique). Les finitions manuelles allongent le temps de réalisation : entre 4 et 35 heures. Le podo-orthésiste procède ensuite aux essayages avec le patient et prévoit d'éventuelles retouches.

Peu de professionnels

S'il est installé à son compte, il doit satisfaire les commandes, assurer des tâches de gestion et faire preuve d'initiative. Selon sa qualification, il s'occupe de la conception de l'appareillage, encadre sa fabrication en atelier ou dirige une équipe de monteurs. Suite aux progrès de la chirurgie réparatrice, les podo-orthésistes sont de plus en plus rares (moins de 450). Certains exercent en milieu hospitalier dans le cadre de consultations pluridisciplinaires.

Formation

Trois niveaux de qualification : CAP podo-orthésiste ; DT podo-orthésiste (devrait être remplacé prochainement par un bac pro) ; BTS podo-orthésiste (niveau bac + 2).

Lire pp. 91, 111

Prothésiste dentaire

DENT CASSÉE ? IMPLANTATION DENTAIRE DÉFICIENTE ? À LUI DE FABRIQUER DES PROTHÈSES FIXES OU AMOVIBLES.

Empreintes et moulages

À partir d'empreintes de la cavité buccale du patient transmises par un dentiste ou un orthodontiste, le prothésiste dentaire réalise la maquette en cire de la dent, du bridge, etc. Il remplace ensuite la cire par du métal en fusion, de la céramique ou de la résine. Les finitions (ponçage, meulage, polissage) prennent parfois plusieurs heures. Pour répondre à des impératifs fonctionnels, biologiques et esthétiques, ces prothèses font appel à des techniques et matériaux en constante évolution. Et leur coût peut être très élevé.

S'adapter aux personnes

S'appuyant sur une connaissance parfaite des implantations dentaires, il essaie d'obtenir un résultat optimal avec la morphologie de la mâchoire de la personne qui portera l'appareil ou la dent de remplacement. Une fois terminée, la prothèse retourne dans les mains du chirurgien-dentiste qui effectue des essais de pose, et peut demander d'éventuelles retouches au prothésiste.

Discret mais précis

Très rarement en contact avec les patients, il collabore surtout avec l'équipe médicale (chirurgien-dentiste, orthodontiste, stomatologue) et les fournisseurs. La profession réclame précision et rigueur dans la manipulation des outils (fronde, tour à polir, turbo-fraise) et l'assemblage des prothèses. Sans oublier le respect des règles d'hygiène.

FORMATION

Bac pro prothèse dentaire, puis BTS prothésiste dentaire préparant aux fonctions de chef d'atelier. Ou encore BTM prothésiste dentaire en 1 an et BTMS prothésiste dentaire en 2 ans.

Lire pp. 90, 112

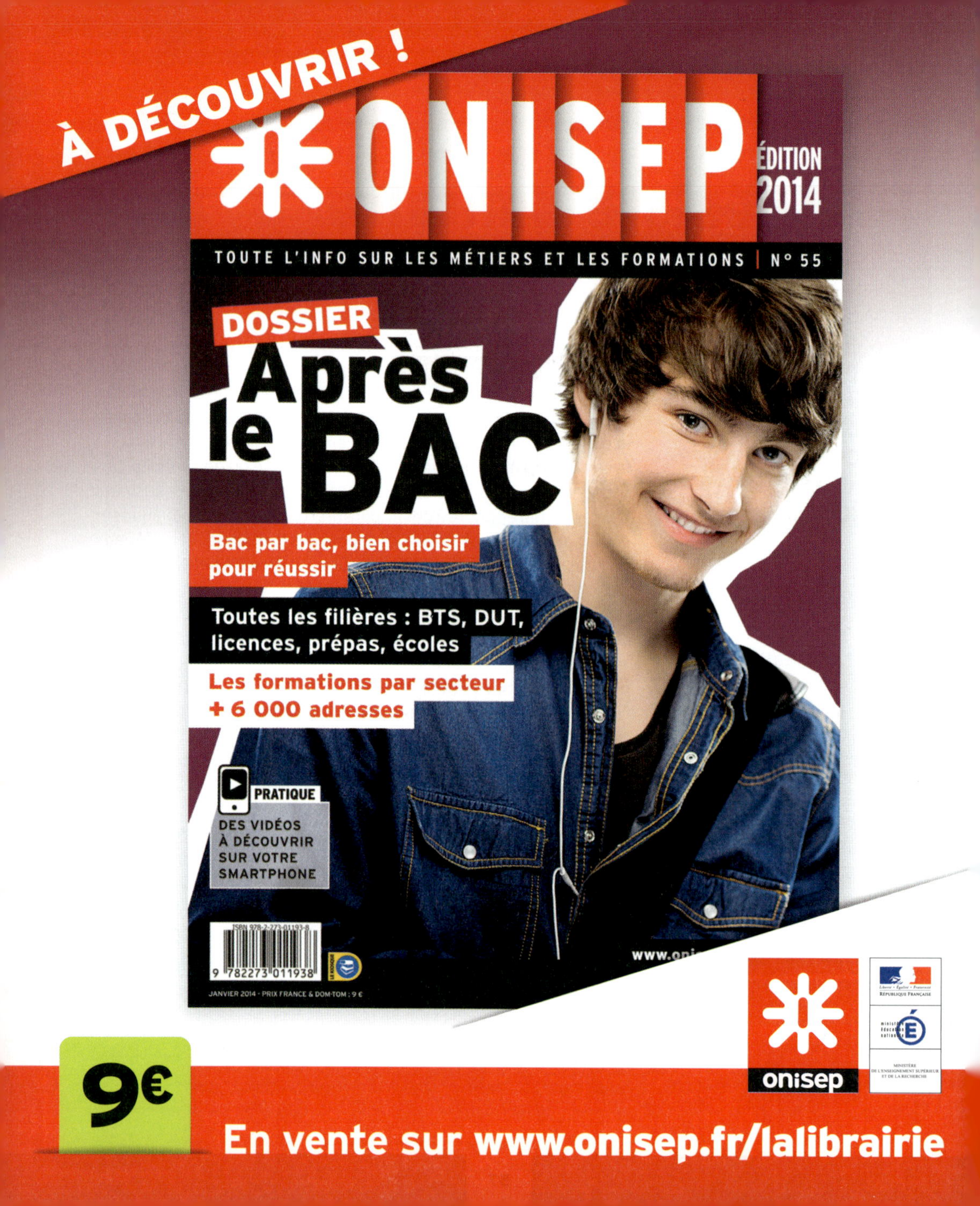
À DÉCOUVRIR !
ONISEP
ÉDITION 2014
TOUTE L'INFO SUR LES MÉTIERS ET LES FORMATIONS | N° 55
DOSSIER
Après le BAC
Bac par bac, bien choisir pour réussir
Toutes les filières : BTS, DUT, licences, prépas, écoles
Les formations par secteur + 6 000 adresses
PRATIQUE
DES VIDÉOS À DÉCOUVRIR SUR VOTRE SMARTPHONE
ISBN 978-2-273-01193-8
9 782273 011938
JANVIER 2014 - PRIX FRANCE & DOM-TOM : 9 €
onisep
9€
En vente sur www.onisep.fr/lalibrairie

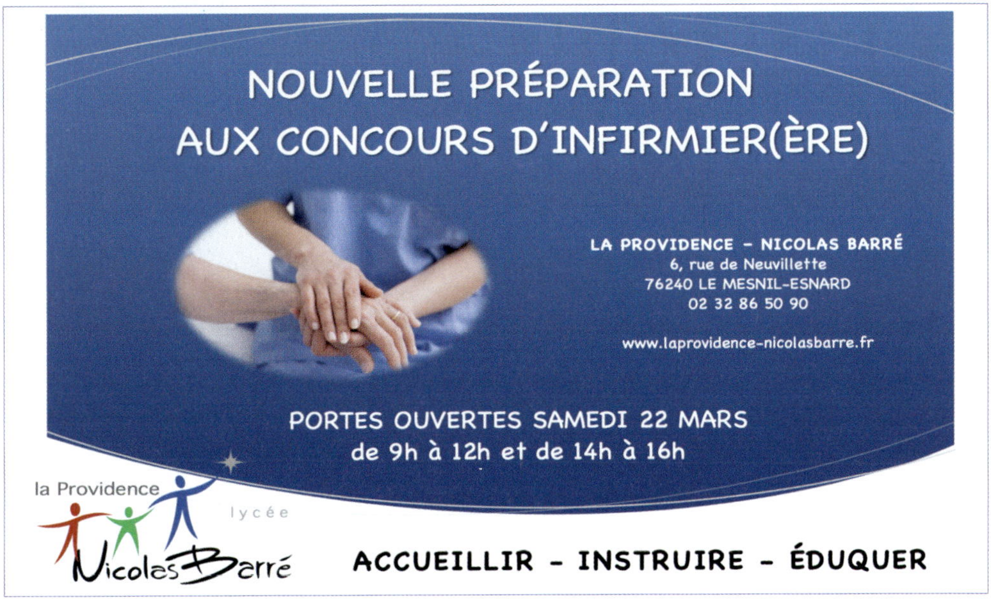
NOUVELLE PRÉPARATION
AUX CONCOURS D'INFIRMIER(ÈRE)
LA PROVIDENCE - NICOLAS BARRÉ
6, rue de Neuvillette
76240 LE MESNIL-ESNARD
02 32 86 50 90
www.laprovidence-nicolasbarre.fr
PORTES OUVERTES SAMEDI 22 MARS
de 9h à 12h et de 14h à 16h
la Providence
lycée
Nicolas Barré
ACCUEILLIR - INSTRUIRE - ÉDUQUER

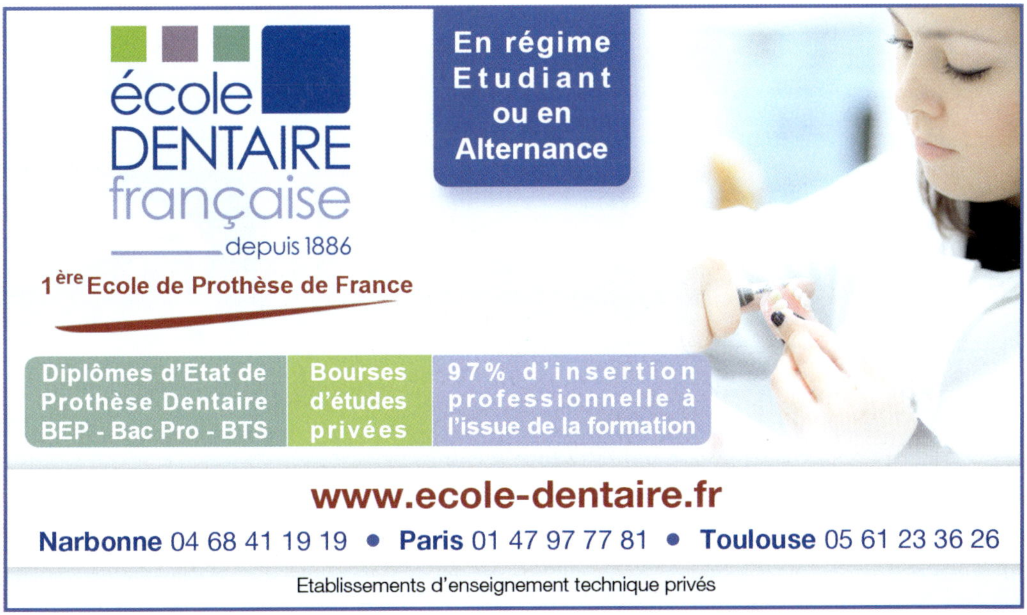
école
DENTAIRE
française
depuis 1886
1ère Ecole de Prothèse de France
En régime Etudiant ou en Alternance
Diplômes d'Etat de Prothèse Dentaire
BEP - Bac Pro - BTS
Bourses d'études privées
97% d'insertion professionnelle à l'issue de la formation
www.ecole-dentaire.fr
Narbonne 04 68 41 19 19 • Paris 01 47 97 77 81 • Toulouse 05 61 23 36 26
Etablissements d'enseignement technique privés

L'assistance médico-technique

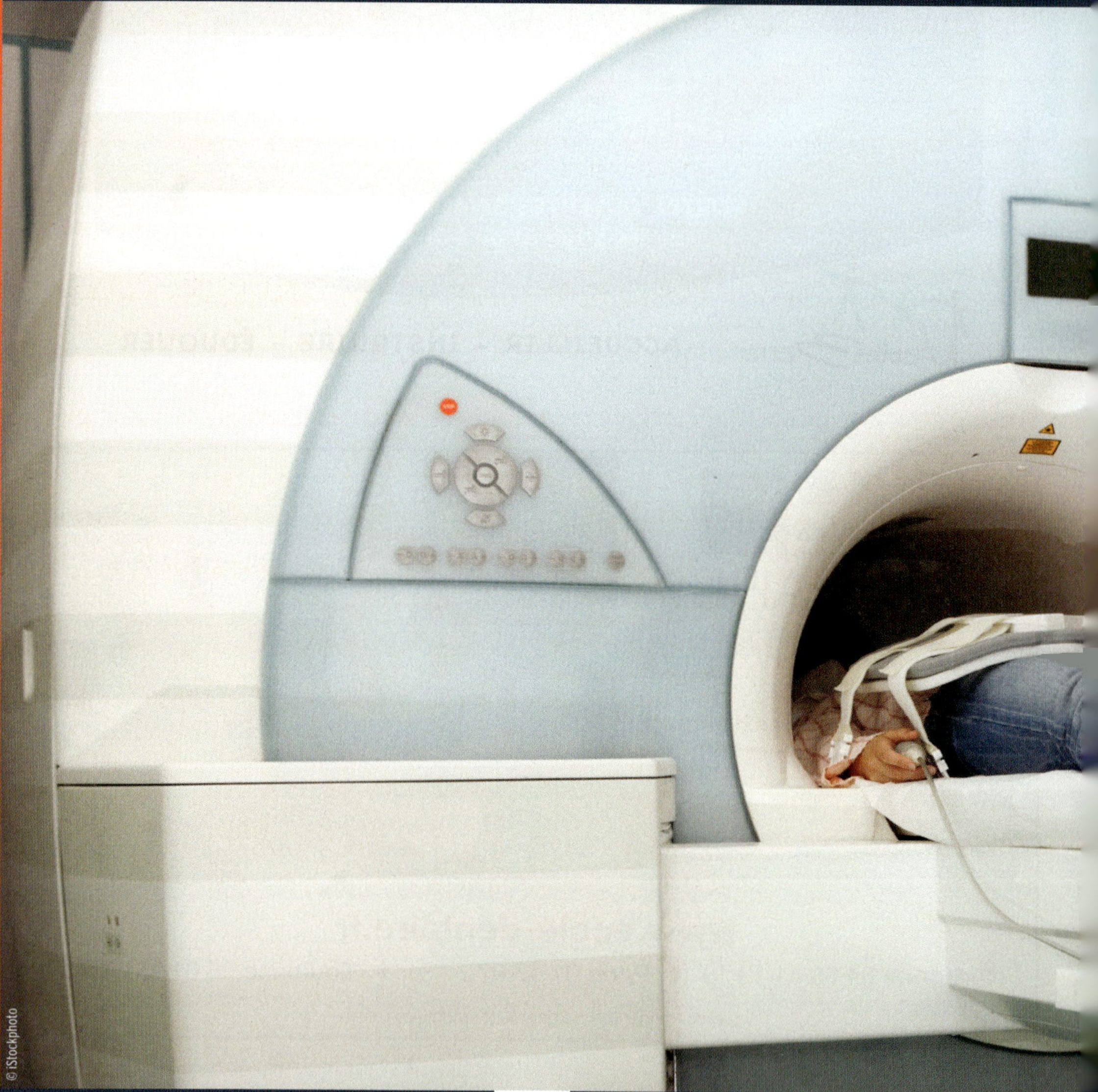

© iStockphoto

Moins visibles, ils constituent pourtant une charnière indispensable dans la chaîne des soins. Là encore, la dimension relationnelle avec le patient prime.

Ambulancier • Manipulateur d'électroradiologie médicale • Préparateur en pharmacie
Secrétaire médical • Technicien en analyses biomédicales • Visiteur médical

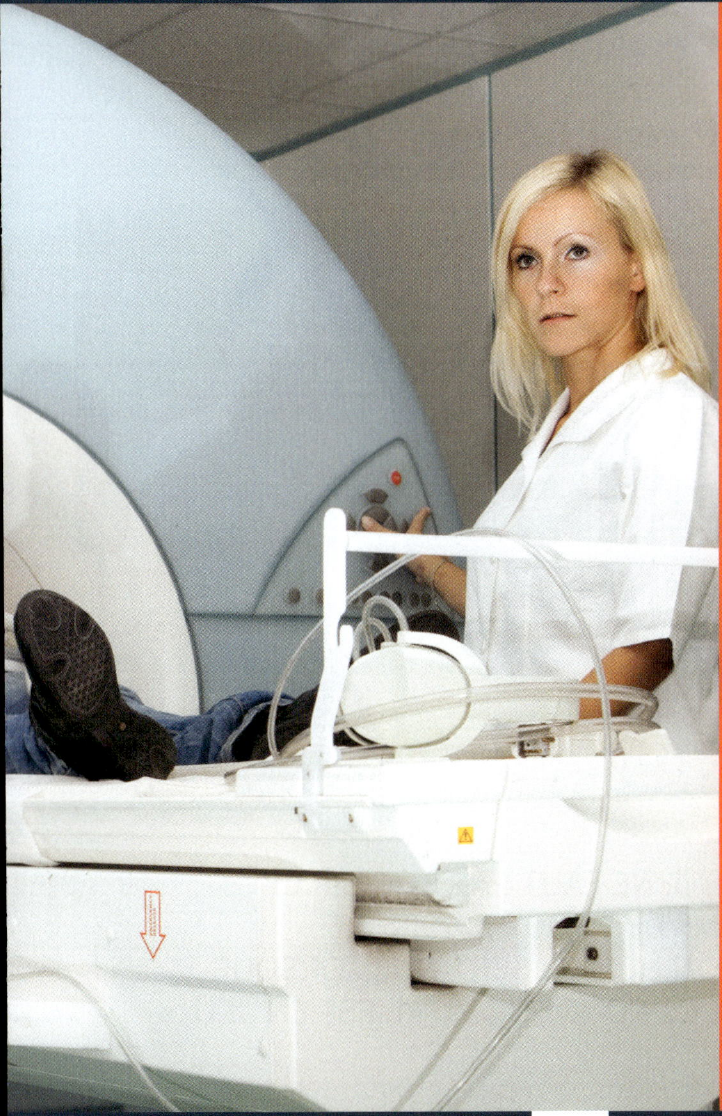

Bon à savoir

Formation

Les diplômes associés (du BP au bac + 3) sont indispensables pour exercer. Ils garantissent les compétences acquises au cours de stages ou de formations en alternance. Même si le bac n'est pas toujours obligatoire, il est fortement conseillé.

Débouchés

Des professions plutôt dynamiques avec néanmoins des disparités géographiques. L'hôpital offre des perspectives intéressantes : être à la pointe de la technologie, avec des possibilités de carrière.

Conditions de travail

Horaires souvent irréguliers, station debout prolongée ou nombreuses heures sur les routes... des réalités différentes mais pour tous une bonne résistance physique et nerveuse est nécessaire. Les situations sont parfois éprouvantes.

RENCONTRE AVEC...

Pascal Raffner,

ambulancier chez Creil Ambulances

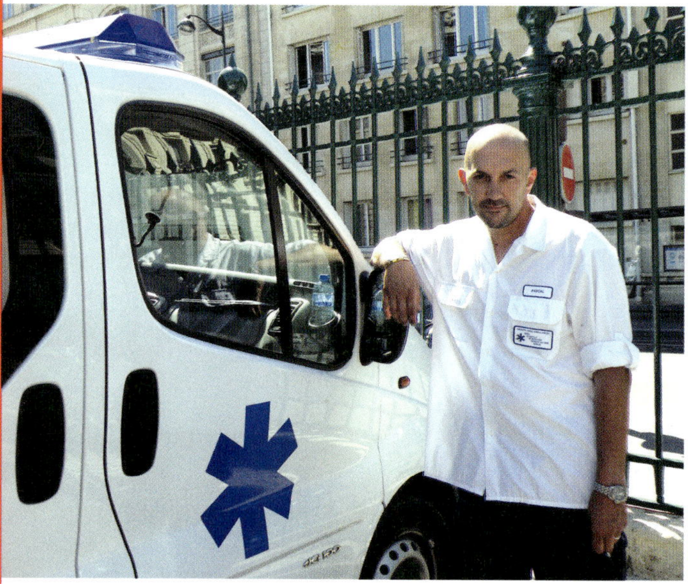

© © FLORIANE POUZOL/ONISEP

SON PROFIL

Diplôme d'État d'ambulancier

Toujours motivé après 14 ans de transport sanitaire

Forme un duo de choc avec son copilote

En véritable as du volant, il sillonne l'Ile-de-France

« IL NE FAUT PAS CHOISIR CE MÉTIER POUR LA SIRÈNE. ON NE S'EN SERT QUE LORSQUE LE PRONOSTIC VITAL EST EN JEU. »

Basée dans l'Oise, la société de transport sanitaire pour laquelle travaille Pascal intervient dans un rayon de 50 km alentour. S'il regrette parfois les routes dégagées de la campagne champenoise où il a débuté, pas question de jouer du gyrophare au moindre ralentissement. *« Il ne faut pas choisir ce métier pour la sirène. L'usage en est réglementé,* précise le chauffeur. *On ne s'en sert que très rarement. Lorsque le pronostic vital est en jeu. »*

À deux, c'est mieux

Depuis le standard de la société, le régulateur prend les appels. Déjà une nouvelle course attend la petite équipe. Comme tous les ambulanciers, Pascal travaille en duo. L'un se concentre sur la conduite pendant que l'autre s'occupe du patient. *« Un renfort indispensable aussi quand il s'agit de porter une personne très corpulente sur plusieurs étages sans ascenseur »*, confie Pascal. Au total, il passe près de 10 heures par jour avec son binôme, dont plus de la moitié dans l'étroit cockpit de l'ambulance... Une chance que les deux hommes s'entendent à merveille.

Entre urgence et attente

« En moyenne, je transporte une dizaine de patients par jour. Mais tout dépend de la distance à parcourir jusqu'à l'hôpital, et de la durée de l'examen médical. » Car, paradoxe du métier : à l'urgence du transport succèdent souvent de longs moments d'inactivité. *« Il m'est arrivé d'attendre un patient pendant 5 heures... Ce n'est vraiment pas une activité pour les hyperactifs qui ne tiennent pas en place ! »*

Des rythmes irréguliers

Autre conséquence de ces délais : un planning fluctuant, jusqu'à 12 heures de travail quotidien. Une vraie contrainte. *« Heureusement, il y a un roulement. Ceux qui se lèvent à l'aube sont de repos les week-ends. »* Quant aux services de nuit, Pascal s'estime plutôt chanceux : sa société comptant une quarantaine de collègues, il n'est de garde que tous les 2 mois. Une fois le dernier patient de la journée déposé à bon port, reste à désinfecter de fond en comble le véhicule selon un protocole d'hygiène très précis. Un ultime contrôle du niveau d'huile et des pneus, et Pascal peut enfin reprendre la route... vers son domicile cette fois. ■

Ambulancier/ère

IL TRANSPORTE LES MALADES ET LES BLESSÉS VERS LES HÔPITAUX, LES CLINIQUES, LES MAISONS DE RETRAITE… UN TRANSFERT QUI DOIT ÊTRE CONFORTABLE, MÊME EN SITUATION D'URGENCE.

Transporter blessés et malades

L'ambulancier installe la personne blessée ou malade sur un brancard, l'assiste et la prend en charge jusqu'à l'hôpital. Au besoin, il pratique les gestes de premiers secours (respiration artificielle, massage cardiaque, etc.). Il accompagne aussi des personnes âgées, handicapées ou à mobilité réduite, des femmes sur le point d'accoucher. Suivant le cas, il conduit des véhicules sanitaires légers (VSL) adaptés au transport en position assise ou de véritables ambulances.

Faut que ça roule !

Il assure également la vérification et le nettoyage du véhicule comme du matériel, la rédaction de la feuille de route, ainsi que des tâches administratives (facturation, encaissement ou établissement de dossiers). Après quelques années de pratique, il peut devenir régulateur et coordonner les courses.

Avoir la santé

Les interventions se déroulent parfois dans des conditions pénibles, voire dramatiques : sang-froid et présence d'esprit sont indispensables. Toujours disponibles, les ambulanciers peuvent être appelés la nuit, le dimanche et les jours fériés. Dans un service d'urgences, ils effectuent une permanence par roulement. La majorité exerce dans des entreprises privées (artisanales ou familiales). Les autres sont employés par le Samu, un hôpital, la Croix-Rouge, etc. Les postes se trouvent surtout en Ile-de-France et dans les grandes villes.

Formation

DE d'ambulancier préparé en 18 semaines chez un transporteur habilité. Accès sur épreuves avec un niveau classe de 3e, un permis de conduire de plus de 3 ans et l'attestation prévention et secours civiques de niveau 1.

Lire p. 88

Préparateur/trice en pharmacie

BRAS DROIT DU PHARMACIEN, IL EST PRÉSENT AU COMPTOIR COMME EN ARRIÈRE-BOUTIQUE. IL DÉLIVRE DES MÉDICAMENTS, GÈRE LES STOCKS ET PRÉPARE POMMADES OU SOLUTIONS.

FORMATION

BP préparateur en pharmacie préparé en 2 ans toujours en apprentissage. Accès aux diplômés niveau bac.

Lire p. 89

Son rayon, les médicaments

Suivant une ordonnance, il traduit les doses prescrites en nombre de boîtes et de flacons, saisit les feuilles d'assurance maladie. Il vérifie qu'il n'y a pas d'erreur dans l'association des médicaments, qu'un traitement destiné à un enfant correspond bien à son âge, etc. Vigilance attendue. Pour tout produit dangereux délivré, il enregistre le nom du médecin et celui du patient. Les clients le sollicitent pour des conseils sur la prise du traitement ou encore pour la parapharmacie.

Un œil sur les stocks

Autre pan de son travail : réceptionner et ranger les commandes. Le préparateur contrôle les livraisons, classe les produits reçus, appelle les fournisseurs pour s'approvisionner. Rigoureux et méthodique, il lui faut aussi de l'endurance en raison d'un travail en station debout toute la journée. Il peut effectuer des gardes le soir, la nuit, le dimanche et les jours fériés.

Être mobile

La plupart des préparateurs travaillent en officine. Ils peuvent se spécialiser en cosmétologie, phytologie, homéopathie, orthopédie, etc. Quelques-uns deviennent préparateurs en pharmacie hospitalière en suivant une formation de niveau bac + 2 en 1 an. Les besoins sont inégaux suivant les régions : ne pas hésiter à bouger pour saisir les opportunités dans les grandes villes.

Manipulateur/trice d'électroradiologie médicale

À LA FOIS TECHNICIEN ET SOIGNANT, IL RÉALISE DES EXAMENS EN IMAGERIE MÉDICALE OU EFFECTUE DES RADIOTHÉRAPIES POUR LE DIAGNOSTIC OU LE TRAITEMENT D'UN CANCER.

FORMATION

DE de manipulateur d'électroradiologie médicale ou DTS en imagerie médicale et radiologie thérapeutique.

Lire pp. 98, 114

Scanner au point

Ce spécialiste des échographies, IRM, scanners prépare les appareils, informe le patient du déroulement de l'examen, passe une lotion sur la zone à examiner ou injecte un produit de contraste pour opacifier un organe. Après l'examen, il édite les images, vérifie leur conformité, procède à leur traitement informatique et les transmet au médecin responsable. En radiothérapie, il met en œuvre le suivi selon des techniques d'irradiation très sophistiquées.

Salarié

Pas d'exercice libéral pour les manipulateurs, salariés au sein des hôpitaux, des cliniques et des centres d'imagerie médicale privés. En milieu hospitalier, ils peuvent intervenir à 3 heures du matin sur un polytraumatisé. Le métier nécessite rigueur et sens des responsabilités, avec des réglages au millimètre près, des dosages et des prescriptions à suivre à la lettre.

Des techniques innovantes

Les progrès très spectaculaires réalisés en imagerie médicale, en médecine nucléaire et en radiothérapie ont bouleversé l'environnement médico-technique du manipulateur. Comme tout professionnel de santé, celui-ci doit aussi intégrer les nouvelles prises en charge des patients, dues notamment à l'allongement de la durée de vie. Des perspectives, en milieu hospitalier comme en centre d'imagerie.

3 QUESTIONS À...

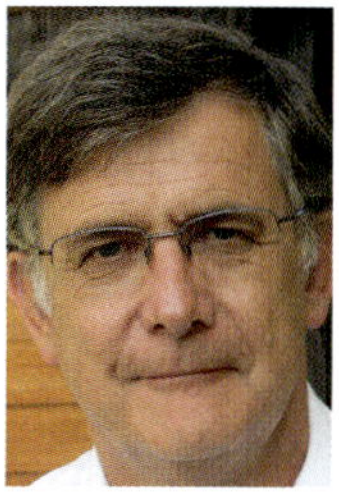

DR

Jean-Maurice Pugin,

ancien manipulateur et responsable communication formation AFPPE[1]

Quelles sont les activités en centre hospitalier ?

En imagerie médicale, en médecine nucléaire et en radiothérapie, le manipulateur d'électroradiologie médicale réalise des investigations ou des traitements pour des patients de tous âges. Il intervient aussi dans les services d'urgences. La plupart des établissements, même de taille moyenne, disposent de plateaux d'imagerie moderne (scanner, IRM, etc.). Le manipulateur y effectue la quasi-totalité des examens sur prescription médicale. Depuis la naissance, voire avant, jusqu'à la personne âgée.

La relation avec le malade a-t-elle changé ?

Plus qu'avant, elle implique une prise en charge psychologique. Aujourd'hui, les méthodes d'imagerie sont de plus en plus performantes et les patients en sont conscients. Ils savent que dans quelques minutes, après leur examen d'IRM, leur vie va peut-être basculer. Par ailleurs, l'appareillage en imagerie comme en radiothérapie est souvent impressionnant : regardez un tunnel d'IRM... Tout ce contexte génère une angoisse chez les patients, que le manipulateur doit prendre en compte. Sachant qu'il ne peut répondre aux questions d'ordre médical. Seul un médecin y est habilité.

Esprit scientifique et sens du contact suffisent-ils ?

Il faut être disponible bien sûr, s'adapter au patient. Le manipulateur doit aussi avoir le goût du travail en équipe et une grande conscience professionnelle, car l'imagerie médicale et la radiothérapie sont potentiellement dangereuses. Par exemple, une erreur de dosage de produits radiopharmaceutiques peut avoir de graves conséquences sur la thyroïde.

1. Association française du personnel paramédical d'électroradiologie.

Technicien/ne en analyses biomédicales

CELLULES DÉFECTUEUSES, ANTICORPS, SUCRE... SES ANALYSES PERMETTRONT DE CONFIRMER UN DIAGNOSTIC OU DE DÉCELER UNE MALADIE.

À la paillasse

Dosages, mesures, colorations... le technicien en analyses biomédicales prépare des réactifs, manipule les échantillons à l'aide de pipettes ou utilise les appareils de mesure électronique. Puis il vérifie et consigne les résultats avant de les transmettre au responsable biologique. Le protocole est très précis, l'hygiène et le secret professionnel rigoureux.

Place aux automates

Au cœur des évolutions technologiques, il entretient et contrôle le bon fonctionnement des appareils. Un matériel de plus en plus sophistiqué en optique, micro-informatique ou robotique. Ses domaines d'intervention varient selon les laboratoires : biochimie, hématologie, immunologie, etc. Pour effectuer les prélèvements, il doit être titulaire d'un certificat de préleveur, inclus dans le DE.

Une situation critique ?

Les techniciens exercent dans les hôpitaux ou les laboratoires « de ville ». En hôpital, leurs horaires sont souvent irréguliers (incluant nuit, dimanches et jours fériés). Dans le privé, la polyvalence est nécessaire : surveillance des préparations, prélèvements, relevé des résultats, et même secrétariat. Avec l'automatisation des équipements, l'emploi est moins favorable. Mais il est possible d'évoluer vers le contrôle qualité, la maintenance et l'instrumentation biomédicales ou l'hygiène hospitalière.

Formation

DE de technicien de laboratoire médical ; BTS analyses de biologie médicale ou autres BTS en bio ; DUT génie biologique option analyses biologiques et biochimiques ; DEUST analyse des milieux biologiques à Corte.

Lire pp. 102, 113, 115, 117

3 QUESTIONS À…

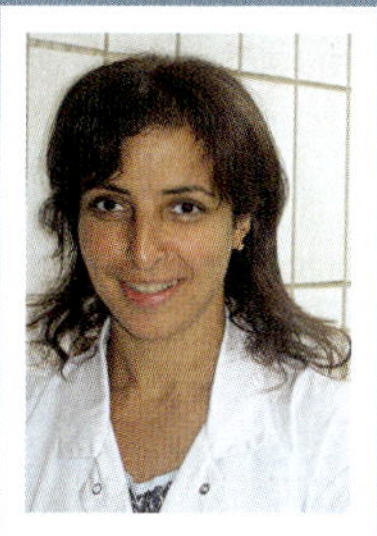

Karima Aliouat,

technicienne en analyses biomédicales à l'hôpital de Bobigny (93)

Qu'est-ce qui vous a donné envie de faire ce métier ?

À l'école, j'aimais faire les travaux pratiques de biologie ou de chimie. J'ai d'abord fait de « l'anapath » (anatomo-pathologie). Cela consiste à analyser les tissus humains (biopsie ou pièces opératoires) pour diagnostic. C'est un travail très manuel où il faut être capable de réaliser des coupes de tissus de quelques microns d'épaisseur afin de les examiner au microscope après coloration. Il faut aimer mesurer, peser, manipuler, utiliser des automates.

Quelle place avez-vous dans la chaîne ?

Au sommet de la hiérarchie, on trouve le cadre du service et le cadre de pôle. Le médecin est responsable des résultats qui sont rendus. Les techniciens sont responsables de la phase préanalytique (prélèvement, enregistrement). Ils vérifient la conformité des prélèvements avec la prescription et la bonne identification des tubes. Par exemple, on doit refuser d'effectuer une analyse sur un tube avec une erreur de nom de patient.

Vos activités se font-elles encore manuellement ?

Même si tout est très automatisé, nous conservons beaucoup de préparations de réactifs et de techniques manuelles. Nous devons regarder le sang des patients au microscope, car les automates ne savent pas reconnaître toutes les cellules. C'est très intéressant, mais cela implique aussi une grande responsabilité. Cependant, il faut savoir que, rendement oblige, dans l'avenir, de grandes chaînes automatisées nous remplaceront. Il y aura de moins en moins de techniciens, mais ils devront être au top pour savoir gérer.

Secrétaire médical/e

AU BOUT DU FIL OU À L'ACCUEIL, IL EST LE PREMIER INTERLOCUTEUR DU PATIENT. AUCUNE PART DE SOINS DANS CE MÉTIER MAIS LA POSSIBILITÉ D'ÉVOLUER DANS UN MILIEU MÉDICAL.

Formation

Bac ST2S ou bac pro gestion administration, suivi d'une formation complémentaire comme le certificat de la Croix-Rouge en 1 an ou les certificats d'écoles privées.

Lire p. 187

50 % de relationnel

Appels téléphoniques, prise de rendez-vous, travaux de saisie, recueil de données, classement des dossiers, gestion courante, il a de multiples tâches de secrétariat. Outre l'orthographe et le vocabulaire médical, il doit connaître la réglementation des soins (organismes d'assurance maladie, mutuelles, etc.). Au-delà, le poste comporte une forte dimension humaine : faire le lien entre les patients et le personnel de soins, savoir écouter et gérer les situations difficiles... Il faut le mot juste pour répondre à l'angoisse ou à l'impatience des patients hospitalisés ou des consultants.

À chaque lieu sa pratique

Cette profession, en majorité féminine, est exercée dans de nombreuses structures de santé : cliniques, hôpitaux, cabinets médicaux ou radiologiques, laboratoires d'analyses médicales, centres de protection maternelle et infantile, maisons de retraite, etc. Avec des responsabilités qui varient en fonction du lieu d'exercice. La fonction publique hospitalière recrute sur concours.

Coordination, organisation, gestion

Avec le développement des nouvelles technologies, le secrétaire médical, également appelé assistant médico-social, a moins de tâches d'exécution et se recentre sur l'information du patient, la coordination, l'organisation et la gestion. Il doit être méthodique et organisé, savoir travailler en équipe, faire preuve d'autonomie, dans le respect rigoureux du secret médical.

Visiteur/euse médical/e

INTERLOCUTEUR DES PROFESSIONNELS DE SANTÉ, IL ASSURE LA PROMOTION DES PRODUITS DU LABORATOIRE PHARMACEUTIQUE QU'IL REPRÉSENTE.

Un commercial à part

Composition, contre-indications ou effets secondaires, le visiteur médical a une connaissance très pointue de ses produits. Il fait en sorte que les médecins, chirurgiens-dentistes, vétérinaires, praticiens hospitaliers ou pharmaciens prescrivent son médicament plutôt qu'un autre. Mais il n'effectue pas de vente directe ; une charte lui interdit même de donner des échantillons. S'il n'est pas un auxiliaire paramédical, son activité s'inscrit dans le Code de la santé.

Sur le feu

En étroite collaboration avec son laboratoire, ce délégué médical suit une formation continue : tolérance, efficacité, posologie de ses produits, etc. Son carnet de rendez-vous est souvent dense. Ses horaires sont irréguliers, car il doit s'adapter aux contraintes horaires des praticiens. En contrepartie, il est autonome et organise son emploi du temps. Il est chargé d'un secteur géographique, avec donc beaucoup de déplacements, et dépend d'un directeur régional.

Un métier qui évolue

Pour exercer, il faut posséder la carte professionnelle délivrée par le CPNVM[1], renouvelable chaque année. En majorité salariés d'un laboratoire, certains visiteurs travaillent dans des sociétés prestataires de services. Parallèlement à la baisse des effectifs, la profession évolue. En plus de l'activité de visite médicale, le visiteur médical peut faire du conseil et de la vente en officine ou de l'information *via* Internet.

1. Comité professionnel national de la visite médicale.

Formation

Une dizaine d'universités préparent à des DU ou à des licences pro (1 an post-bac + 2) ; quatre écoles agréées par le CPNVM[1] préparent au titre de visiteur médical en 1 an après un bac + 2.

Lire p. 188

Les pros du paramédical : combien sont-ils ?

Métier	Nombre	Pourcentage de femmes	Part de professionnels en libéral
Aide-soignant[1]	513 000	90 %	Salariat
Ambulancier	35 000	NC	NC
Audioprothésiste[2]	2 768	45 %	35 %
Auxiliaire de puériculture[3]	60 000	99 %	Salariat
Chiropraticien[4]	600	41 %	NC
Diététicien[2]	8 525	95 %	28 %
Ergothérapeute[2]	8 539	82 %	7 %
Infirmier[2]	595 594	87 %	16 %
Manipulateur ERM[2]	31 242	72 %	Salariat
Masseur-kiné[2]	77 778	49 %	79 %
Opticien-lunetier[2]	27 340	52 %	29 %
Orthophoniste[2]	21 902	93 %	81 %
Orthoprothésiste[5]	763	28 %	14 %
Orthoptiste[2]	3 826	90 %	69 %
Ostéopathe[6]	10 730	NC	NC
Podo-orthésiste[7]	500	NC	41 %
Pédicure-podologue[2]	12 430	67 %	98 %
Préparateur en pharmacie[8]	63 000	90 %	Salariat
Psychomotricien[2]	8 891	88 %	15 %
Puériculteur[2]	17 568	99 %	4 %
Visiteur médical[9]	16 043	77 %	Salariat

NC : non communiqué.
1. *Portraits statistiques*, Dares, ministère du Travail, 2009.
2. *Les professions de santé au 1er janvier 2013*, Drees, ministère de la Santé, août 2013.
3. www.infirmiers.com.
4. Association française de chiropratique.
5. Effectifs en métropole + outre-mer.
6. Nombre d'ostéopathes exclusifs. Registre des ostéopathes de France, 2013.
7. Union des podo-orthésistes de France, 2013.
8. CFPP (Centre de formation professionnelle de la pharmacie).
9. LEEM (Les Entreprises du médicament).

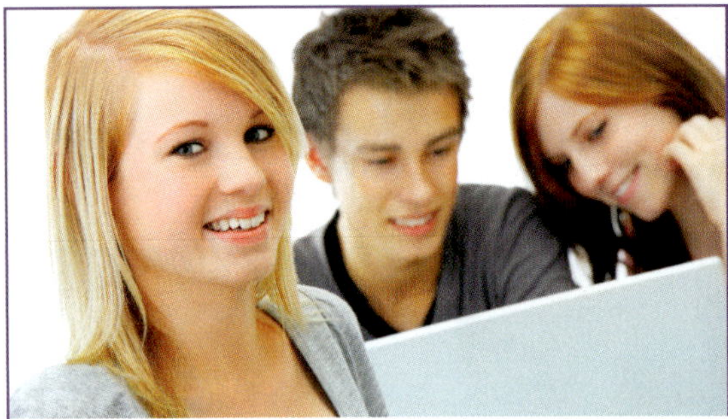

ÉTUDES

Honneur aux scientifiques ?

De fait. Les concours d'entrée aux formations paramédicales portent souvent sur les programmes de biologie, de physique, de chimie ou de maths de 1re et de terminale S. Excepté ceux d'orthophoniste ou d'infirmier, qui ne comprennent pas d'épreuves de sciences. Ce qui ne signifie pas qu'il n'y a pas de matières scientifiques dans ces cursus. Au contraire, les matières médicales tendent à se densifier en lien avec la plus grande responsabilité dans les soins. Reste que, dans tous ces métiers, la dimension psychologique et humaine côtoie la pratique de santé.

Un métier, plusieurs formations ?

Non. Pour la plupart des métiers du paramédical, un diplôme spécifique est obligatoire pour exercer : en priorité des diplômes d'État et des certificats de capacité, préparés en 3 à 5 ans d'études très pratiques, dans des écoles spécialisées ou à l'université. La sélection y est forte. Revers de la médaille : une fois engagé, il est parfois difficile de changer de branche. Deux exceptions au « parcours unique » : les métiers de technicien de labo ou de diététicien accessibles *via* plusieurs formations. Ou encore ceux de secrétaire ou de visiteur médical.

École spécialisée, la seule voie ?

Pas seulement. Quelques métiers plus techniques (appareillage, analyses et diététique) requièrent un BTS ou un DUT. Accessibles sur dossier, entretien de motivation, voire tests, ces diplômes sont préparés dans des lycées ou des écoles pour l'un, à l'université pour l'autre. Entre stages, travaux dirigés en atelier et cours théoriques, les emplois du temps sont chargés et ces 2 ou 3 années de formation sont tout autant exigeantes que les cursus réglementés. À terme, ces diplômes devraient rejoindre « la santé » et deviendraient donc des diplômes d'État (DE).

LES POINTS CLÉS

Le bac, indispensable ?

Pas toujours. Aide-soignant, auxiliaire de puériculture, préparateur en pharmacie... autant de cursus en 1 an, voire moins, accessibles aux non-bacheliers. Dans les faits, plus de la moitié des admis dans ces formations ont au moins un niveau bac. Des conditions d'âge sont requises : 17 ans pour aide-soignant, 18 ans pour assistant dentaire. Ainsi que le permis avec 3 ans de pratique pour ambulancier. Les avantages : bénéficier d'un accès parfois plus facile et rentrer plus rapidement dans le monde du travail. La limite : les évolutions de carrière et les poursuites d'études sont moindres.

Une prépa incontournable ?

Un constat : une minorité de candidats (de 1 à 28 % selon les concours) intègre une école paramédicale directement après le bac. Cause ou conséquence, le passage par une préparation devient de plus en plus indispensable. Surtout si vous n'avez pas suivi un cursus scientifique. En IFMK (institut de formation en masso-kinésithérapie), par exemple, près de 90 % des étudiants nouvellement inscrits en 2011 sont passés par une PACES ou une préparation au concours. Stages courts intensifs ou en 1 an, en lycée, à l'université ou en établissement privé... à vous de voir la formule qui vous convient le mieux. Les coûts sont parfois élevés (jusqu'à 5 000 €).

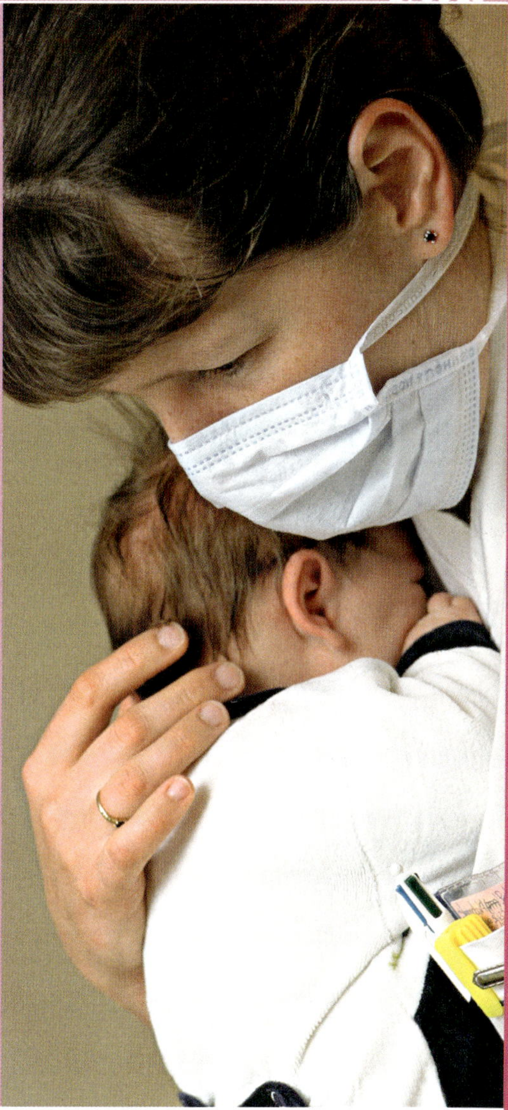

© Phovoir

PASSER PAR UN DIPLÔME D'ÉTAT OU UN BTS ? LE BAC S COMME SEUL SÉSAME ? DES FORMATIONS POST-BAC UNIQUEMENT ? UNE ANNÉE DE PRÉPARATION OU PAS ? POINTS DE REPÈRE.

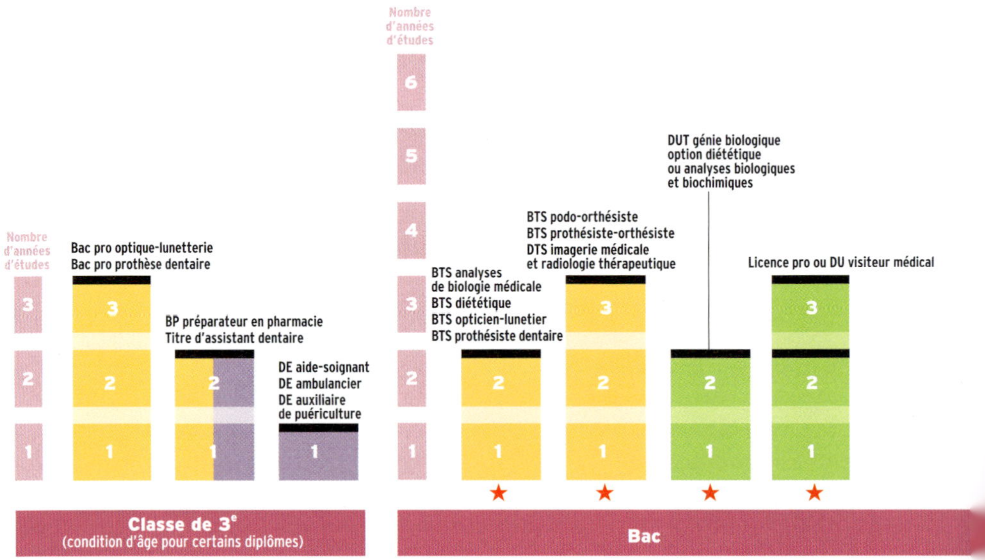
Nombre d'années d'études
3
2
1
Bac pro optique-lunetterie
Bac pro prothèse dentaire
BP préparateur en pharmacie
Titre d'assistant dentaire
DE aide-soignant
DE ambulancier
DE auxiliaire
de puériculture
Classe de 3e
(condition d'âge pour certains diplômes)
Nombre d'années d'études
6
5
4
BTS analyses
de biologie médicale
BTS diététique
BTS opticien-lunetier
BTS prothésiste dentaire
BTS podo-orthésiste
BTS prothésiste-orthésiste
DTS imagerie médicale
et radiologie thérapeutique
DUT génie biologique
option diététique
ou analyses biologiques
et biochimiques
Licence pro ou DU visiteur médical
Bac

SCHÉMA DES ÉTUDES

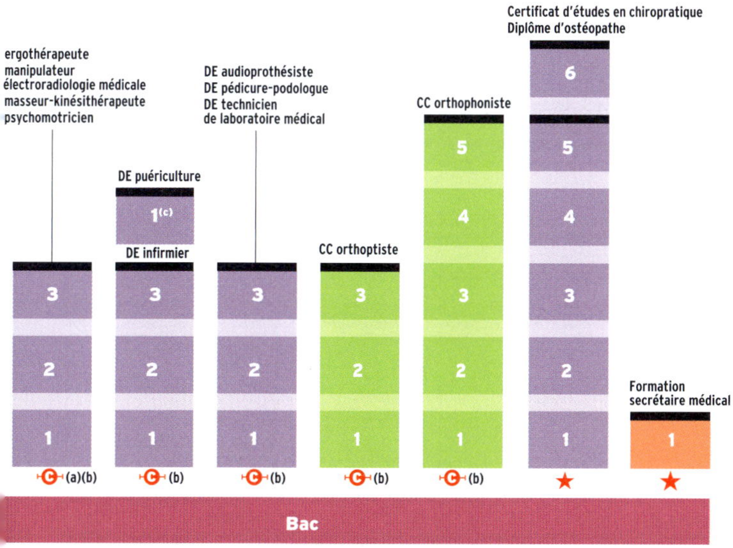

LÉGENDE

Lycée/CFA

Université

École paramédicale

Formation complémentaire post-bac

Diplôme

Accès sur concours d'entrée

Accès sur dossier, test et entretien

(a) Le passage par la PACES est nécessaire pour intégrer certaines écoles.
(b) L'année préparatoire au concours est recommandée, mais non obligatoire.
(c) Cette formation en 1 an n'est accessible qu'aux titulaires du DE d'infirmier ou de sage-femme.

LEXIQUE

BP : brevet professionnel

BTS : brevet de technicien supérieur

CC : certificat de capacité

CFA : centre de formation d'apprentis

DE : diplôme d'État

DEUST : diplôme d'études universitaires scientifiques et techniques

DTS : diplôme de technicien supérieur

DU : diplôme d'université

DUT : diplôme universitaire de technologie

PACES : 1re année commune aux études de santé

Métier	Diplôme	Durée de la formation	Niveau de reconnaissance	Sélection
Aide-soignant	DE d'aide-soignant **p. 86**	1 an	CAP	- Avoir 17 ans - Épreuves (écrit + oral)
Ambulancier	DE d'ambulancier **p. 88**	18 semaines	CAP	- Pas de diplôme requis - Permis B - Attestation de formation aux gestes et soins d'urgence
Assistant dentaire	Titre d'assistant dentaire **p. 88**	18 mois	Bac	- Avoir 18 ans - Être titulaire du DNB, bac recommandé
Audioprothésiste	DE d'audioprothésiste **p. 96**	3 ans	Bac + 2*	Concours d'entrée
Auxiliaire de puériculture	DE d'auxiliaire de puériculture **p. 87**	1 an	CAP	- Avoir 17 ans - Épreuves
Chiropraticien	Certificat d'études en chiropratique **p. 102**	6 ans		Entretien
Diététicien	BTS diététique **p. 113** DUT génie biologique, option diététique **p. 115**	2 ans	Bac + 2	Dossier et entretien
Ergothérapeute	DE d'ergothérapeute **p. 96**	3 ans	Bac + 3	Selon l'institut : - concours d'entrée - 1re année commune aux études de santé
Infirmier	DE d'infirmier **p. 97**	3 ans	Bac + 3	Examen d'entrée
Manipulateur d'électroradiologie médicale	DE de manipulateur d'électroradiologie médicale **p. 98**	3 ans	Bac + 3	Selon l'institut : - concours d'entrée - 1re année commune aux études de santé - L1 sciences, technologies, santé parcours biologie, informatique ou physique
	DTS imagerie médicale et radiologie thérapeutique **p. 114**			Dossier, voire entretien
Masseur-kinésithérapeute	DE de masseur-kinésithérapeute **p. 99**	3 ans	Bac + 3* (réforme en cours)	Selon l'institut de formation : - concours d'entrée - 1re année commune aux études de santé - L1 STAPS - L1 sciences de la vie ou sciences, technologies, santé parcours biologie, SVT ou chimie-biologie - L1 biologie
Opticien-lunetier	BTS opticien-lunetier **p. 110**	2 ans	Bac + 2	Dossier et entretien
Orthophoniste	Certificat de capacité d'orthophoniste **p. 104**	5 ans	Bac + 5	Concours d'entrée
Orthoprothésiste	BTS prothésiste-orthésiste **p. 112**	3 ans	Bac + 2	Dossier, voire entretien

PANORAMA DES FORMATIONS

Métier	Diplôme	Durée de la formation	Niveau de reconnaissance	Sélection
Orthoptiste	Certificat de capacité d'orthoptiste **p. 105**	3 ans	Bac + 2*	Concours d'entrée
Ostéopathe	Diplôme d'ostéopathe **p. 103**	5, voire 6 ans	Bac + 5 Écoles inscrites au RNCP	Dossier et entretien
Pédicure-podologue	DE de pédicure-podologue **p. 101**	3 ans	Bac + 3	Concours d'entrée
Podo-orthésiste	BTS podo-orthésiste **p. 111**	3 ans	Bac + 2	Dossier, voire entretien
Préparateur en pharmacie	BP de préparateur en pharmacie **p. 89**	2 ans	Bac	Dossier, éventuellement tests
Prothésiste dentaire	Bac pro prothèse dentaire **p. 90**	3 ans	Bac	Dossier
	Suivi d'un BTM, voire d'un BTMS pour les postes à responsabilité **p. 90**	1 et 2 ans respectivement	Bac Bac + 2	
	BTS prothésiste dentaire **p. 112**	2 ans	Bac + 2	Dossier
Psychomotricien	DE de psychomotricien **p. 100**	3 ans	Bac + 2*	Selon l'institut : - concours d'entrée - 1re année commune aux études de santé
Puériculteur	DE de puériculture **p. 101**	1 an	Bac + 3*	Concours réservé aux titulaires de DE d'infirmier ou de sage-femme
Secrétaire médical	Bac ST2S suivi d'un certificat de la Croix-Rouge, d'un certificat d'école privée ou formation Cned	1 an	Bac	
Technicien en analyses médicales	DE de technicien de laboratoire médical **p. 102**	3 ans	Bac + 2*	Concours d'entrée
	BTS analyses de biologie médicale **p. 113**	2 ans		Dossier et entretien
	DUT génie biologique option analyses biochimiques et biologiques **p. 115**	2 ans		Dossier et entretien
Visiteur médical	Titre de visiteur médical *via* DU, licence pro ou certificat d'école	1 an après un bac + 2	Bac + 3	

* Le niveau de reconnaissance de ces diplômes est amené à évoluer avec l'intégration progressive des diplômes paramédicaux dans le système LMD *(lire p. 119)*.

Après la 3e

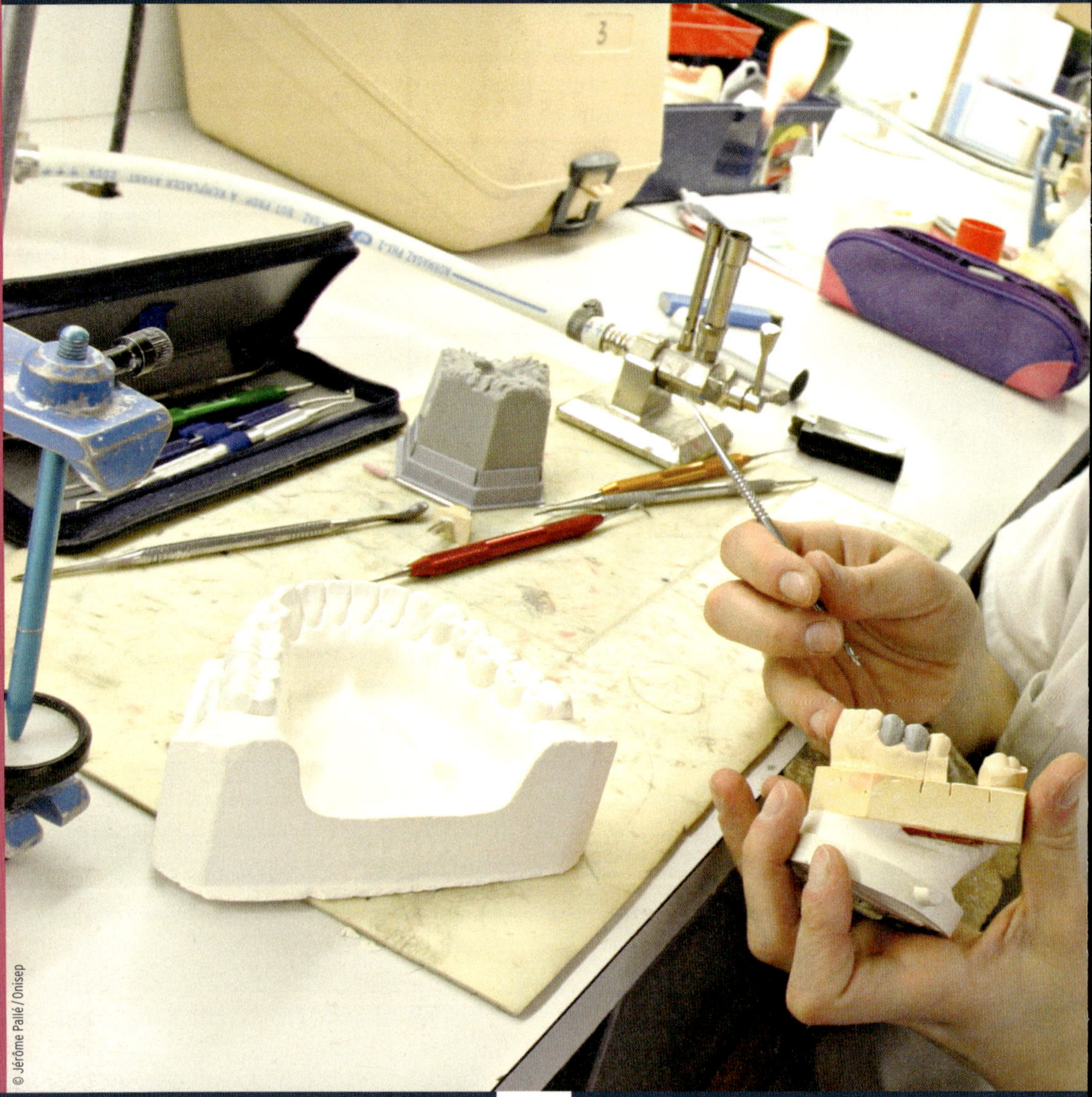

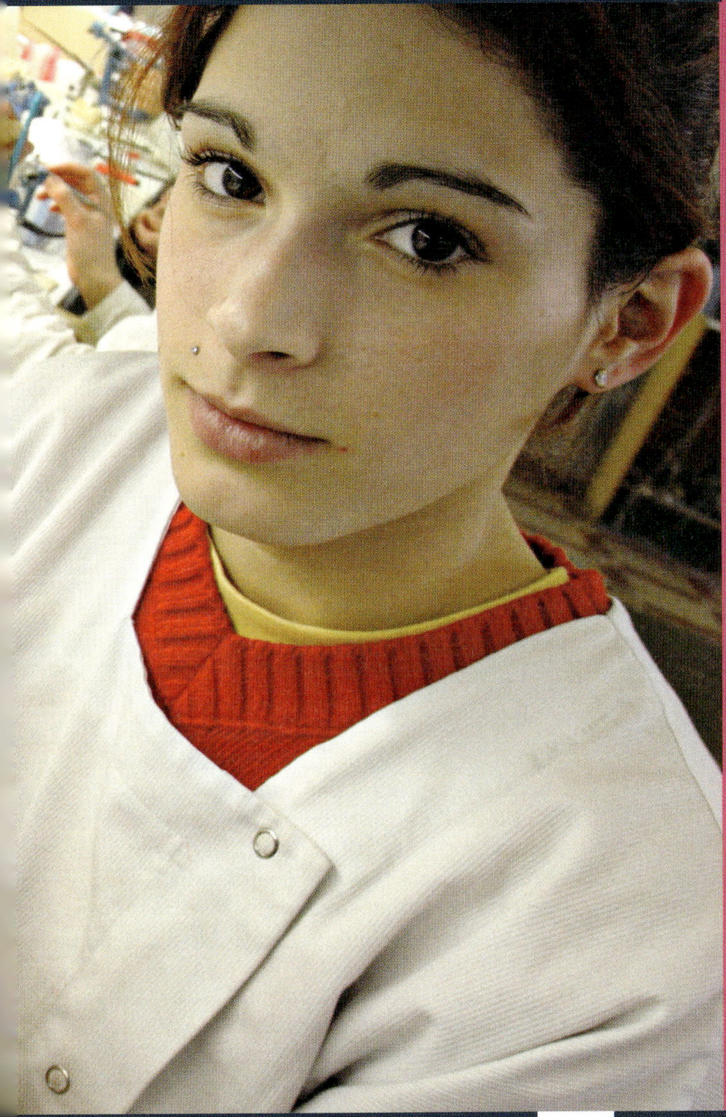

DES POSSIBILITÉS SANS LE BAC

ENVIE DE VOUS INTÉGRER RAPIDEMENT SUR LE MARCHÉ DU TRAVAIL ? QUELQUES DIPLÔMES PARAMÉDICAUX ET AUTOUR DE LA SANTÉ PERMETTENT D'ENTAMER SA CARRIÈRE AU PLUS TÔT. ALTERNATIVES AUX NOMBREUSES FORMATIONS POST-BAC, CES FILIÈRES SONT PROPOSÉES APRÈS LA 3E (EN THÉORIE). 1 À 3 ANS D'ÉTUDES TRÈS PROFESSIONNELLES. ET LA PORTE RESTE ENTROUVERTE VERS UNE POURSUITE D'ÉTUDES.

Du CAP au bac + 2

Trouver sa place dans le paramédical sans suivre d'études supérieures ? Plusieurs diplômes d'État, brevets et titres professionnels existent pour les non-bacheliers. Pour chaque métier, le diplôme correspondant est obligatoire pour exercer.

Des DE sélectifs

Au niveau CAP, trois diplômes d'État (DE) préparent à un métier autour de la santé : aide-soignant, auxiliaire de puériculture et ambulancier. Les deux premiers sont très proches, parfois enseignés dans les mêmes écoles, et la passerelle se fait simplement. La formation est courte (1 an) et sélective, avec un accès sur concours.

Le plus souvent, ce dernier a lieu en avril ou en octobre. Mais les dates varient d'un établissement à l'autre. Dans certaines écoles, il faut s'inscrire au concours entre septembre et novembre pour passer l'écrit en janvier et l'oral en avril, pour enfin commencer les cours au mois de septembre suivant. Il y a également un concours pour le DE d'ambulancier ; détenir le permis de conduire est obligatoire pour s'y présenter.

Un BP en alternance

Le brevet professionnel (BP) préparateur en pharmacie se fait en apprentissage. Le jeune suit des cours dans un centre de formation d'apprentis (CFA) tout en étant salarié dans une officine. Il faut donc bien choisir le pharmacien auprès de qui l'on apprendra le métier, pendant 2 ans. Cette formule facilite le financement des études puisque l'apprenti perçoit une rémunération.

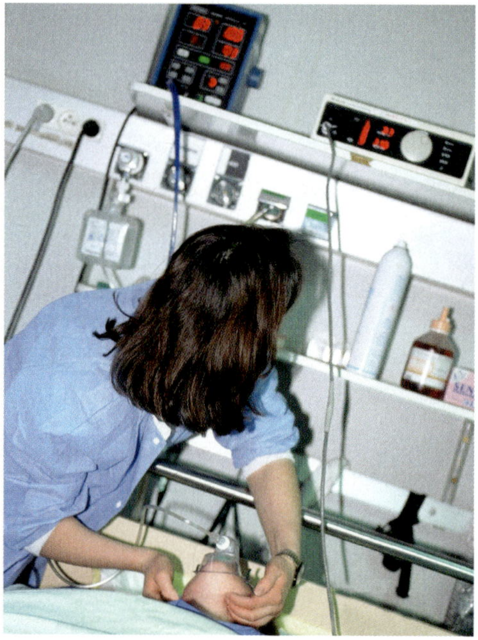

© Phovoir

Deux bacs pro

Le bac pro prothèse dentaire et le bac pro optique-lunetterie se préparent en 3 ans après la classe de 3e. Objectif : découvrir un métier et acquérir des compétences et des techniques spécifiques. Les enseignements généraux (maths, français, etc.) représentent la moitié des cours. Avec 35 heures par semaine, le rythme est dense. Atout majeur : les nombreux stages au programme. Le but est l'insertion directe sur le marché du travail, mais les diplômés peuvent envisager une poursuite d'études dans la même branche.

D'autres diplômes

Après le bac pro prothèse dentaire, les chambres de métiers et de l'artisanat proposent le brevet technique des métiers (BTM) et le brevet technique des métiers supérieur (BTMS) prothésiste dentaire qui mènent à des postes d'encadrant. La poursuite d'études permet aussi d'accéder au nouveau BTS prothésiste-dentaire (*lire p. 112*).

Pour entrer dans la filière orthoprothésiste, deux diplômes *infra*-bac existent, mais sont peu répandus. Il s'agit du certificat d'aptitude professionnelle (CAP) orthoprothésiste, qui peut être complété par un diplôme de technicien (DT) prothésiste-orthésiste, et le BTS prothésiste-orthésiste. Le métier de podo-orthésiste est accessible par le CAP podo-orthésiste puis par le DT podo-orthésiste. Le titre d'assistant dentaire s'obtient en 18 mois, en alternance, auprès d'un chirurgien-dentiste.

Priorité aux candidats qualifiés

A priori, toutes ces formations sont accessibles sans condition de diplôme. Mais, de plus en plus souvent, les candidats ont un niveau CAP, voire le bac. Cela est vrai pour intégrer les formations aux DE mais aussi pour le BP, l'entrée étant sélective. Les établissements ont en général une préférence pour les bacheliers S, ST2S et STL. Des prépas proposent des remises à niveau mais à des prix souvent élevés (*lire p. 106*).

Économiser et mettre la blouse

Le point commun à toutes ces formations est l'importance donnée à la pratique : nombreux stages, mises en situation et travaux pratiques (TP). La plupart de ces diplômes sont également accessibles en apprentissage. Une formule qui permet de financer des frais de scolarité parfois élevés (jusqu'à 7 000 €). De plus, les élèves ont souvent droit à des subventions : des bourses d'études ou des aides du conseil régional par exemple. ■

Les effectifs des DE sans le bac

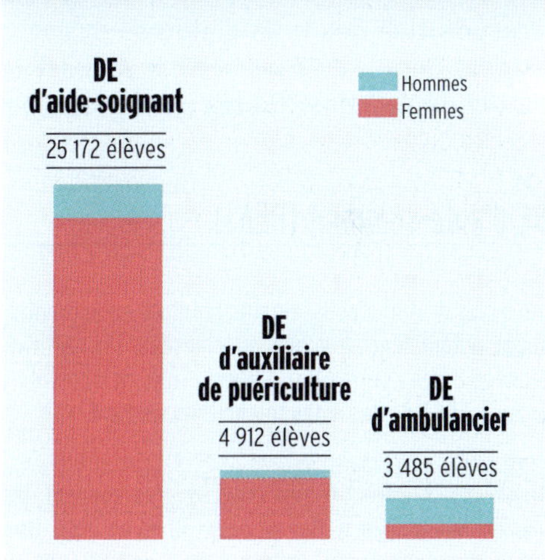

Source : Drees, ministère de la Santé, 2013.

INFOS +

Services à la personne : le bac pro ASSP

Le bac pro accompagnement, soins et services à la personne (ASSP) se prépare en 3 ans, dont 22 semaines de stage. Deux options possibles : à domicile (pour travailler en logement privé) ou en structure (pour les établissements sanitaires ou médico-sociaux). Des passerelles entre les deux sont prévues : il faut pour cela repasser des épreuves et suivre un stage adapté.
Le bac pro ASSP débouche sur différents métiers, comme gestionnaire de service d'aide à domicile, accompagnant de personnes en situation de handicap ou de dépendance, ou accueillant familial. Avec un très bon dossier, accès possible en BTS services et prestations des secteurs sanitaire et social.

LES SOINS ET L'ASSISTANCE

Présentation des trois diplômes d'État, du titre et du brevet professionnels du paramédical, accessibles après la 3e. Les formations durent de 1 à 2 ans. Toutes sont proposées en apprentissage.

DE d'aide-soignant (DEAS)

Où ?

Dans plus de 480 établissements (dont 40 en apprentissage), notamment en écoles spécialisées, souvent rattachées à des centres hospitaliers. Frais de scolarité : jusqu'à 7 000 € ; des aides financières existent.

Pour qui ?

Aucun diplôme n'est requis mais, le plus souvent, les inscrits ont un niveau bac et plus (50 % en 2011). Une condition : avoir 17 ans. Le concours a lieu en avril ou en octobre, mais les dates varient d'un établissement à l'autre. Certains instituts de formation l'organisent en commun. Sélection sur épreuves écrites (français, maths et biologie) et un oral (exposé sur un thème d'actualité et discussion sur la connaissance du métier). Les CAP et les anciens BEP du secteur sanitaire et social ou les diplômes niveau bac dispensent de passer la totalité ou une partie des épreuves d'admissibilité.

Quel programme ?

10 mois de formation denses avec 35 heures de cours théoriques pendant 17 semaines. Les cours magistraux, les travaux dirigés, les travaux de groupe et les séances d'apprentissages pratiques et gestuels portent sur huit modules (dont six en commun avec les auxiliaires de puériculture) : accompagnement d'une personne dans les activités de la vie quotidienne ; soins ; état clinique d'une personne ; relation-communication ; ergonomie ; hygiène des locaux hospitaliers ; transmission des informations ; organisation du travail.

Six stages, étalés sur 24 semaines, se déroulent dans des structures sanitaires, sociales ou médico-sociales : deux stages en court séjour, en service de médecine et de chirurgie ; souvent deux stages consacrés à la gériatrie et à la psychiatrie ; un stage en dehors de l'hôpital (soins à domicile, par exemple) ; un dernier stage optionnel, choisi selon le projet de l'étudiant.

Et après ?

Après 3 années d'expérience, on peut accéder à un examen particulier et bénéficier de dispenses pour certaines unités d'enseignement du DE d'infirmier.

TÉMOIGNAGE

Prévoir l'organisation

Lors du concours, quand vient l'entretien de motivation, on essaie de savoir ce que le candidat connaît du métier d'aide-soignant mais également ce qu'il sait du DE. On l'interroge sur l'organisation qu'il compte mettre en place : quel logement, quel financement, quel moyen de transport ? La formation a un coût et les stages ne sont pas rémunérés. De plus, il faut parfois faire 50 kilomètres pour s'y rendre. Les abandons ne sont pas rares, à cause de ces contraintes, mal anticipées. Régulièrement, un ou deux élèves par promotion s'arrêtent en cours d'année pour des raisons familiales ou financières. Il faut donc y penser avant.

Carine Petit, formatrice d'aides-soignants au Centre hospitalier de Meaux (77)

DE d'auxiliaire de puériculture (DEAP)

Où ?

Dans une centaine d'établissements (dont une trentaine en apprentissage). Frais de scolarité : jusqu'à 7 000 €.

Pour qui ?

Aucun diplôme n'est requis mais, le plus souvent, les inscrits ont un niveau bac et plus (69 % en 2011). Une condition : avoir 17 ans. Le plus souvent, le concours a lieu en avril ou en octobre, mais les dates varient d'un établissement à l'autre. Les épreuves écrites d'admissibilité se déroulent en trois parties : une explication de texte de culture générale ; des questions à réponses courtes en biologie humaine ; des opérations numériques et des exercices de conversion. L'admission comporte un exposé à partir d'un thème et une discussion avec le jury.

Quel programme ?

Pour obtenir le DEAP, 1 an est nécessaire. La formation comporte 17 semaines de cours théoriques organisés en huit modules, dont six en commun avec les aides-soignants : état clinique ; ergonomie ; relation-communication ; hygiène des locaux hospitaliers ; transmission des informations ; organisation du travail. Deux autres sont spécifiques à l'enfant sain (conception, développement, croissance) et à l'enfant malade (pathologie, handicap, fin de vie).

Six stages cliniques, étalés sur 24 semaines, en structures sanitaires, sociales, médico-sociales, ou en maternités, pour connaître les différents aspects de la profession.

Et après ?

Après 3 années d'expérience, on peut accéder à un examen particulier et bénéficier de dispenses pour certaines unités d'enseignement du DE d'infirmier. ■

AIDE AU CHOIX

Puériculteur ou auxiliaire de puériculture ?

Les deux professions se pratiquent dans les mêmes structures (hôpital, crèche ou centre de protection maternelle et infantile) mais il ne faut pas les confondre. Ce sont des métiers bien distincts, et les études qui y mènent aussi.

L'auxiliaire de puériculture s'occupe, au quotidien, des enfants : repas, hygiène, activités d'éveil, etc. Pour exercer ce métier, il faut obtenir le DE d'auxiliaire de puériculture (DEAP), après 1 an de formation, sans diplôme préalable, en théorie (*lire ci-contre*).

Les puériculteurs ont un DE de puériculture. La formation dure 1 an mais elle n'est accessible qu'après un DE d'infirmier, qui nécessite 3 ans d'études, ou un DE de sage-femme, qui s'obtient après 5 ans d'études post-bac. Pour être puériculteur, il faut donc être prêt à faire au moins 4 ans d'études. Le travail est axé sur l'aspect médical de la prise en charge des enfants. La fonction de manager et de formateur et les tâches administratives prennent le pas sur le travail auprès des enfants. Le puériculteur peut aussi devenir directeur de structure, de crèche par exemple (*lire p. 101*).

DE d'ambulancier (DEA)

Où ?

Dans 60 établissements (dont 14 en apprentissage). Les sessions de cours commencent en janvier et/ou en septembre. Frais de scolarité : jusqu'à 5 000 €.

Pour qui ?

Formation accessible avec un niveau 3e mais, le plus souvent, les inscrits ont un niveau bac et plus (60 % en 2011). Sont requis : le permis de conduire B obtenu depuis au moins 3 ans et l'attestation préfectorale d'aptitude à la conduite d'ambulance ; un certificat médical de non-contre-indications, un certificat de vaccinations, l'attestation de formation aux gestes et soins d'urgence de niveau 1. Accès sur épreuve écrite (sauf pour les candidats de niveau bac et les titulaires d'un diplôme du secteur sanitaire et social) et stage de 140 heures, puis sur un oral.

Quel programme ?

La formation dure 18 semaines. 13 semaines de modules théoriques sont consacrées à l'appréciation de l'état clinique du patient, la prévention et le respect des règles d'hygiène, les techniques de manutention et d'installation, la communication adaptée au patient, la sécurité du transport sanitaire, etc. D'autres formules existent également : le temps partiel, les cours du soir ou l'alternance. 5 semaines de stage en établissement de santé ou en entreprise de transport sanitaire.

Et après ?

Les ambulanciers de la fonction publique hospitalière (FPH) peuvent suivre une formation complémentaire destinée à l'emploi des conducteurs ambulanciers du Smur (Service mobile d'urgence et de réanimation). ■

Titre d'assistant dentaire

Où ?

La formation est dispensée par quatre centres de formation habilités par la Commission paritaire nationale de l'emploi (CPNE) des cabinets dentaires. Elle s'effectue dans le cadre d'un contrat de professionnalisation, donnant droit au statut de salarié et à une rémunération fonction de l'âge. Pour trouver un employeur, il faut contacter la Commission nationale de qualification des assistants en odonto-stomatologie (CNQAOS), qui délivre le titre et dispose d'un service mettant en relation les personnes en recherche d'emploi et les maisons dentaires présentes dans certains départements.

Pour qui ?

Il faut avoir au minimum 18 ans. La formation est ouverte aux titulaires du diplôme national du brevet (DNB), d'un CAP ou de l'ancien BEP carrières sanitaires et sociales. Cependant, un diplôme de niveau bac est recommandé. Les titulaires de la qualification d'aide dentaire peuvent également y prétendre.

Quel programme ?

Le titre d'assistant dentaire se prépare en 18 mois, en parallèle d'un emploi dans un cabinet dentaire.
La formation théorique (336 heures à raison de 1 jour par semaine) comporte un volet technique et un volet administratif : bases d'immunologie et des pathologies dentaires, stérilisation des instruments, radiologie, organisation de l'emploi du temps, gestion des stocks et rôle de l'assistant au fauteuil. L'autre partie de la formation se passe auprès de l'employeur, en cabinet.

Et après ?

Possibilité de préparer une mention complémentaire d'orthopédie dentofaciale en 100 heures. Plus proche de la chirurgie dentaire. ■

BP préparateur en pharmacie

Où ?

Dans environ 80 établissements, uniquement en apprentissage. L'élève suit les enseignements théoriques en centre de formation d'apprentis (CFA) et il est salarié en entreprise. Début des cours : en septembre. L'idéal est de penser à son inscription dès le mois de février et de trouver un employeur avant juin. Le salaire permet de financer sa formation. La rémunération est calculée en pourcentage du Smic et en fonction de l'âge.

Pour qui ?

La formation est accessible aux diplômés de niveau bac et aux titulaires de l'ancien BEP carrières sanitaires et sociales. La plupart des établissements privilégient les bacheliers. Certains CFA font passer des tests d'évaluation : connaissances générales, logique, concentration et qualités personnelles.

Quel programme ?

Le BP préparateur en pharmacie se prépare en 2 ans en apprentissage. Les enseignements scientifiques (chimie, biologie, microbiologie, immunologie, botanique, biochimie, anatomie, pharmacologie et législation pharmaceutique) et techniques (comme la gestion) occupent une part majeure. À la paillasse, les préparations et l'identification des produits sont étudiées.

L'élève apprend à analyser une ordonnance, notamment pour vérifier la conformité réglementaire de la prescription. Autres aspects : le contrôle de la qualité des matières premières et du produit préparé, l'exécution des différentes opérations constituant une préparation, l'organisation de la commande, etc. Pendant les 2 ans, il perfectionne sa pratique auprès d'un employeur.

Et après ?

Possibilité d'évoluer en préparant, en 1 an, le diplôme complémentaire de préparateur en pharmacie hospitalière de niveau bac + 2, pour exercer dans le secteur hospitalier et le Service de santé des armées. ■

À SAVOIR…

La VAE : valoriser vos compétences

Grâce à des connaissances et des compétences développées lors d'une expérience salariée ou bénévole, on peut obtenir tout ou partie d'un diplôme, d'un titre ou d'une certification. Il est également possible d'intégrer un cursus sans avoir le diplôme normalement exigé. C'est la validation des acquis de l'expérience (VAE). Il faut justifier de 3 années au minimum d'activité présentant un lien direct avec le diplôme visé. Le candidat dépose deux livrets détaillant ses expériences. Les savoirs sont ensuite validés par un jury. La démarche dure, en moyenne, de 6 mois à 1 an. Le dispositif concerne la plupart des professions paramédicales. Tout le monde peut bénéficier de ce système (salarié en CDI ou CDD, intérimaire, agent de la fonction publique, demandeur d'emploi, bénévole), mais c'est à chacun de faire la démarche.

L'APPAREILLAGE

Prothésiste dentaire, opticien-lunetier, orthoprothésiste ou podo-orthésiste, différents degrés de qualification existent. Les diplômes présentés ici constituent des points d'entrée dans la filière.

Bac pro prothèse dentaire

Où ?

Dans 45 établissements (dont 23 en apprentissage), lycées et CFA principalement.

Pour qui ?

Accès après la 3e. Face à une forte demande, certains lycées organisent une sélection, notamment sur dossier.

Quel programme ?

3 ans de formation. Pendant les 35 heures de cours hebdomadaires, outre les enseignements généraux (maths, sciences, français, anglais, EPS, etc.), l'élève étudie l'anatomie, le dessin morphologique, la technologie professionnelle, l'hygiène et la réglementation appliquées au laboratoire. Cette formation, récente, prend en compte les évolutions du métier, notamment la place croissante de l'informatique, avec la fabrication assistée par ordinateur (FAO). 22 semaines de stage obligatoires réparties sur les 3 ans : 6 semaines en 2de, 8 semaines en 1re et 8 semaines en terminale.

Et après ?

Insertion le plus souvent ou poursuite en BTM puis BTMS prothésiste dentaire. Avec un bon dossier, accès également au BTS prothésiste dentaire (*lire p. 112*). ■

« TÉMOIGNAGE

Être manuel

Le métier est mal connu et le bac pro en pâtit. Pour devenir prothésiste dentaire, il faut être adroit, attentif et patient. Il n'est pas rare que l'on reste longtemps assis à la même place lorsque l'on fabrique une prothèse. Mais surtout, il faut être manuel. D'ailleurs, nos élèves trouvent souvent qu'il y a trop d'enseignement général. Ce qu'ils préfèrent, ce sont les travaux pratiques. Ils apprécient aussi les stages en entreprise. Pour les plus motivés, un stage réussi est la meilleure garantie de trouver du travail, car les employeurs veulent recruter quelqu'un d'opérationnel assez vite. »

Jacques Berthon, conseiller d'enseignement technologique et prothésiste dentaire

À SAVOIR...

BTM et BTMS prothésiste dentaire

- Diplôme des chambres de métiers et de l'artisanat reconnu au niveau bac, le brevet technique des métiers (BTM) prothésiste dentaire se prépare en 1 an en alternance après le bac pro prothèse dentaire ; en 2 ans après 3 années d'expérience du métier ; en 3 ans après un bac général. Le but : former des collaborateurs de chefs d'entreprise.
Au programme : les savoir-faire pratiques et technologiques dans la production de prothèses, l'organisation du travail et la gestion des coûts de fabrication.
- Le brevet technique des métiers supérieur (BTMS) prothésiste dentaire, en 2 ans, approfondit le BTM. Reconnu à bac + 2, ce diplôme permet d'occuper des postes d'enseignant, de chef de laboratoire ou de chef d'entreprise.

Bac pro optique-lunetterie

Où ?

Dans plus d'une quarantaine d'établissements (dont 13 en apprentissage), des lycées principalement. La formation peut se faire en apprentissage.

Pour qui ?

Accès après la 3e. Habileté manuelle, patience et rigueur préférables. Mieux vaut aussi avoir des capacités scientifiques, nécessaires pour être à l'aise en optique, en physique et en maths.

Quel programme ?

La formation dure 3 ans. Durant les 35 heures de cours par semaine, l'élève apprend à faire l'examen préalable, l'adaptation, les prises de mesures et la réalisation d'équipement. Les matières générales sont également présentes : français, maths, anglais, EPS et économie-gestion. 22 semaines de stage obligatoires réparties sur les 3 ans : 6 semaines en 2de, 8 semaines en 1re et 8 semaines en terminale. Les capacités développées au cours de ces stages font l'objet d'une évaluation comptant pour l'obtention du diplôme.

Et après ?

Le bac pro a pour objectif l'insertion professionnelle, en tant que vendeur-monteur en optique-lunetterie dans les magasins d'optique. Avec un très bon dossier ou une mention à l'examen, ceux qui veulent poursuivre des études peuvent envisager un BTS opticien-lunetier.

ET AUSSI…

CAP et DT prothésiste-orthésiste

Le certificat d'aptitude professionnelle (CAP) orthoprothésiste, assez confidentiel, forme en 2 ans des ouvriers qualifiés à la confection de grands appareillages pour les personnes handicapées. Quatre établissements proposent cette formation, certains en apprentissage.

Elle peut être ensuite complétée par le diplôme de technicien (DT) prothésiste-orthésiste ou le DT podo-orthésiste, qui permettent d'accéder, à terme, à un poste de chef d'atelier, trait d'union entre la conception et la fabrication. Cette formation, en 2 ans, donne le niveau bac. Elle est dispensée dans quelques établissements seulement. Les plus brillants peuvent poursuivre en BTS prothésiste-orthésiste.

CAP et DT podo-orthésiste

Le certificat d'aptitude professionnelle (CAP) podo-orthésiste forme des ouvriers qualifiés, spécialistes de l'appareillage du pied. Il se prépare en 2 ans. Quelques établissements seulement le proposent, le plus souvent en apprentissage.

Ce CAP peut ensuite être complété par le diplôme de technicien (DT) podo-orthésiste ou le DT prothésiste-orthésiste, qui permettent d'accéder, à terme, à un poste de chef d'atelier, trait d'union entre la conception et la fabrication. Cette formation, en 2 ans, donne le niveau bac. Les élèves les plus brillants peuvent s'engager en BTS podo-orthésiste.

À l'étude : les DT prothésiste-orthésiste et podo-orthésiste doivent être remplacés par deux bacs professionnels ou un bac professionnel à deux options.

Après le bac

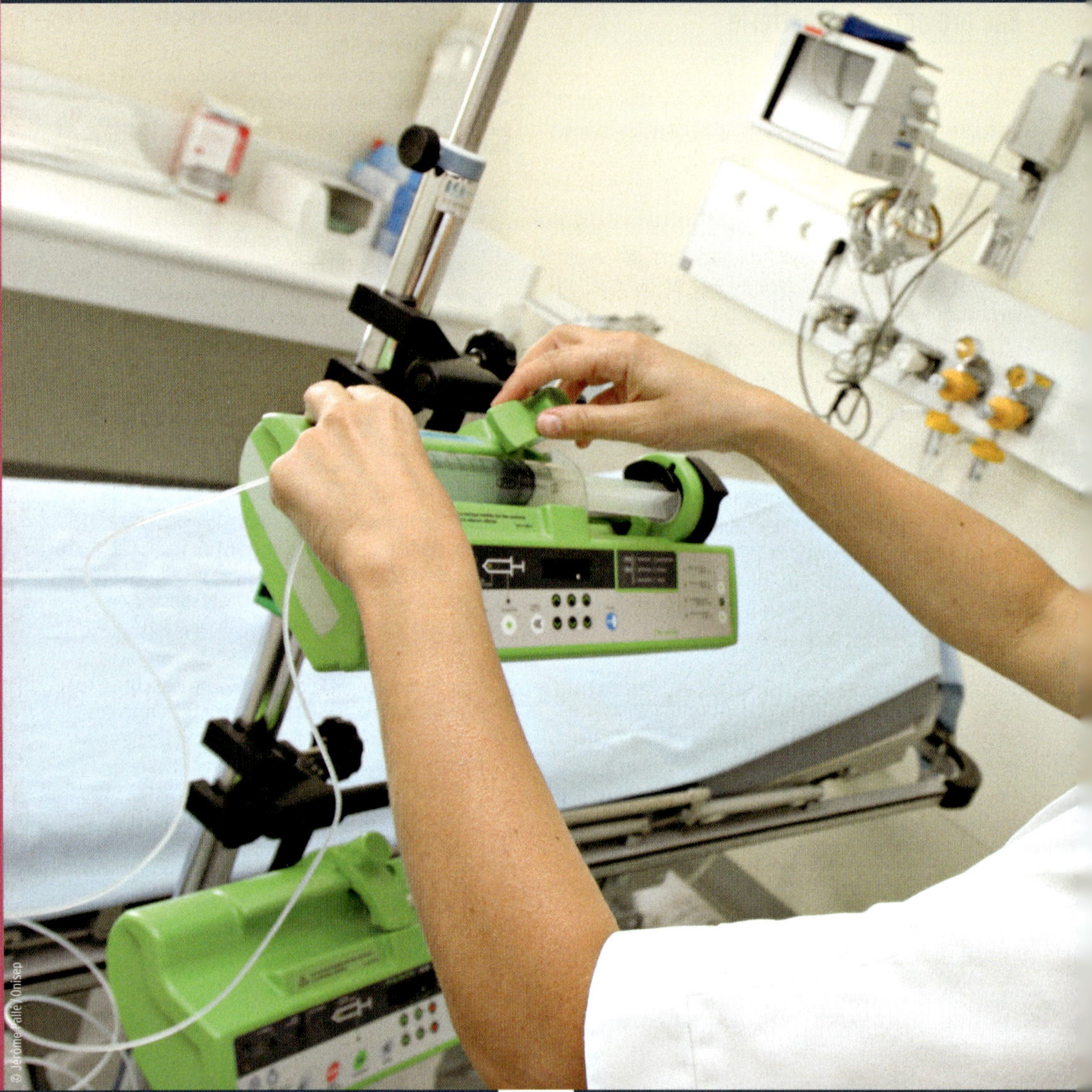

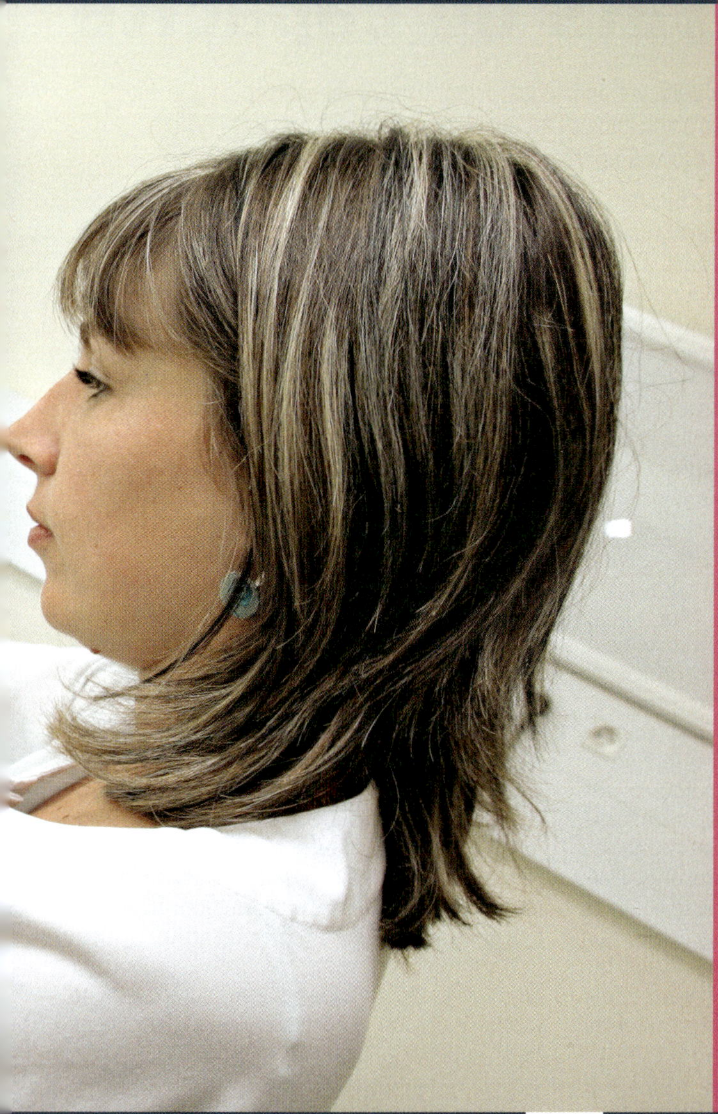

DES FORMATIONS RÉGLEMENTÉES

LA MAJORITÉ DES CURSUS PARAMÉDICAUX EST SANCTIONNÉE PAR UN DIPLÔME D'ÉTAT OU UN CERTIFICAT DE CAPACITÉ, OBLIGATOIRE POUR EXERCER. ACCESSIBLES SUR CONCOURS TRÈS SÉLECTIFS, LE PLUS SOUVENT APRÈS UNE PRÉPARATION OU UNE 1RE ANNÉE COMMUNE AUX ÉTUDES DE SANTÉ (PACES), LA PLUPART SE DÉROULENT EN 3 ANS. ON TROUVE PAR AILLEURS QUELQUES BTS, DUT ET DTS : LA SÉLECTION S'Y FAIT SUR DOSSIER ET ENTRETIEN.

Les diplômes d'État et certificats de capacité

Infirmier, masseur-kinésithérapeute, pédicure-podologue, orthoptiste… pour exercer ces professions, il faut être titulaire d'un diplôme d'État ou d'un certificat de capacité, de niveau bac + 3 à bac + 5. Accès à la formation très sélectif.

En institut spécialisé ou à la fac

Neuf diplômes d'État (DE) se préparent dans des établissements rattachés à des unités de formation et de recherche (UFR) de médecine ou en écoles/instituts spécialisés. Les études conduisant aux certificats de capacité (CC) d'orthoptiste et d'orthophoniste se déroulent au sein des facultés de médecine. Ces établissements sont agréés par le ministère de la Santé et/ou de l'Enseignement supérieur. Le diplôme d'ostéopathe est délivré par des établissements privés agréés par le ministère de la Santé.

« Universitarisation » des cursus

Chaque diplôme mène à un métier. Pour l'obtenir, il faut valider des enseignements théoriques et pratiques, et des stages. Les formations sont peu à peu intégrées dans le système LMD (licence, master, doctorat) et valorisées par l'obtention de crédits ECTS. Les DE d'infirmier, d'ergothérapeute, de pédicure-podologue et de manipulateur d'électroradiologie, ainsi refondus, conduisent au niveau licence. Le CC d'orthophoniste se prépare désormais en 5 ans avec une reconnaissance au grade de master. Un projet, à l'étude en 2013, prévoit un DE de masseur-kinésithérapeute, en 4 ans, qui correspondrait à 240 crédits ECTS et permettrait de s'inscrire en master 2. D'autres cursus seront redéfinis dans ce cadre universitaire.

De la théorie à la pratique

La formation est dense (en moyenne 35 heures hebdomadaires) et nécessite un travail personnel sérieux. Les périodes de formation théorique alternent avec des temps de formation clinique dans des structures de soins. De plus, les étudiants apprennent à exploiter leurs connaissances en analysant des cas cliniques. Au cours des stages, ils s'initient progressivement à la pratique soignante au sein d'équipes professionnelles.

Forte concurrence à l'entrée

Toutes ces formations offrent un nombre de places limité. Ces quotas sont fixés par arrêté, au niveau national, pour une année scolaire, qu'elle débute en septembre ou en février. Les taux d'admission montrent ainsi une sélection importante : 5 à 10 % d'admis dans les formations d'orthophoniste par exemple.

Dans la plupart des cursus, les bacheliers scientifiques sont favorisés puisque les épreuves d'admission portent sur les programmes de 1re et de terminale S de biologie, physique, chimie et maths pour l'accès en formation d'audioprothésiste. Les accès dans les formations d'orthophoniste et d'infirmier font exception : ils ne comportent pas d'épreuves de sciences. Pour autant, cela ne signifie pas l'absence de disciplines scientifiques au programme du diplôme.

PACES ou prépa spécifique

La majorité des entrants en école a suivi une préparation. Différentes formules coexistent. Certains établissements recrutent *via* la 1re année commune aux études de santé (PACES, *lire p. 100*). Il s'agit surtout des instituts de formation en masso-kinésithérapie, mais aussi de certaines écoles d'ergothérapeutes, de manipulateurs d'électroradiologie et de psychomotriciens.

Sinon, il faut réussir un concours d'admission propre à chaque filière paramédicale. La sélection étant sévère, les candidats ont généralement suivi une année préparatoire dans un lycée, une université ou un établissement privé (*lire p. 106*).

Des inscriptions à ne pas manquer

Les périodes d'inscription aux concours varient en fonction des départements, des établissements et des cursus. Elles ont souvent lieu au cours de l'automne ou en janvier-février, le concours étant au printemps pour une rentrée en septembre. Dans certains cas, l'inscription se fait en juillet pour un concours en septembre, ou deux sessions sont organisées dans l'année. Il arrive que des établissements organisent un concours commun départemental, voire régional. L'inscription à un concours est payante (30 à 160 €). Il convient de s'informer auprès de chaque établissement.

Concernant la PACES et les années préparatoires aux concours organisées par des lycées ou des universités, l'accès se fait *via* la procédure Internet admission post-bac (APB).

Des coûts parfois élevés

Le montant des frais de scolarité varie selon le statut de l'établissement (public ou privé), et des disparités existent même entre les établissements publics. Ainsi, le coût d'une année de formation en masso-kinésithérapie varie de 183 € (droits universitaires 2013-2014) dans un IFMK rattaché à un CHU à 9 000 € dans une école privée. Des bourses peuvent être attribuées par les régions aux étudiants inscrits dans une école agréée, sur critères sociaux. Dans quelques établissements, il est aussi possible de demander une bourse de l'enseignement supérieur délivrée par le Crous.

Par ailleurs, certaines régions (comme la Bretagne pour la formation de masseur-kiné) prennent en charge les frais de scolarité en échange de l'engagement de l'étudiant à travailler dans le secteur public après l'obtention de son diplôme.

Spécialisations et évolution de carrière

L'obtention du diplôme permet d'exercer immédiatement le métier (après réussite à un concours dans le secteur public). Ceux qui souhaitent se spécialiser ont accès à des diplômes d'université (DU) ou interuniversitaires (DIU) et à des masters. Il existe par exemple des DU en kiné pédiatrique pour les masseurs-kinésithérapeutes. Ces formations peuvent également être suivies après quelques années d'expérience. L'offre de masters devrait s'étoffer avec l'« universitarisation » des cursus. Après 4 ans d'exercice et la réussite à un concours, il est possible de suivre la formation de cadre de santé, pour piloter une unité de soins ou enseigner dans un institut de formation. ■

INFOS +

Les concours, mode d'emploi

Pour la plupart des concours, les épreuves sont fondées sur les programmes de 1re et de terminale S : biologie, physique et chimie. De plus en plus d'écoles ajoutent des oraux et des tests psychotechniques. Ils servent à évaluer la logique, la mémoire, la culture générale, etc. Renseignements auprès de chaque établissement. Il est possible de s'inscrire à plusieurs concours, à la fois dans des lieux différents et dans différentes filières.

LES DIPLÔMES D'ÉTAT

Voici les neuf diplômes d'État et les deux diplômes spécialisés du paramédical accessibles après le bac en 1 à 6 années d'études.

DE d'audioprothésiste

Où ?

Dans 7 établissements : UFR de sciences pharmaceutiques, institut de sciences et techniques de réadaptation ou écoles spécialisées.

Quel accès ?

Sur concours avec un bac S de préférence. Épreuves écrites de physique, maths, biologie, fondées sur le programme de terminale S de l'année en cours (hors spécialité). Un oral permet d'évaluer la culture générale des candidats, ainsi que leurs aptitudes psychotechniques (tests de mémoire, de logique, etc.). Une vingtaine de places par établissement.

Quel programme ?

Ce diplôme se prépare en 3 ans. 860 heures d'enseignements théoriques, de travaux pratiques et de travaux dirigés en maths, physique, biophysique, audioprothèse (pratique de l'appareillage du déficient auditif), audiologie (anatomie et physiologie, phonétique et pathologie de l'audition), gestion et comptabilité, travaux pratiques (prise d'empreintes, fabrication des embouts, etc.).
La formation est complétée par 16 semaines de stage par an, à effectuer au sein des services hospitaliers d'ORL, des laboratoires d'audioprothèse, dans un service de gérontologie ou chez des professionnels. Chaque année est sanctionnée par un examen terminal.

Et après ?

Des spécialisations sont possibles à l'université : DU techniques audioprothétiques, DU audioprothèse implantée, master audiologie (Montpellier 1). ■

DE d'ergothérapeute (DEE)

Où ?

Dans 19 instituts de formation agréés (IFE, dont 2 en apprentissage), principalement privés.

Quel accès ?

Sur concours, avec un bac S de préférence (plus de 91 % en 2011). Deux modalités de sélection : en fonction du classement à l'issue d'une PACES ou après un concours qui a lieu entre mai et juin. Celui-ci comprend trois épreuves : biologie et physique (fondées sur les programmes de 1re et de terminale S), contraction de texte, tests psychotechniques. Accès après une L1 STAPS ou SVT dans certains établissements.

Quel programme ?

Ce diplôme d'État (reconnu au grade de licence) se prépare en 3 ans. Un premier cycle, en 1 an, comporte cinq modules théoriques axés sur le corps humain (méthodologie, formation à la relation, anatomie, physiologie et technologie), un sixième module de travaux dirigés autour d'activités à des fins rééducatives ou réadaptatives, d'activités d'expression, et un stage d'initiation de 1 mois en établissement sanitaire.
Le second cycle, en 2 ans, comporte neuf modules (technologie, psychologie-pédagogie, affections neurologiques, gérontologie, appareillage, etc.), les techniques de réadaptation et de réinsertion, la législation sociale et professionnelle spécifique aux personnes handicapées, et 9 mois de stage à temps complet sur les 2 années.

Et après ?

Formations universitaires en ergonomie, neuropsychologie, biomécanique, vieillissement. ■

DE d'infirmier (DEI)

Où ?

Dans 336 instituts de formation en soins infirmiers (Ifsi) publics et privés (dont 87 en apprentissage).

Quel accès ?

Sur concours avec le bac, de préférence ST2S ou bacs généraux (33 % de S en 2011). Le concours est organisé au niveau régional, soit en octobre-novembre pour une rentrée en février, soit en mars-avril pour une rentrée en septembre. Il est possible de se présenter à plusieurs Ifsi. En Ile-de-France, un concours unique est ouvert par l'Assistance publique-Hôpitaux de Paris (AP-HP), pour l'ensemble des écoles sous sa tutelle (inscription dès novembre).

La sélection commence par une épreuve écrite de culture générale portant prioritairement sur les grands problèmes sanitaires et sociaux actuels, et des tests d'aptitude (capacités de raisonnement, d'abstraction, de concentration, de résolution de problème et aptitudes numériques). Les élèves admissibles passent ensuite un oral : discussion sur un sujet d'actualité et motivation. Avec 31 088 places en 1re année des Ifsi en 2013-2014, c'est le concours le plus ouvert aux bacheliers.

Les aides-soignants et auxiliaires de puériculture exerçant depuis plus de 3 ans peuvent passer un examen d'admission particulier pour être dispensés de certaines unités d'enseignement. Les instituts leur réservent un nombre de places ; la plupart obtiennent ensuite leur diplôme grâce à leur connaissance du métier.

Quel programme ?

La formation se déroule en 3 ans et le diplôme est reconnu au grade de licence. Les étudiants alternent cours à l'Ifsi et stages en établissements, publics ou privés, hospitaliers ou extra-hospitaliers. On distingue les disciplines de soins (physiologie, pédiatrie, anatomie, psychiatrie), qui représentent l'essentiel du programme, et les modules transversaux (sciences humaines, santé, hygiène) étudiés pendant les 3 ans. Le programme comporte aussi de l'anglais médical et une initiation aux méthodes de recherche. Les étudiants doivent obligatoirement effectuer des stages en soins de longue durée (cancérologie, longue maladie), soins en santé mentale et psychiatrie, et sur des lieux de vie (maison de retraite, crèche). La formation est sanctionnée par un contrôle continu et des évaluations de stages tout au long de la formation.

Et après ?

Spécialisation possible comme puériculteur, infirmier-anesthésiste ou infirmier de bloc opératoire après 2 années d'expérience. Master sciences cliniques infirmières (Aix-Marseille) pour les cadres. ■

TÉMOIGNAGE

À chaque lieu, sa pratique

« J'ai déjà suivi des stages en maison de retraite, dans une crèche, dans un service d'urgences, et récemment en cancérologie. En 1re année, on peut tout de suite effectuer des soins techniques : prises de sang, pose de perfusions... En crèche, c'était un peu différent, c'est ce qu'on appelle un lieu de vie. Il y a moins de soins, alors j'ai axé mon stage sur la psychologie de l'enfant. J'ai essayé de mettre en place des actions éducatives pour les enfants, leur apprendre comment se laver les mains, les aider dans leur développement psychomoteur à travers des chansons, des petits jeux, etc. »

Jonathan, étudiant en 2e année à l'Ifsi de Blois

LES DIPLÔMES D'ÉTAT (suite)

DE de manipulateur d'électroradiologie médicale (DEMEM)

Où ?

Dans 19 instituts de formation (dont 3 en apprentissage), généralement implantés dans des centres hospitalo-universitaires (CHU).

Quel accès ?

Sur concours avec le bac, de préférence S (91 % en 2011). Épreuves fondées sur le programme des classes de 1re et de terminale S en physique et biologie. Les écoles peuvent organiser une épreuve supplémentaire : entretien, tests psychotechniques, contraction de texte, etc. Le passage par une PACES est obligatoire pour accéder aux instituts de Bordeaux et de Marseille, et possible à Grenoble. Sur 733 admis en 2011, plus de la moitié sont passés par une prépa et 19 % par une PACES.

Quel programme ?

La formation est en 3 ans (sur la base de 35 heures hebdomadaires). Le DEMEM correspond à 180 crédits ECTS (niveau licence). La formation professionnelle est organisée sur le principe de l'alternance avec des périodes d'enseignement (60 semaines) et des périodes de stage en milieu professionnel (60 semaines). L'objectif est double : acquérir des techniques de soins à visées diagnostique et thérapeutique (en imagerie médicale, médecine nucléaire, radiothérapie, explorations fonctionnelles), et des méthodes de prise en charge des patients (analyse de situations cliniques, radioprotection, démarche qualité, relation de soin). Le programme comporte des enseignements de physique, d'anatomie, de physiologie, de biologie, de sciences humaines et de droit.

Et après ?

Insertion professionnelle au sein de cabinets d'imagerie ou de structures de soins. Poursuite d'études : master innovations technologiques, imagerie (parcours manipulateur radio expert à Grenoble), master physique et technologie des rayonnements pour l'industrie et la physique médicale à Clermont-Ferrand.

Diplôme proche

Le DTS imagerie médicale et radiologie thérapeutique est équivalent au DE (*lire p. 114*). ■

À SAVOIR

Cap sur les passerelles

- Être titulaire d'un DE du paramédical peut permettre d'être dispensé de plusieurs épreuves, voire de la totalité du concours d'entrée d'un autre DE paramédical. Exemple : pour le DE d'ergothérapeute, la possession d'un autre DE paramédical peut permettre la dispense des épreuves d'admission et la validation d'une partie des unités d'enseignement de la 1re année.
- Des dispenses de scolarité peuvent être accordées. Les titulaires d'un DE paramédical peuvent ainsi accéder directement à la 2e année du DE de psychomotricien (à condition de réussir un examen portant sur l'enseignement théorique de la 1re année).
- Certaines filières sont accessibles avec un tout autre diplôme. Plusieurs instituts de formation en masso-kinésithérapie (IFMK) rattachés à des universités recrutent des étudiants issus de la L1 STAPS (sciences et techniques des activités physiques et sportives). Avec une licence STAPS, il est possible d'accéder directement à la 2e année de masso-kinésithérapie, à condition de réussir l'examen de passage de 1re en 2e année. De même pour le DE de psychomotricien : sous réserve d'obtenir la moyenne à un examen écrit portant sur le contenu théorique de la 1re année de formation, les titulaires de licence ou de maîtrise de psychologie, ou de licence STAPS, peuvent accéder à la 2e année.

DE de masseur-kinésithérapeute (DEMK)

Où ?

Dans 45 (dont 10 en apprentissage) instituts de formation en masso-kinésithérapie (IFMK).

Quel accès ?

Bac S en majorité (97 % en 2011). En 2013, de nombreux IFMK ont recruté parmi les candidats ayant validé une 1re année commune aux études de santé (PACES) en fonction de leur rang de classement. Certains intègrent des titulaires d'une L1 en sciences de la vie ou STAPS sous conditions et après classement.

Quelques établissements ont organisé un concours comportant des épreuves de chimie, de physique et de biologie (programme de terminale S). De nouvelles modalités d'admission sont à l'étude : se renseigner dans les IFMK. En 2013-2014 : 2 560 places.

Quel programme ?

Actuellement en 3 ans, la formation devrait être redéfinie en 4 ans et permettre l'obtention de 240 crédits ECTS (niveau master 1). Le programme actuel débute par des enseignements (cours, travaux dirigés et travaux pratiques) d'anatomie, morphologie, cinésiologie et biomécanique ; physiologie humaine ; pathologie ; psychosociologie ; masso-kinésithérapie, activités physiques et sportives.

La formation est ensuite centrée sur la pratique en masso-kinésithérapie, en rééducation et en réadaptation, en fonction des pathologies (neurologie, rhumatologie, cardio-vasculaire, respiratoire, gériatrie, etc.).

Les stages en milieu hospitalier, en centres de rééducation, en centres sportifs et en cabinets libéraux représentent plus de la moitié du volume horaire global.

Et après ?

Spécialisations à l'université : kinésithérapie du sport ; kinésithérapie pédiatrique ; kinésithérapie respiratoire et cardio-vasculaire ; ergonomie. ■

TÉMOIGNAGE

Place aux sciences humaines

Deux aspects de la formation m'intéressent tout particulièrement. Le volet pathologie (traumatique, cardio-vasculaire, neurologique...) et rééducation, parce que cela touche au cœur de notre métier. Nous apprenons à repérer une pathologie et à la traiter. Ce que je préfère ? La rhumatologie, les problèmes de dos, qui représentent d'ailleurs l'un des problèmes les plus fréquents dans la population...

Par ailleurs, j'apprécie le volet sciences humaines (sociologie, psychologie, etc.), tout aussi important. Ça nous sert à comprendre la psychologie du patient et à gérer le relationnel. Pour moi, c'est ce qu'il y a de plus difficile ! Mais, comme nous avons de nombreux stages tout au long du cursus, on apprend vraiment à prendre en charge un patient.

Anthony, étudiant en 3e année à l'IFMK d'Orléans

LES DIPLÔMES D'ÉTAT (suite)

DE de psychomotricien (DEP)

Où ?

Dans 11 instituts de formation (dont 3 en apprentissage) publics et privés.

Quel accès ?

Sur concours avec un bac S de préférence (71 % en 2011) ou, pour un petit nombre d'établissements, après une PACES. Une majorité d'admis a suivi une préparation au concours (près de 70 % en 2011).

Épreuve écrite de biologie en 2 heures, fondée sur le programme de SVT de 1re et de terminale S, qui nécessite un esprit de synthèse, de logique et d'analyse, et une contraction de texte (pour tester les capacités de compréhension, de synthèse, la grammaire et l'orthographe). Entretien et/ou tests psychotechniques selon les écoles. Chacune propose son propre type d'épreuves (QCM, question de rédaction, étude de documents, etc.). Il peut s'agir d'un résumé d'article portant sur un sujet de santé publique. C'est en général l'épreuve qui fait la différence entre les étudiants : à ne pas négliger. 849 places en 2013-2014.

Quel programme ?

Ce diplôme d'État se prépare en 3 ans. En 1re année, l'objectif est l'acquisition des bases médicales : santé publique, pathologie médicale, chirurgicale, pharmacologie clinique, anatomie, physiologie neuromusculaire, neurophysiopathologie, psychologie, psychiatrie, etc. Deux stages de 15 jours, en crèche et en école élémentaire, complètent la formation. Leur but est de mieux connaître les différents milieux professionnels.

En 2e et 3e années, les étudiants approfondissent ces connaissances en mettant l'accent sur la pratique : études de cas, module pratique en psychomotricité, stages, mises en situation professionnelle et rédaction d'un mémoire donnant lieu à une soutenance.

Et après ?

Accès en 2e année d'ergothérapie possible ; master en ergonomie. ■

À SAVOIR

La sélection par la PACES

En 2013, la majorité des instituts de formation en masso-kinésithérapie (IFMK) et certains instituts de formation d'ergothérapeutes, de psychomotriciens et de manipulateurs d'électroradiologie médicale ont recruté leurs étudiants après une 1re année commune aux études de santé (PACES). Au cours de cette année, les étudiants suivent généralement le cursus commun de PACES, complété par des unités d'enseignement spécifiques à la filière paramédicale visée (par exemple, métiers de la rééducation ou kiné). Ils passent ensuite le concours dédié à la filière qu'ils ont choisie. Il s'agit le plus souvent d'épreuves portant sur le tronc commun auxquelles s'ajoutent des épreuves se rapportant aux enseignements spécifiques. Il est possible de s'inscrire à plusieurs concours à condition d'avoir suivi les enseignements correspondants. Pour être reçu, il faut être classé dans la limite du nombre de places accordées à la filière présentée. Le recrutement *via* la PACES pourrait évoluer en lien avec la redéfinition des formations.

DE de pédicure-podologue (DEPP)

Où ?

Dans 11 écoles ou instituts de formation publics et privés.

Quel accès ?

Sur concours, avec le bac S en priorité (89 % en 2011). L'épreuve écrite de biologie porte sur le programme de 1re et de terminale S. Un entretien peut être organisé, selon les écoles, pour évaluer les aptitudes psychotechniques des candidats. En 2011, 91 % des 547 admis ont suivi une préparation au concours ou une PACES. Frais de scolarité très élevés dans le privé.

Quel programme ?

La formation dure 3 ans. Le DEPP correspond à 180 crédits européens ECTS (niveau licence). Alternance de périodes de formation théorique et pratique en école et de temps de formation clinique en milieu professionnel (39 semaines de stage réparties sur les 3 années).

Le programme comporte des enseignements scientifiques (biologie, physique et biomécanique fondamentales et appliquées, anatomie, physiologie, pathologies des systèmes locomoteur et neuromusculaire, pharmacologie, infectiologie), et des enseignements de sciences humaines et de droit. L'étude des pratiques cliniques et thérapeutiques (examen, techniques de soins, conception et fabrication d'orthèses plantaires, etc.) fait l'objet de travaux, d'analyses de cas cliniques et de stages.

Prévoir l'achat d'une mallette d'instrumentation nécessaire pour toute la durée des études (environ 1 000 €).

Et après ?

DU pour se spécialiser en podologie du sport, posture et mouvement, etc. ■

DE de puériculture (IPDE)

Où ?

Dans 32 écoles de puériculture agréées, publiques ou privées.

Quel accès ?

Sur concours, avec le DE d'infirmier ou de sage-femme. 40 questions à choix multiples (QCM), 10 questions générales sur la pédiatrie, la natalité, la grossesse, le droit, la déontologie et la pharmacologie, ainsi qu'une série de tests psychotechniques. L'oral d'admission consiste en l'étude d'une situation professionnelle. Il s'agit en quelque sorte d'une année de spécialisation dans le domaine des soins de l'enfant, accessible aussi en formation continue. 95 % des puériculteurs étaient infirmiers à l'origine.

Quel programme ?

Ce diplôme d'État se prépare en 1 an, de janvier à décembre, à temps plein. La formation alterne des périodes d'enseignement, des périodes de stage en maternité, en service de pédiatrie, ainsi que des travaux dirigés.

L'enseignement théorique porte sur la connaissance de l'enfant, la santé publique, l'hygiène, l'éducation sanitaire, la sociologie, la psychologie, la psychopédagogie, le droit, la recherche, la gestion. Trois grands modules de formation : prendre soin de l'enfant et de sa famille ; agir en faveur de la promotion de la santé en partenariat ou en réseau ; gérer et encadrer des projets.

Et après ?

Diplôme interuniversitaire (DIU) pour se spécialiser en soins de développement chez le nouveau-né et l'enfant (Lyon 1, Montpellier/Nîmes) ; psycho-périnatalité (Lyon 1, Montpellier/Nîmes, Paris 7) ; précarité, santé maternelle et périnatale (Paris 7). ■

LES DIPLÔMES D'ÉTAT (suite)

DE de technicien de laboratoire médical (DETLM)

Où ?

Dans 4 instituts, 3 publics rattachés à un centre hospitalier (à Amiens, Paris et Tours), et 1 privé à Lyon.

Quel accès ?

Sur concours, avec un bac S (78 % en 2011), voire un bac STL. Épreuves écrites de biologie (2 heures), physique (1 heure) et chimie (1 heure), fondées sur le programme de 1re et de terminale S. En 2011, 45 % des étudiants de 1re année avaient au minimum un niveau bac + 1.

Quel programme ?

Ce diplôme d'État se prépare en 3 ans. La formation, de 35 heures par semaine, reprend les enseignements de biologie générale et approfondit de nombreuses disciplines : anatomie et cytologie (études des cellules), pathologies, hygiène et sécurité, hygiène hospitalière et alimentaire, mycologie, parasitologie, virologie, génétique, etc.

L'objectif est de permettre à l'étudiant d'identifier les bactéries, les virus, mais aussi les biomolécules qui régulent l'organisme (glucides, protéines, ADN, enzymes) ou de repérer une anomalie dans un bilan sanguin. L'enseignement pratique comprend des prélèvements et analyses d'urine, de sang, etc. 32 semaines de stage.

Et après ?

Spécialisations à l'université : licence pro service client et vente en biologie médicale, etc.

Diplômes proches

Le BTS analyses de biologie médicale (*lire p. 113*) et le DUT génie biologique option analyses biologiques et biochimiques (*lire p. 115*). ■

Certificat d'études en chiropratique

Où ?

À l'Institut franco-européen de chiropratique (Ifec) à Ivry-sur-Seine et à Toulouse, seule école, privée, accréditée par la Fédération mondiale de chiropratique en France. Les diplômés peuvent exercer dans une quarantaine de pays.

Quel accès ?

Après un bac S de préférence. L'admission se fait sur entretien individuel. L'effectif est de 200 étudiants.

Quel programme ?

Le certificat d'études en chiropratique se prépare en 6 ans. Pendant les 4 premières années, les étudiants alternent cours théoriques (essentiellement des sciences) et cours pratiques. Les 2 dernières années sont principalement dédiées aux stages : 15 mois en centre de soins et 6 mois en cabinet libéral (assistanat).

Les matières étudiées sont les sciences fondamentales (biochimie, physiologie, pathologie, anatomie, neurologie, etc.), les sciences diagnostiques (afin que le chiropraticien puisse déterminer si le cas de son patient relève de ses soins ou s'il doit être réorienté), et l'apprentissage des outils thérapeutiques et de prévention. Une part importante est également consacrée à l'anatomie (dont environ 270 heures de dissection humaine) et à la radiologie. Un mémoire de fin d'études est réalisé en 5e année et soutenu en 6e année.

Et après ?

Spécialisation en électrodiagnostic, orthopédie chiropratique, neurologie chiropratique, chiropratique pédiatrique, etc. ■

Diplôme d'ostéopathe (DO)

Où ?

Dans 27 établissements privés. Frais de scolarité élevés, jusqu'à 8 000 € par an.

Quel accès ?

Sur dossier et entretien de motivation, avec le bac ou équivalent. Les candidats sont très nombreux.

Quel programme ?

Le diplôme d'ostéopathe est réglementé et délivré après une formation de 3 ans au minimum. Le cursus pourrait être redéfini en 5 ans, la plupart des écoles assurant déjà une formation de 5 à 6 ans.

Le premier cycle porte sur l'anatomie générale et les différentes parties du corps humain, la biologie, la biomécanique, la neurologie et la physiologie, l'embryologie, l'histoire de l'ostéopathie, l'éthique, la déontologie, l'imagerie médicale, la psychologie...

Le deuxième cycle permet l'approfondissement des enseignements scientifiques (anatomie, pathologie, sémiologie, biologie) et de la pratique ostéopathique, ainsi que la préparation au mémoire et aux stages.

Le troisième cycle, qui correspond à la dernière année, est consacré à la préparation de l'examen de compétence clinique et thérapeutique (clinicat) et du mémoire de fin d'études. Le clinicat, qui est national, consiste en l'examen et le traitement de deux patients en situation réelle ainsi qu'une épreuve écrite de sciences fondamentales, la présentation d'un mémoire de recherche devant un jury composé de médecins et d'ostéopathes, et des épreuves pratiques. Il donne le titre de diplômé d'ostéopathie et permet de s'inscrire au registre des ostéopathes de France.

Il existe une formation d'ostéopathe en alternance, qui s'adresse aux professionnels de la santé (paramédicaux, médecins) et se déroule en 6 ans d'études à temps partiel, soit 2 000 heures de cours et pratique au minimum. ■

« TÉMOIGNAGE

Une pratique variée

Les enseignements théoriques sont lourds, mais ils sont toujours suivis de mises en pratique. Au début, on effectue de la manipulation simple, de la mobilisation articulaire... En pratiquant les uns sur les autres pour se faire la main. Ensuite, les méthodes abordées sont plus poussées. Et, dès la 3e année, on commence, en stage, à manipuler des patients. C'est un métier où l'on a un contact privilégié avec les patients puisque nos consultations durent en moyenne 45 minutes, contre 8 minutes pour un généraliste. J'apprécie d'avoir affaire à une patientèle variée, de ne pas être enfermée dans une médecine spécialisée. Les ostéopathes peuvent traiter des familles entières : le nouveau-né, la femme enceinte, les personnes âgées, etc. »

Chloé, étudiante en 5e année au Collège ostéopathique Sutherland de Bordeaux

LES CERTIFICATS DE CAPACITÉ

Les certificats de capacité (CC) d'orthophoniste et d'orthoptiste se préparent à l'université, respectivement en 5 et 3 ans. Accès très sélectif.

CC d'orthophoniste

Où ?

Dans 18 universités : en UFR de médecine ou de techniques de rééducation.

Quel accès ?

Ouvert aux bacheliers après sélection sur épreuves. L'État fixe chaque année le quota de places : 808 en 2013-2014. La formation d'orthophoniste est l'une des seules à privilégier les profils littéraires : la maîtrise de l'orthographe, de la syntaxe et de la sémantique, les facultés de synthèse et d'abstraction sont vérifiées. Différentes épreuves, dont des tests psychotechniques, évaluent les aptitudes relationnelles, sensorielles et motrices des candidats. Lors d'un entretien, la communication orale (y compris les aptitudes phono-articulatoires) est examinée. La plupart des candidats ont suivi une année de préparation et ils sont nombreux à se présenter à plusieurs reprises. 5 à 10 % d'admis, selon les universités.

Quel programme ?

La formation dure 5 ans (un cycle de 3 ans et un autre de 2 ans). L'enseignement théorique est complété par l'étude de situations cliniques et par environ 240 jours de stage (en milieu scolaire, en libéral, en structure de soins) auprès de différents types de patients (petite enfance, personnes âgées, etc.).

Le premier cycle est centré sur les sciences biomédicales et physiques (biologie, neurosciences, oto-rhino-laryngologie, acoustique, imagerie), les sciences humaines et sociales (sciences du langage, psychologie), et l'acquisition des connaissances de pathologie et de physiopathologie nécessaires à la pratique du métier. La formation scientifique et l'apprentissage des méthodes de l'intervention orthophonique sont approfondis au cours du second cycle.

Pour obtenir le diplôme, il faut valider les deux cycles, obtenir le certificat de compétences cliniques organisé au dernier semestre, et soutenir un mémoire à orientation professionnelle ou à orientation recherche.

Et après ?

Le CC d'orthophoniste obtenu à partir de 2018 sera reconnu au grade de master. ■

« TÉMOIGNAGE

Des sciences au programme

L'orientation scientifique de la formation est en décalage avec le concours, très littéraire. Ce fut une vraie surprise. Par exemple, en début de cursus, il y a beaucoup d'anatomie au programme. On étudie le corps, du crâne jusqu'au poumon : les nerfs crâniens, la neuro-anatomie, le nez, l'oreille, la gorge... C'est un gros morceau de notre formation. De même, j'étais loin de m'imaginer que j'allais avoir de la physique. Or c'est très important pour comprendre comment le son est transmis jusqu'à l'oreille et ce qu'il se passe lorsqu'il y a un dysfonctionnement de cet organe. »

Christelle, étudiante en 3e année d'orthophonie à Paris

CC d'orthoptiste

Où ?

Dans 15 universités : en UFR de sciences médicales ou de techniques de réadaptation.

Quel accès ?

Sur examen d'entrée avec un bac S de préférence. Les deux épreuves écrites portent sur le programme de SVT de terminale S. À l'oral, évaluation des connaissances générales et des aptitudes psychophysiques. Certaines UFR exigent un examen de la fonction visuelle des candidats. La sélection est sévère : en moyenne, 25 % des candidats sont admis.

Quel programme ?

Ce certificat de capacité se prépare en 3 ans. La formation accorde une place majeure à l'anatomie, l'optique théorique et physiologique, les pathologies de l'œil, les méthodes et techniques d'examen, etc. Le programme de psychologie s'étend sur les 3 ans : évolution affective de l'enfant, psychologie de l'enfant inadapté... Les cours théoriques sont complétés par un enseignement pratique : manipulation des appareils, méthodes d'examen de la vision, techniques de rééducation.

Dès la 1re année, les cours s'appuient sur des stages pratiques dans les services hospitaliers. L'intégration progressive des étudiants au service d'ophtalmologie leur permet de se familiariser avec les méthodes d'examen et les techniques de rééducation. Un examen d'évaluation a lieu à la fin de chaque année.

Et après ?

Spécialisations à l'université : DU de strabologie, DU de réadaptation du handicap visuel et basse vision, DU de neuro-ophtalmologie, etc.

À SAVOIR...

Étudier en Belgique ?

Pays francophone et limitrophe, la Belgique offre des alternatives aux études paramédicales en France et permet d'augmenter ses chances d'obtenir un diplôme. En effet, la sélection y est moins rude, notamment pour les formations de masseur-kinésithérapeute et d'infirmier où les étudiants sont retenus uniquement après examen de leur dossier. Mais, pour endiguer l'arrivée massive d'étudiants français, la Belgique a installé des quotas. Seuls 30 % des étudiants inscrits peuvent être étrangers. Les élus sont sélectionnés par tirage au sort.

Le bac français n'est pas automatiquement équivalent au diplôme du secondaire belge. Il faut donc, avant l'inscription, établir un dossier de demande d'équivalence. Après obtention du diplôme, il faut cette fois demander une autorisation pour exercer en France, ou suivre un stage d'adaptation ou passer une épreuve d'aptitude s'il y a de grandes différences entre la formation reçue et celle conduisant au diplôme d'État français correspondant.

ZOOM SUR...

Les prépas aux concours paramédicaux

Un constat : à l'exception du diplôme d'État de technicien de laboratoire médical, une minorité de candidats intègrent une école paramédicale directement après la terminale, et ce, quel que soit le bac d'origine (*voir tableau*). Avant de passer des concours d'écoles paramédicales, la plupart suivent à l'université une 1re année commune aux études de santé (PACES) ou s'inscrivent dans une classe préparatoire. Stages courts intensifs ou en 1 an, en lycée, à l'université ou en établissement privé... différentes formules coexistent.

À l'université

Une douzaine d'universités proposent des années préparatoires, associées à une PACES ou non. Citons, notamment, Avignon qui prépare au concours d'infirmier et Paris 6 qui accueille, chaque année, quelque 320 étudiants visant différents concours. Certaines préparations permettent l'obtention d'un diplôme d'université (DU), comme à Pau et à Roanne. Ces prépas étant très demandées, l'accès se fait sur dossier.

• Des frais de formation supérieurs aux droits universitaires sont parfois demandés (jusqu'à 2 000 €).

Certaines écoles paramédicales recrutant principalement par cette voie, la PACES est pour beaucoup un passage obligé. Chaque université adopte des modalités propres (*lire p. 100*). L'université Bordeaux 2 propose, par exemple, une 1re année d'études paramédicales qui intègre un 1er semestre commun avec

Situation des nouveaux inscrits l'année précédant leur entrée en formation

Profession	Études secondaires	Classe préparatoire	PACES	Autres études supérieures	Emploi secteur hospitalier	Emploi autre secteur
Ergothérapeute	18	**327**	106	28	7	7
Infirmier	5 382	**7 396**	1 842	2 532	5 036	2 850
Manipulateur d'électroradiologie	101	**369**	136	73	16	13
Masseur-kinésithérapeute	32	**1 087**	918	114	32	36
Pédicure-podologue	9	**476**	20	14	10	14
Psychomotricien	12	**450**	68	46	5	22
Technicien en analyses biomédicales	**44**	16	24	28	1	4

Source : Drees, ministère de la Santé, 2013.

la PACES. Environ 600 étudiants suivent ensuite des enseignements spécifiques aux concours d'entrée dans les instituts d'Aquitaine d'ergothérapeute, de manipulateur d'électroradiologie, de masseur-kinésithérapeute, de pédicure-podologue et de psychomotricien. Et rien n'empêche ces étudiants de présenter d'autres candidatures.

• Les coûts de scolarité correspondent aux frais universitaires (183 € en 2013-2014), et des passerelles peuvent être proposées par les universités en cas d'échec aux premiers partiels.

En prépa privée

On compte plus de 400 préparations aux concours paramédicaux (*carnet d'adresses p. 163*). Les organismes privés représentent le gros de l'offre, moyennant des coûts élevés. Quelques-unes de ces prépas sont proposées directement par les écoles paramédicales. Si elles permettent une immersion dans l'environnement de l'école, elles ne garantissent pas la réussite au concours.

Différents modes de préparation sont possibles : stages intensifs, classes à l'année en journée ou le soir, etc. L'important est d'approfondir les matières qui posent problème et de s'entraîner aux épreuves. La plupart des établissements organisent des sessions de 6 mois comportant 20 à 35 heures de cours par semaine. Il existe aussi des stages intensifs organisés pendant les vacances d'hiver ou d'été.

Pour choisir sa prépa, il ne faut pas se fier aux taux de réussite mis en avant : certaines prépas ne sélectionnent que les meilleurs bacheliers S. Mieux vaut prendre en compte la taille des effectifs, la fréquence des évaluations, le témoignage d'anciens étudiants, etc. Sachant qu'un travail personnel quotidien est indispensable pour réussir.

• Prévoir un budget de 2 000 à 5 000 € dans les prépas privées ; de 500 à 2 000 € pour les formules implantées dans des instituts de formation en soins infirmiers (Ifsi).

Attention, les préparations privées, et même certaines publiques, n'offrent pas le statut d'étudiant. Conséquences : pas d'affiliation au régime étudiant de la sécurité sociale, pas de possibilité de bourses du ministère de l'Enseignement supérieur et pas de validation de son année.

Au lycée

Les prépas installées dans des lycées concernent essentiellement les concours d'aide-soignant, d'auxiliaire de puériculture et d'infirmier. Il est également possible de préparer ce dernier concours par correspondance avec le Centre national d'enseignement à distance (Cned).

• Seules les prépas dans les lycées publics sont gratuites. Les prix dans les lycées privés varient selon la formule proposée. ■

INFOS +

De nouvelles modalités d'admission ?

Une première année de formation commune à différents cursus paramédicaux (hormis infirmier) pourrait être créée (*lire p. 119*).

Les BTS, DTS et DUT

Aux côtés des nombreux diplômes accessibles sur concours d'entrée, ces trois voies de formation permettent, en 2 ou 3 ans après le bac, d'exercer une profession paramédicale.
À la clé : des diplômés rapidement opérationnels, à condition de tenir le rythme.

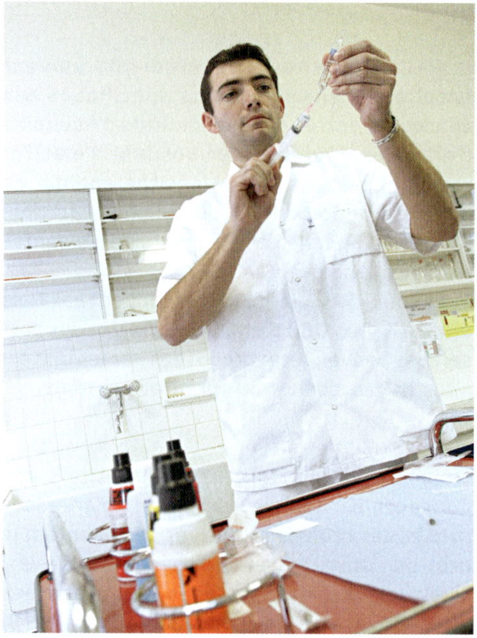

© Jérôme Pallé / Onisep

BTS et DTS : moins connus mais courus

Six brevets de technicien supérieur (BTS) mènent aux carrières paramédicales : les BTS analyses de biologie médicale ; diététique ; opticien-lunetier ; prothésiste dentaire ; podo-orthésiste ; prothésiste-orthésiste. Ils se préparent en 2 ans, voire en 3 ans pour les deux derniers, en section de techniciens supérieurs (STS), en lycée ou dans des écoles privées. Par ailleurs, un diplôme de technicien supérieur (DTS) en imagerie médicale se prépare en 3 ans post-bac dans une trentaine de lycées.

L'enseignement professionnel représente deux tiers du volume des cours, et le cursus est sanctionné par un examen national. Avec un budget suffisant, l'étudiant a intérêt à postuler dans le public et dans le privé, le premier, gratuit, étant souvent pris d'assaut. Dans le privé, vous devrez débourser en moyenne entre 2 000 et 6 000 € par an.

DUT : un diplôme, plusieurs options

Les universités proposent un diplôme universitaire de technologie (DUT) en génie biologique. Il se prépare en 2 ans dans un institut universitaire de technologie (IUT). Ce DUT se décline en six options, dont analyses biologiques et biochimiques, et diététique, que les étudiants choisissent à l'issue d'une 1re année commune. Ce n'est donc qu'en 2e année que les effectifs de la promotion sont répartis entre les différentes filières et que le programme se recentre sur le métier visé. Les frais d'inscription correspondent aux droits universitaires (183 € en 2013-2014). Le diplôme est délivré au terme d'un contrôle continu et d'évaluations semestrielles.

Un enseignement concret

Stages, TD, TP, projets tutorés, intervenants en poste… ces diplômes ciblent un métier précis. Sans négliger les matières générales (français, maths, physique, langues vivantes, etc.), le programme répond au plus près à la demande des professionnels et privilégie la pratique : entre une dizaine et une trentaine de semaines de stage obligatoires pour valider le diplôme. Pour renforcer la place de la pratique au cours du cursus (TP, stages, projets tutorés), certaines formations - notamment le BTS prothésiste-orthésiste ou le DTS imagerie médicale et radiologie thérapeutique - se préparent en 3 ans au lieu de 2.

Beaucoup de candidats

Bien que ces formations ne recrutent pas leurs étudiants sur concours, les places y sont chères. Deux raisons à cette sélection : le petit nombre d'établissements qui préparent au diplôme (deux établissements pour le BTS podo-orthésiste, 12 pour le DUT option diététique) et le succès de certains métiers (opticien-lunetier). Pour être admis, le bac suffit, et BTS et DUT du secteur ne restreignent pas leur choix aux seuls bacheliers S. Pour autant, un premier tri est effectué sur dossier. Les notes obtenues au lycée sont donc déterminantes. Assiduité, appréciations des professeurs et surtout lettre de motivation argumentée pèsent lourd dans la décision du jury.

Des cours bien encadrés

Aucune appréhension à avoir : l'ambiance en BTS comme en DUT ressemble aux années de 1re et de terminale. Une trentaine d'étudiants par classe, des professeurs qui connaissent chaque élève par son nom, des devoirs relevés et notés, etc. Cependant, le rythme de travail s'intensifie nettement par rapport au lycée, avec 35 heures de cours hebdomadaires en moyenne, des périodes de stage et beaucoup de travail personnel à fournir pour s'approprier un grand nombre de nouvelles matières scientifiques et techniques.

En apprentissage aussi

Certaines de ces formations peuvent se préparer en contrat d'apprentissage. Dans ce cas, les élèves alternent des périodes de cours et d'autres en tant que salariés d'une entreprise. La formule n'est pas de tout repos : les élèves doivent parvenir à absorber le programme scolaire sur une période très concentrée. En contrepartie, la scolarité est gratuite et l'apprenti perçoit une rémunération. Il faut avoir trouvé une société d'accueil au plus tard dans les 2 mois qui suivent la rentrée.

Étendre ses compétences

Dans le paramédical, BTS et DUT permettent de s'insérer directement sur le marché du travail. Et pour certains métiers (opticien-lunetier, diététicien, prothésiste-orthésiste), il n'est pas rare que les étudiants trouvent un employeur prêt à les accueillir avant même la fin de leur cursus.
Des possibilités de poursuite d'études existent néanmoins. Licence pro, certificat de qualification professionnelle... ces voies procurent aux étudiants des compétences plus pointues dans leur activité, une spécialisation vers certaines applications du métier (vers l'industrie pour l'analyse biomédicale, par exemple) ou des compétences reconnues à l'international (pour l'optique). ■

INFOS +

Inscriptions : le réflexe APB

L'admission en IUT et en STS, publics ou privés sous contrat, se fait *via* le portail www.admission-postbac.fr, dès janvier : saisie des vœux, constitution d'un dossier... Pour le privé hors contrat, il faut s'adresser à chaque établissement (voir notre carnet d'adresses). Les premiers arrivés sont souvent les premiers servis.

SIX BTS ET UN DTS À LA LOUPE

Six BTS et un DTS permettent d'accéder à des fonctions bien précises du paramédical. 2 à 3 ans d'études jalonnés de nombreux stages.

BTS opticien-lunetier

Où ?

Dans 64 établissements (dont 28 en apprentissage) publics et privés.

Pour qui ?

Bacheliers S (35 %), STG/STMG (13 %), STI2D (6 %) et STL optique. Moins nombreux, les ES et quelques L y réussissent bien. Un tiers des élèves viennent du supérieur, la majorité de l'université. Les notes et appréciations du lycée sont prises en compte dans la sélection. L'entretien permet d'évaluer la motivation et de déceler la fibre commerçante des candidats.

Quel programme ?

Les enseignements sont scientifiques, techniques et commerciaux. Les étudiants découvrent beaucoup de matières : sur 35 heures hebdomadaires, la moitié est consacrée à l'analyse de la vision (ce que voit un œil en fonction de différents paramètres physiques) et à l'étude de l'optique géométrique et physique (choix des verres correcteurs, prise de mesures et adaptation, etc.). Des cours en communication et en gestion permettent d'acquérir les compétences indispensables à la gestion d'un commerce d'un point de vue juridique, comptable et marketing.
6 semaines de stage en fin de 1re année. Réussite à l'examen : 78 % scolaires, 56 % apprentis en 2012.

Et après ?

Certificat de qualification professionnelle (CQP) responsable commercial ou technique d'un magasin d'optique ; licence pro optique professionnelle ou métiers de l'optique (1 an).

TÉMOIGNAGE

S'accrocher !

« C'est un BTS très exigeant. De bonnes bases scientifiques sont nécessaires. Mais, surtout, il ne faut pas rester au rythme du lycée. Comptez 35 heures de cours par semaine (ou 16 heures en alternance) et ajoutez une vingtaine d'heures de travail personnel. Les étudiants doivent se mettre au diapason et s'accrocher pour réussir : on n'obtient pas aussi facilement 10 de moyenne en BTS qu'au lycée. Je préviens toujours les élèves en entretien : commencez à faire des fiches de révision dès la semaine de la rentrée ! »

Caroline Dedaj, responsable adjointe section optique Efso de Lyon

À SAVOIR...

Prévoir des frais supplémentaires

En plus des frais de scolarité, qui peuvent atteindre 6 000 € l'année dans le privé, certaines filières de formation (opticiens-lunetiers, orthoprothésistes et podo-orthésistes) exigent, dès la 1re année, d'investir dans une mallette contenant du matériel et des outils spécifiques à l'exercice de la profession (petits tournevis, pinces adaptées, etc.). Compter entre 250 et 350 €. L'achat de tenues adaptées au travail en atelier (environ 50 €) et les frais de transport ou d'hébergement pour certains stages peuvent alourdir la note.

BTS podo-orthésiste

Où ?

Dans 2 établissements public et privé.

Pour qui ?

Des bacheliers S, STI2D, ST2S, éventuellement les titulaires du DT prothésiste-orthésiste. Certains admis sont des étudiants réorientés, issus de la fac de médecine ou d'écoles paramédicales. Sélection sur dossier et entretien de motivation. Sous statut scolaire.

Quel programme ?

Cette formation dure 3 ans au lieu de 2 ans. Les enseignements professionnels dominent : technologie des matériaux, conception, fabrication et adaptation des appareils correcteurs, dessins techniques, conception de semelles orthopédiques, etc. Ces disciplines techniques permettent d'appréhender les différents procédés de fabrication en fonction des matériaux utilisés, puis de fabriquer chaussures et semelles orthopédiques en atelier.

Une grande partie des cours théoriques est consacrée aux connaissances médicales : anatomie, physiologie, pathologies médicales et chirurgicales, et rééducation. L'économie de l'entreprise (comptabilité-gestion, législation, déontologie) tient une bonne place en raison du caractère commercial de la profession.

32 semaines de stage dans des entreprises de podo-orthèse ou dans des établissements de rééducation. Ces stages sont de plus en plus tournés vers la prise en charge du patient. Réussite à l'examen : 97 % en 2012.

Et après ?

Insertion professionnelle facile à des postes d'applicateur, à condition d'être mobile. ■

TÉMOIGNAGE

Travaux manuels et CAO

« Organisée principalement autour des connaissances médicales et des travaux pratiques, la formation du technicien supérieur en podo-orthèse permet d'acquérir une démarche conceptuelle et des processus de fabrication. En 1re et 2e années, les étudiants apprennent les bases nécessaires à la réalisation des appareillages à travers des travaux manuels, mais aussi l'utilisation de logiciels de conception assistée par ordinateur (CAO). La 3e année de formation est consacrée à l'accueil de patients pour lesquels sont réalisées des chaussures thérapeutiques sur mesure ou des orthèses plantaires. »

Martine Ouanson, chef de travaux au lycée d'Alembert à Paris

À SAVOIR...

Une épreuve en situation

Le jour de l'examen des BTS podo-orthésiste et prothésiste-orthésiste, les épreuves des travaux pratiques se font en présence de patients, parfois en milieu hospitalier. Le candidat s'approprie la prescription médicale, analyse les éléments du dossier, prend une empreinte, la mesure, réalise une forme, exécute l'appareillage avant de l'essayer sur le patient. Il doit ensuite justifier et expliquer ses choix devant le jury.

SIX BTS ET UN DTS À LA LOUPE (suite)

BTS prothésiste-orthésiste

Où ?
Dans 4 établissements (dont 2 en apprentissage) publics et privés.

Pour qui ?
Les bacheliers S (20 %), STI2D ou ST2S avec un bon niveau en maths et en physique, éventuellement les titulaires du DT prothésiste-orthésiste. La majorité des admis a une première expérience de la vie active ou a déjà entrepris des études supérieures dans un domaine connexe (ergothérapie, kiné, médecine, STAPS). Admission sur dossier et entretien. En raison du petit nombre d'établissements, forte sélection à l'entrée. 1 élève sur 4 suit la formation en apprentissage.

Quel programme ?
Cette formation dure 3 ans au lieu de 2 habituellement en BTS. Plus de la moitié des cours portent sur l'apprentissage des technologies professionnelles : étude de la fabrication des prothèses et des orthèses, prise de mesures, moulage, fabrication, adaptation de l'appareillage. Une part importante de la formation est consacrée aux connaissances médicales (anatomie, physiologie, rééducation fonctionnelle...) et aux sciences appliquées (physique, mécanique, résistance des matériaux, etc.).
10 à 12 semaines de stage par an dans des ateliers de fabrication de prothèses et d'orthèses, ou des centres hospitalo-universitaires (CHU). Un stage de 3 semaines à visée humanitaire est obligatoire en 2e année. Réussite à l'examen : 95 % (statut scolaire), 90 % (apprentissage) en 2012.

Et après ?
Insertion professionnelle en tant que prothésiste-orthésiste à son compte ou employé dans une entreprise agréée ou un centre d'appareillage.

BTS prothésiste dentaire

Où ?
Dans 10 établissements (dont 8 en apprentissage). Première session de ce diplôme en juin 2014.

Pour qui ?
Les titulaires du bac pro prothèse dentaire (possédant les prérequis). Au CFA des Yvelines, les titulaires d'un autre bac ont la possibilité de préparer ce bac pro en 2 ans avant d'intégrer le BTS. Admission sur dossier pour les formations sous statut scolaire : nombreuses candidatures pour une quinzaine de places en moyenne.

Quel programme ?
Pendant les 2 ans, l'enseignement général (physique et chimie appliquées, langue vivante) représente 10 % du programme, l'essentiel de la formation étant centré sur l'enseignement professionnel. Celui-ci inclut des sciences appliquées (anatomie, occlusion dentaire, imagerie, microbiologie et physiopathologie), la connaissance du milieu professionnel (gestion de l'entreprise et d'une équipe, relations clients et fournisseurs, réglementation, sécurité et démarche qualité) et surtout la technologie professionnelle.
Par le biais de cours et de travaux en atelier, les étudiants apprennent à concevoir et à fabriquer tous types de prothèses dentaires, y compris en conception et fabrication assistées par ordinateur (CFAO). Un projet professionnel conduit à la réalisation de trois pièces de maîtrise (bagues, couronne, prothèse amovible). La formation sous statut scolaire comporte 16 semaines de stage.

Et après ?
Insertion professionnelle au sein de laboratoires industriels ou artisanaux, cabinets dentaires, centres de soins. Évolution vers des postes de chef de laboratoire ou vers l'installation en libéral.

BTS diététique

Où ?

Dans 57 établissements publics et privés.

Pour qui ?

En majorité des bacheliers S (22 %), ST2S (19 %) et STG/STMG (16 %). Environ 12 % des admis ont déjà entrepris des études supérieures. Admission sur dossier et éventuellement entretien de motivation.

Quel programme ?

Ancré diététique dès la 1re année, un tiers du programme aborde la biochimie-biologie et les bases physiopathologiques. En 2e année, les cours se recentrent sur la nutrition et l'alimentation : techniques culinaires, régimes, besoins nutritionnels et apports recommandés aux différentes catégories d'individus en fonction de l'âge, de l'état physiologique, du mode de vie, etc. S'y ajoutent des cours de français, de sciences humaines (psychologie, étude du comportement alimentaire) et d'économie-gestion (stratégie d'entreprise, cadre juridique).
6 semaines de stage en restauration collective en 1re année et 14 semaines en 2e année, dont 10 en diététique thérapeutique (régimes, troubles de l'alimentation, diabète). L'ensemble de ces stages donne lieu à un mémoire, d'une centaine de pages, soutenu à l'oral lors des épreuves du BTS. Réussite à l'examen : 65 % (statut scolaire) en 2012.

Et après ?

Poursuite d'études possible en licence pro (1 an), principalement dans le domaine de l'agroalimentaire, spécialités hygiène et sécurité des productions agroalimentaires, sécurité et prévention du risque alimentaire, nutrition appliquée, etc.

Diplôme proche

DUT génie biologique option diététique (*lire p. 115*). ■

BTS analyses de biologie médicale (ABM)

Où ?

Dans 38 établissements (dont 6 en apprentissage) publics et privés.

Pour qui ?

Les bacheliers STL (46 %), S (23 %), ST2S (11 %). 19 % des élèves viennent du supérieur, en majorité de l'université. Sélection sur dossier. En moyenne, 850 dossiers pour 30 places par établissement, mais le désistement de candidats mieux classés peut en libérer.

Quel programme ?

Les trois quarts des enseignements sont professionnels. Au cœur de la formation : hématologie (étude du sang), immunologie (comment notre organisme lutte contre les infections) et bactériologie (recherche d'agents pathogènes présents dans des prélèvements biologiques). La physiologie et la biochimie (étude des molécules du vivant) sont enseignées conjointement, car le dosage de certaines molécules participe à l'exploration de la fonction de nombreux organes : foie, rein, poumons, cœur. Et aussi : français, maths, sciences physiques et chimiques.
12 semaines de stage en laboratoire : accueil du patient, réalisation ou réception du prélèvement, enregistrement des dossiers, étapes de la réalisation technique des analyses et démarches qualité. Réussite à l'examen : 89 % (statut scolaire), 76 % (apprentissage) en 2012.

Et après ?

Poursuite d'études possible en licence pro (1 an) industries chimiques et pharmaceutiques ou analyses physico-chimiques ou développement du médicament, etc.

Diplômes proches

DE de technicien de laboratoire médical (*lire p. 102*) ; DUT génie biologique option analyses biologiques et biochimiques (*lire p. 115*) ; BTS bioanalyses et contrôles. ■

SIX BTS ET UN DTS À LA LOUPE (suite)

DTS imagerie médicale et radiologie thérapeutique

Où ?

Dans 28 établissements (dont 1 en apprentissage) publics et privés. La scolarité, le plus souvent gratuite, atteint environ 7 000 € dans l'école la plus chère.

Pour qui ?

Les bacheliers S (35 %) et ST2S (25 %), puis STL (7 %). Sélection, sévère, sur dossier et entretien de motivation. 11 % des élèves viennent du supérieur, en majorité de l'université.

Quel programme ?

La formation dure 3 ans (sur la base de 35 heures hebdomadaires). Le DTS correspond à 180 crédits européens ECTS (niveau licence). La formation professionnelle est organisée sur le principe de l'alternance entre des périodes d'enseignement (60 semaines) et des périodes de stage en milieu professionnel (60 semaines).

L'objectif est double : l'acquisition des techniques de soins à visées diagnostique et thérapeutique (en imagerie médicale, médecine nucléaire, radiothérapie, explorations fonctionnelles), mais aussi des méthodes de prise en charge des patients (analyse de situations cliniques, radioprotection, démarche qualité, relation de soin, etc.). Le programme comporte des enseignements de physique, d'anatomie, de physiologie, de biologie, de sciences humaines et de droit.

Et après ?

Insertion professionnelle au sein de centres d'imagerie ou de structures de soins. Poursuite d'études : master innovations technologiques, imagerie (parcours manipulateur radio expert) à Grenoble, master physique et technologie des rayonnements pour l'industrie et la physique médicale à Clermont-Ferrand.

Diplôme proche

Ce diplôme est calqué sur le DE de manipulateur d'électroradiologie médicale (*lire p. 98*). Une voie unique de formation devrait ultérieurement conduire au DE. ■

TÉMOIGNAGE

50 % de pratique

Toutes les 3 ou 4 semaines, les étudiants s'initient progressivement à leur futur métier en milieu professionnel, accompagnés par leur tuteur et par des médecins. Dès le 1er semestre, ils effectuent un stage d'observation de 3 semaines. Ensuite, plus on avance dans la formation, plus la pratique prend de l'importance. Alors que le 1er semestre comporte 14 semaines de cours et 6 semaines de stage, au 6e semestre le rapport est inversé. Les étudiants apprécient d'aborder concrètement toutes les techniques (imagerie, scanographie, radiothérapie, médecine nucléaire) dans diverses situations professionnelles (urgence, diagnostic, surveillance de pathologie chronique).

Valérie Hueber, chef de travaux au lycée Pierre-Gilles de Gennes-ENCPB à Paris

À SAVOIR

BTS SP3S : administration et encadrement

Les diplômés du BTS services et prestations des secteurs sanitaire et social travaillent en étroite collaboration avec les professionnels de santé, les travailleurs sociaux et les partenaires institutionnels en participant à la gestion administrative et comptable, à la démarche qualité et à l'animation des équipes. Ils exercent dans différentes structures : mutuelles, structures de soins, centres d'action sociale, services de protection de la jeunesse, établissements médico-sociaux, entreprises d'aide à la personne.

LE DUT

La 1re année de tronc commun du DUT génie biologique est suivie d'une 2e année de spécialisation. Les étudiants peuvent alors opter pour les options analyses biologiques et biochimiques, ou diététique.

DUT génie biologique

Pour qui ?
Les bacheliers S, STL, STAV, mais également ST2S. Accès sur dossier, entretien, voire tests.

Quel programme ?
4 semestres de spécialisation progressive. La 1re année est commune aux cinq options de ce DUT avec des enseignements de base en maths et physique appliquées, chimie, biochimie, biologie et physiologie, microbiologie et immunologie. Dès le 2e semestre, les étudiants suivent aussi des cours spécifiques à l'option choisie, comme identification et analyse de micro-organismes, extraction et dosage de composés organiques, pour l'option ABB ; valeur nutritionnelle des aliments, équilibre des menus pour l'option diététique. Le passage en 2e année est conditionné par la validation des 2 premiers semestres en contrôle en cours de formation (CCF).

> Option analyses biologiques et biochimiques (ABB)

Où ?
Dans 21 établissements publics (IUT).

Pour qui ?
Bacheliers S (76 %), STL (21 %), ST2S et STAV.

Quel programme ?
Approfondissement des connaissances en chimie, biochimie, biologie moléculaire et cellulaire, microbiologie médicale, immunologie, etc. Les étudiants apprennent à réaliser des analyses biochimiques et immunologiques (manuelles et automatisées), à conduire un protocole expérimental *in vivo* ou *in vitro*, à appliquer des techniques d'identification bactérienne et fongique, etc.

10 semaines de stage au minimum. Les étudiants doivent également obtenir le certificat de capacité pour effectuer des prélèvements sanguins. L'IUT prépare à l'examen, mais les épreuves (un écrit, un stage et une épreuve pratique) sont organisées par les agences régionales de santé (ARS).

Et après ?
Licence professionnelle ; école d'ingénieurs spécialisée en biologie, sciences de la vie, technologies de l'eau, prévention des risques, environnement, etc.

Diplômes proches
DE de technicien de laboratoire médical (*lire p. 102*) ; BTS analyses de biologie médicale (*lire p. 113*).

TÉMOIGNAGE

Un semestre pour se décider

« Nous demandons aux élèves de se positionner sur l'option qu'ils envisagent de suivre en 2e année dès leur sélection pour s'assurer de l'équilibre des classes. Le profil des étudiants est globalement le même : bacheliers S et STL sont largement majoritaires dans les deux options. La diététique attire toutefois davantage les étudiants qui désirent être au contact des patients. Ils peuvent revenir sur leur choix pendant le 1er semestre, mais cela arrive très rarement. La spécialisation commence à partir des vacances de Pâques lorsqu'ils sont inscrits dans des cours de "préoption". »

Martine Hollande, secrétariat pédagogique du département génie biologique de l'IUT de Lille

LE DUT (suite)

DUT génie biologique

› Option diététique

Où ?

Dans 12 établissements publics (IUT).

Pour qui ?

Une majorité de bacheliers S (90 %), puis des STL (8 %) et quelques STAV.

Quel programme ?

L'objectif des enseignements spécialisés des 3e et 4e semestres est de connaître les besoins alimentaires de base d'un individu, la composition en nutriments de chaque aliment et les principales pathologies liées à la nutrition. Les diplômés devront aussi être capables de définir un régime adapté au patient, d'animer des programmes d'éducation nutritionnelle ou encore de mettre en place des règles de qualité et d'hygiène en cuisine collective.

15 semaines de stage, dont 8 en secteur thérapeutique ou hospitalier, dans toute la France.

À noter : même si les études en IUT sont peu onéreuses, certains frais sont à prévoir : tenue professionnelle pour les TP de techniques culinaires, livres spécialisés, etc.

Et après ?

Polyvalent, le DUT permet davantage de poursuites d'études que le BTS diététique, plus pointu. Licence professionnelle en alimentation et santé, sécurité alimentaire, gestion de la qualité, pratiques de soins (1 an) ; DU nutrition du sportif ; école d'ingénieurs (3 ans).

Diplôme proche

BTS diététique (*voir p. 113*).

TÉMOIGNAGE

Du goût pour la diététique

« Sur 1 500 candidatures, nous retenons 150 étudiants en 1re année. Dans un premier temps, nous sélectionnons sur dossier, en regardant le niveau dans les disciplines scientifiques, ainsi que les appréciations. Sachant que notre formation débouche sur un métier, nous attendons que la lettre de motivation du candidat atteste d'un vrai projet professionnel. Il peut avoir fait un stage, s'être renseigné sur le métier, avoir rencontré des gens en poste, des entreprises. Un candidat peut aussi nous expliquer comment, durant son parcours, il a été sensibilisé à la diététique. »

Jean Lesage, directeur des études à l'IUT de Lille

AIDE AU CHOIX

Technicien en analyses biomédicales : un métier, trois diplômes

	DE de technicien de laboratoire médical	BTS analyses de biologie médicale	DUT génie biologique option analyses biologiques et biochimiques
Durée	3 ans	2 ans	2 ans (dont une 1re année commune à toutes les options du DUT)
Établissements	4 instituts de formation, dont 3 publics	38 lycées, en majorité publics	21 instituts universitaires de technologie (IUT)
Frais de scolarité	Peuvent être très élevés (jusqu'à 3 800 € par an)	Peuvent être très élevés dans certains établissements (jusqu'à 5 550 € par an)	Droits universitaires (183 € en 2013-2014)
Mode de sélection	Sur concours	Sur dossier	Sur dossier, entretien, éventuellement tests
Profil des admis	78 % de S, 17 % STL (sur effectif total), en 2011	Une majorité de bacheliers STL (46 %), S (23 %), ST2S (11 %), en 2012	Surtout des bacheliers S (76 %), STL (21 %), ST2S et STAV, en 2011
Nombre de places en 1re année	46 places en 2011 pour les nouveaux bacheliers*	819 places en 2012 pour les nouveaux bacheliers	415 places en 2011 pour les nouveaux bacheliers
Stages	32 semaines	12 semaines	10 semaines
Validation	Contrôle continu + épreuves ponctuelles	Examen	Contrôle continu
Taux de réussite	93 % en 2011	89 % (statut scolaire), 76 % (apprentissage) en 2012	NC
Débouchés (grandes tendances)	Laboratoires hospitaliers	Laboratoires privés	Poursuites d'études ou activités dans des secteurs plus variés comme l'agroalimentaire, l'environnement, les industries pharmaceutiques
Le plus		Apprentissage proposé dans certains établissements	Formation plus large

* La majorité des élèves a un niveau supérieur au bac.
NC : non communiqué.

AIDE AU CHOIX

Diététicien : un métier, deux diplômes

	BTS diététique	DUT génie biologique option diététique
Durée	2 ans	2 ans (dont une 1re année commune à toutes les options du DUT)
Établissements	57 lycées, en majorité privés	12 instituts universitaires de technologie (IUT)
Coûts de scolarité	Peuvent être très élevés dans certains établissements privés (jusqu'à 5 700 € par an)	Droits universitaires (183 € en 2013-2014)
Mode de sélection	Sur dossier, éventuellement entretien	Sur dossier, entretien, éventuellement tests
Profil des admis	Une majorité de bacheliers S (22 %), ST2S (19 %) et STG/STMG (16 %) en 2012	Une majorité de bacheliers S (90 %), puis des STL (8 %) et STAV en 2011
Nombre de places en 1re année	638 places en 2012 pour les nouveaux bacheliers	63 places en 2011 pour les nouveaux bacheliers
Stages	20 semaines	15 semaines
Validation	Examen	Contrôle continu
Taux de réussite	65 % en 2012	NC
Le plus	Ancré diététique dès la 1re année	La 1re année généraliste favorise la poursuite d'études

NC : non communiqué.

INFO RÉFORME

Intégration des formations au schéma LMD

Depuis 2009, les programmes des formations paramédicales sont progressivement redéfinis. Parallèlement à cette refonte, les diplômes sont intégrés dans le schéma LMD (licence, master, doctorat).

Les DE d'infirmier, d'ergothérapeute, de pédicure-podologue, de manipulateur en électroradiologie, ainsi que le DTS imagerie médicale et radiologie thérapeutique, conduisent au niveau de la licence. Le certificat de capacité d'orthophoniste se prépare désormais en 5 ans avec une reconnaissance au grade de master. Le diplôme d'État d'infirmier anesthésiste rénové se situe au niveau du master.

Un projet, en cours en 2013, prévoit un DE de masseur-kinésithérapeute en 4 ans, qui permettrait l'obtention de 240 crédits ECTS et l'inscription directe en master 2. La redéfinition des cursus de psychomotricien, d'orthoptiste, d'audioprothésiste et de puériculteur est à l'étude. La refonte du DE d'infirmier de bloc opératoire et de la formation de cadre de santé est prévue.

Ces différentes évolutions répondent à différents enjeux :

- adapter les formations à l'évolution des compétences des métiers ;
- créer des passerelles de formation pour faciliter les réorientations en cours d'études, les déroulements de carrière ou les changements de métier ;
- rapprocher les filières paramédicales afin de favoriser l'émergence d'une culture et de modes de travail communs ;
- permettre l'accès à un parcours orienté vers la recherche, *via* la préparation de masters ;
- favoriser la libre circulation des professionnels de santé dans l'Union européenne.

Nouveaux modes d'admission à l'étude

La loi du 22 juillet 2013 relative à l'enseignement supérieur et à la recherche permet d'expérimenter, pendant 6 ans, des modalités particulières d'admission dans certaines formations paramédicales (sauf infirmier).

Une 1re année commune à ces formations pourrait être créée. Un arrêté doit fixer la liste des filières concernées et un décret définira ces nouvelles modalités.

Pour suivre la réforme des formations paramédicales, consulter : www.onisep.fr/paramedical.

Le Centre de la formation et du développement des compétences de l'AP-HP

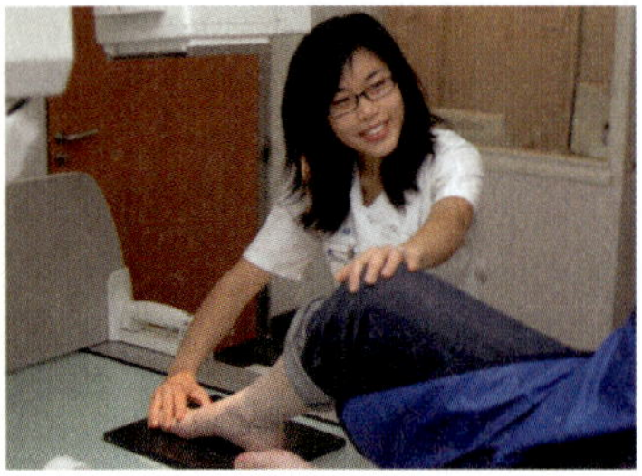

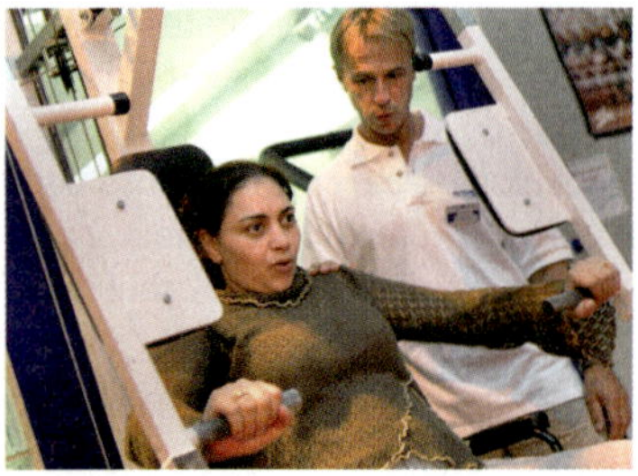

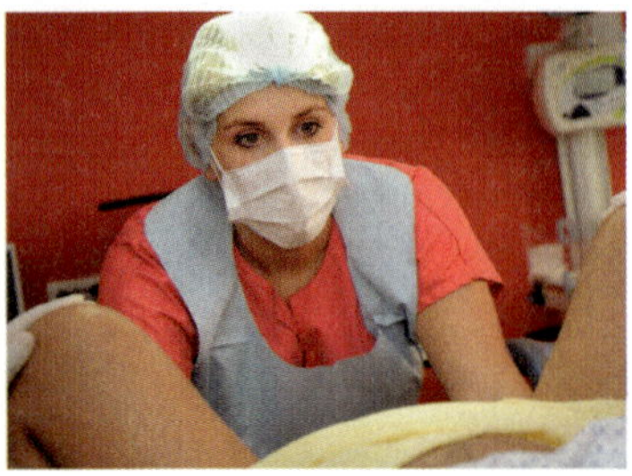

Le Centre de la formation et du développement des compétences de l'AP-HP (Assistance Publique – Hôpitaux de Paris) est le plus important centre de formation paramédical de France.

Près de 800 professionnels sont au service de plus de 8000 étudiants à qui sont délivrés, en fin de cursus, des diplômes professionnels d'État dans ses 40 instituts (Formation des infirmiers et infirmiers spécialisés, des auxiliaires de puériculture, des aides-soignants, des techniciens de laboratoire médicaux, des manipulateurs en électroradiologie médicale, des préparateurs en pharmacie hospitalière, des masseurs kinésithérapeutes, des sages femmes, des assistants socio éducatifs, des cadres de santé).

Ce centre de formation dispose d'importantes ressources documentaires et pédagogiques, et délivre aussi des formations continues aux professionnels de santé.

Il organise lui-même ses concours d'entrée dans les formations initiales diplômantes, est agréé par l'Agence Régionale de Santé de l'Île-de-France et la Région Île-de-France, et est partenaire des 7 universités franciliennes disposant d'une composante santé.

Pour en savoir plus :
http://formation.aphp.fr/ecoles/index.php

EMPLOI

Être là pour l'autre

« Le fondement de ces carrières est le lien avec une personne en situation de vulnérabilité. Plus que la difficulté physique, réelle, il faut être capable de supporter cette charge émotionnelle. Cela nécessite une prise de conscience de chacun, en amont de la formation. Le meilleur moyen de la provoquer est de faire des visites aux malades, d'être bénévole en maison de retraite ou aide à domicile, durant un stage, un job d'été ou dans une association. »

Jean-Louis Santiago, directeur du Centre de la formation et du développement des compétences à l'AP-HP de Paris

Tester ses idées reçues

« Un conseil à un jeune souhaitant devenir pédicure-podologue ? Contacter un professionnel installé. La meilleure façon de savoir si l'on est fait pour un métier est de partager le quotidien d'un praticien. Ma profession, par exemple, est peu connue des jeunes, et ce genre d'expérience est un bon moyen de dépasser les clichés. Certains pensent encore, très sincèrement, que le pédicure-podologue travaille dans l'esthétique et la beauté, et non dans le paramédical... »

Élise Coppa, pédicure-podologue en libéral à Mommenheim (67)

Se spécialiser... ou non

« Notre formation d'orthophoniste est la même pour tous : elle nous permet de pouvoir traiter toutes les pathologies. Après, il faut savoir qu'exercer en zone rurale implique de soigner des patients très différents, des enfants aux personnes âgées. Chaque orthophoniste est alors généraliste, il n'y a pas de spécialisation. Alors qu'en centre urbain, au contraire, on est amené, malgré soi ou parfois par choix, à ne faire qu'un certain type de rééducation. »

Nicolas Kempa, orthophoniste en libéral à Brioude (43)

CONSEILS DE PROS

Échanger entre confrères

« J'exerce dans un centre de rééducation qui accueille six ergothérapeutes, neuf masseurs-kinésithérapeutes, trois orthophonistes, trois neuropsychologues, deux psychologues et une orthoptiste. On travaille en collaboration : un patient peut être vu par tous les professionnels. De ce point de vue, la prise en charge est donc très complète. Côté praticiens, cela demande beaucoup de communication. Cet esprit d'équipe plaît souvent. »

Mélanie Chenu, ergothérapeute en centre de rééducation fonctionnelle à Évry (91)

Confronter sa pratique

« Pour lutter contre l'isolement et échapper à la routine du cabinet, je rencontre régulièrement d'autres audioprothésistes. Nous évoquons nos cas difficiles, exposons le compte-rendu de séances... Cela demande un certain investissement sur son temps personnel. Mais comme ça, je ne reste pas enfermée dans ma tour d'ivoire. Je pense qu'il est essentiel de développer de nouvelles pratiques et de croiser les points de vue pour le bien de nos patients. »

Nathalie Lafleur, audioprothésiste en libéral à Paris

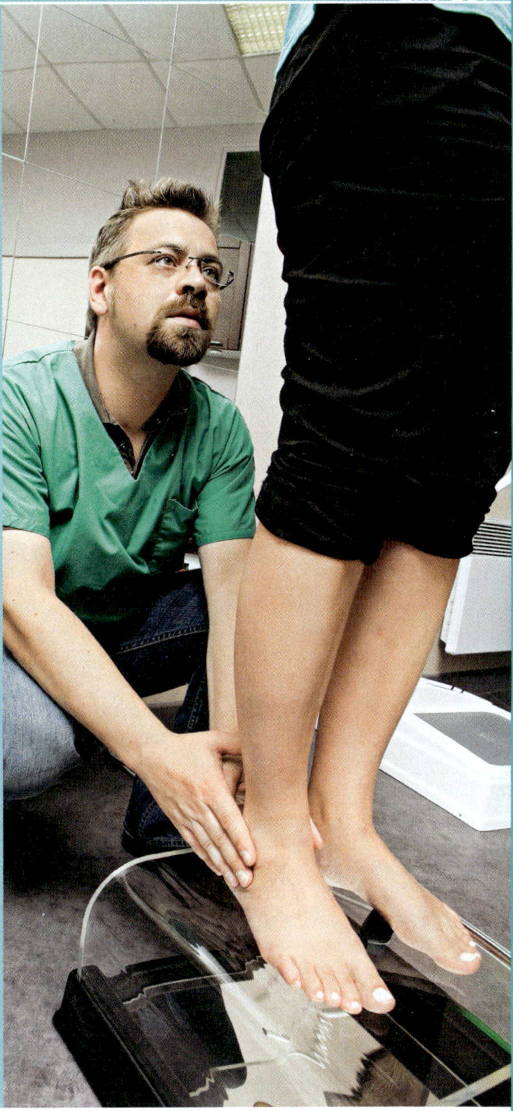

QU'ATTEND-ON DE MOI ? COMMENT ME POSITIONNER ?
LES RÉPONSES AUX QUESTIONS QUE VOUS POUVEZ VOUS POSER.

Les débouchés

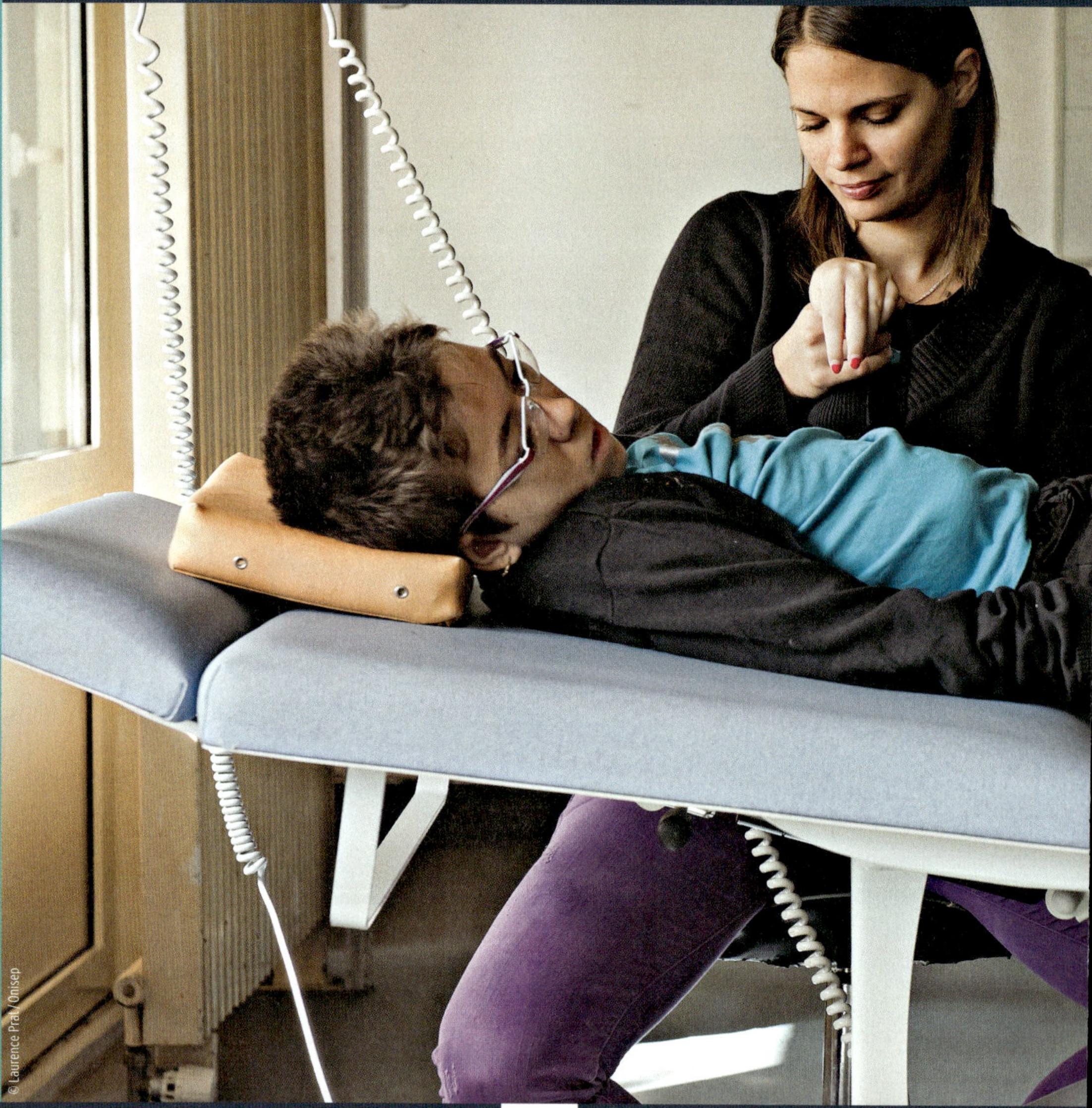
© Laurence Prat/Onisep

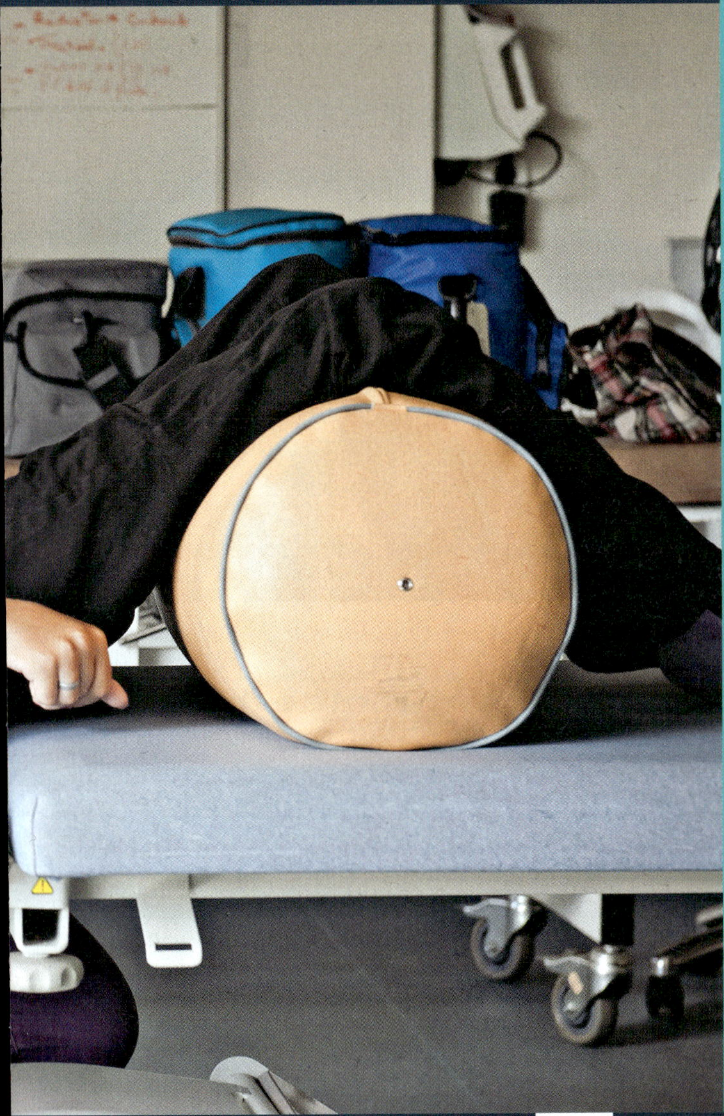

ESSOR DURABLE

LE VIEILLISSEMENT DE LA POPULATION ASSURE L'AUGMENTATION DE L'OFFRE DE SOINS. RÉSULTAT : À L'HÔPITAL, DANS LES CENTRES DE SANTÉ OU EN LIBÉRAL, LES BESOINS EN « PARAMÉDICAUX » SONT CRIANTS.
UNE AUBAINE POUR LES JEUNES DIPLÔMÉS DE CES FILIÈRES, SURTOUT S'ILS SONT MOBILES ET SPÉCIALISÉS DANS LA PRISE EN CHARGE DU 3E ÂGE.
EN LIGNE DE MIRE : DES FORMES ALTERNATIVES D'EXERCICE ET DES COMPÉTENCES ÉLARGIES.

Les acteurs du secteur

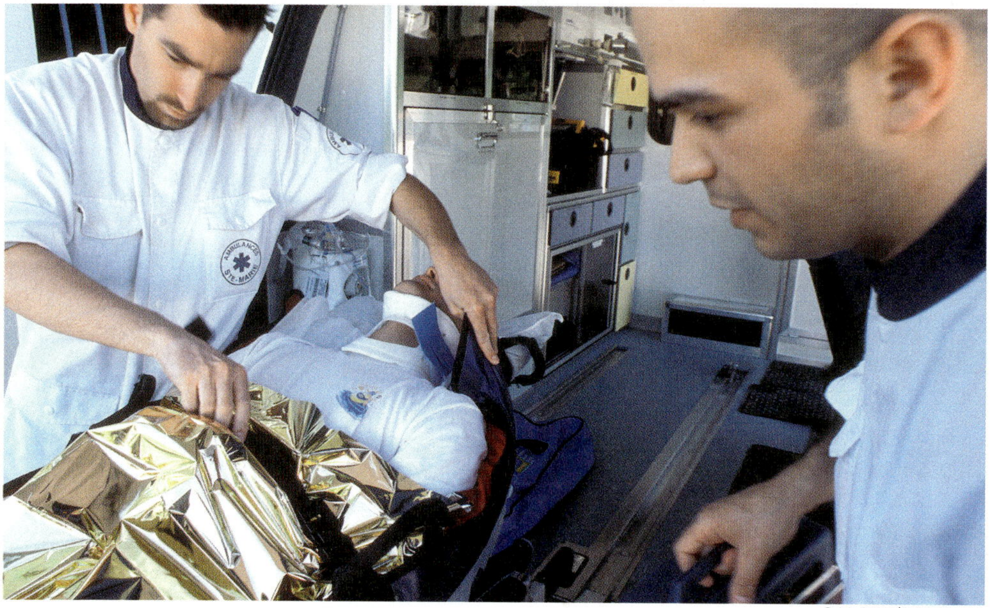

© J.-L. Franco / Onisep Limoges

Qui dit secteur poids lourds dit employeurs multiples. Fonction publique, collectivités territoriales, maisons de retraite, associations, cabinets, commerces... la liste est longue. Une ligne directrice : les professionnels de soins sont majoritaires dans les structures hospitalières, tandis que les spécialistes de la rééducation exercent surtout en libéral.

Hôpitaux : l'essentiel des troupes

Avec près de 3 000 établissements, les hôpitaux constituent les plus gros besoins du secteur. Infirmiers, aides-soignants, puériculteurs y sont bien sûr très présents.

Trois types de structures cohabitent : quelque 1 000 établissements publics (dont l'Assistance publique-Hôpitaux de Paris et Hôpitaux de Marseille, et les hospices civils de Lyon) ; des établissements privés à but non lucratif du secteur associatif et mutualiste ; une multitude de cliniques privées.

Fonction publique : différents statuts

Dans la fonction publique hospitalière ou territoriale (crèches, centres de protection maternelle et infantile), les évolutions de carrière et les niveaux de rémunération suivent des règles précises.
Les diplômés devront jongler entre plusieurs statuts : contractuel (équivalent du CDD dans le privé), vacataire (employé pour des missions ponctuelles) ou titulaire (fonctionnaire recruté sur concours). Les agents titulaires sont répartis en trois catégories dont dépend leur salaire : A (puériculteurs, cadres de santé) ; B (infirmiers, rééducateurs, secrétaires médicaux) ; C (aides-soignants, auxiliaires de puériculture, ambulanciers).

En libéral : à plusieurs ou en exercice mixte

Bien que minoritaire dans ce secteur, l'exercice libéral est dominant dans certaines professions, notamment les masseurs-kinésithérapeutes, dont les actes sont remboursés par la sécurité sociale. Ils sont alors rémunérés à l'acte. Pour faire face à l'important investissement financier nécessaire à toute installation, la plupart des jeunes diplômés ouvrent un cabinet – après quelques années de salariat – en collaboration avec d'autres confrères.
L'exercice mixte est aussi très prisé, en particulier par les orthophonistes, audioprothésistes et orthoprothésistes. Ils partagent alors leur emploi du temps entre leur clientèle propre en cabinet et des interventions salariées en établissement spécialisé ou à l'hôpital.

Maisons de santé : lutter contre l'isolement

Une maison pluridisciplinaire rassemble dans un lieu unique différents praticiens de santé, exerçant en libéral, avec un souci d'exercice coordonné des soins. Officient ainsi au côté de médecins généralistes ou spécialistes des infirmiers, des masseurs-kinésithérapeutes, des orthophonistes, des diététiciens, des podologues, etc. Par ailleurs, 400 maisons et pôles de santé en France sont implantés en milieu rural.

Des commerçants : indépendants ou en chaîne

Plusieurs personnels paramédicaux, notamment spécialistes de l'appareillage, doivent s'inscrire au registre du commerce lorsqu'ils exercent en libéral. À ce titre, ils ne reçoivent pas les patients en cabinet mais dirigent un atelier, un laboratoire ou un magasin (ou y sont salariés). C'est le cas des opticiens-lunetiers, des audioprothésistes, des orthoprothésistes, etc.
Deux formes d'entreprises cohabitent : les enseignes indépendantes et les chaînes de magasins (franchises, succursales, coopératives). Exemples : sur près de 11 000 magasins d'optique en France, les indépendants représentent environ 45 % des points de vente, mais les chaînes réalisent de loin le plus gros chiffre d'affaires.

L'industrie : quelques pistes

L'industrie pharmaceutique emploie un nombre important de visiteurs médicaux, mais a supprimé 2 000 postes dans la période récente.
En ciblant le domaine de la radiologie industrielle, les manipulateurs d'électroradiologie médicale peuvent également intervenir dans un service technique ou commercial.
Quant aux ergothérapeutes, ils trouvent dans la conception de produits industriels à usage domestique (ascenseurs, sanitaires), l'urbanisme et le dessin industriel d'autres formes d'exercice. ■

De belles perspectives

Un besoin massif de personnel paramédical se profile à l'horizon. Afin de mieux répondre à la demande de soins, les métiers évoluent, avec, à la clé, un élargissement des compétences exercées.

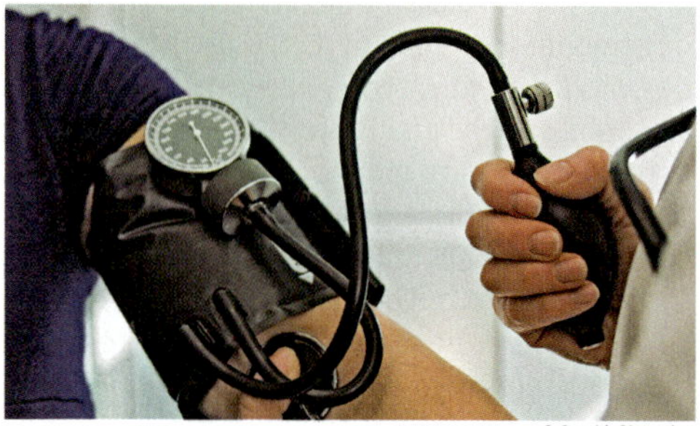

© GraphicObsession

Le paramédical, un secteur porteur ? C'est ce que démontrent les études prévisionnelles. Notamment dans la filière soignante, au sein de laquelle des départs à la retraite vont libérer un grand nombre de postes. De plus, la demande de soins s'accroît.

Les besoins évoluent

Les professions paramédicales répondent aux attentes d'une population qui vit de plus en plus longtemps. Les infirmiers sont les premiers à être confrontés aux besoins de patients en perte d'autonomie ou atteints de maladies neurodégénératives comme la maladie d'Alzheimer. Pour les épauler, des emplois d'aide-soignant sont créés dans les centres accueillant spécifiquement des personnes âgées. De même, les ergothérapeutes, les psychomotriciens et les orthophonistes travaillent de plus en plus souvent au contact de seniors. Le secteur libéral est aussi concerné. En effet, les soins à domicile se développent, que ce soit auprès de personnes dépendantes ou de patients atteints de pathologies chroniques. Or seulement 16 % des infirmiers exercent en libéral.

Les soignants en première ligne

Ce n'est donc pas étonnant que les aides-soignants et les infirmiers figurent parmi les métiers les plus porteurs en France : près de 200 000 créations d'emploi sont attendues entre 2010 et 2020, selon les projections du Commissariat général à la stratégie et à la prospective.

Il y a également de belles perspectives du côté des spécialistes de la rééducation. Dans les établissements de soins et les centres de rééducation, le déficit en masseurs-kinésithérapeutes se fait déjà cruellement sentir, ces professionnels préférant l'exercice en libéral, beaucoup plus rémunérateur.

Pour les diététiciens et les techniciens de laboratoire médical, l'offre est bien plus réduite. Les premiers répondent au développement du conseil en nutrition (*via* Internet, la restauration collective), mais ils se situent sur un marché de niche. Les seconds subissent l'automatisation des laboratoires d'analyses. On observe, cependant, un besoin marqué de techniciens pour la spécialité d'analyses en anatomo-pathologie (étude des tissus malades).

Des disparités régionales

Paradoxe du secteur : les propositions de CDI ne sont pas fréquentes, bien que les établissements médicaux manquent de personnel. Soumis à de sérieuses restrictions budgétaires, ces derniers ne peuvent pas toujours ouvrir des postes pérennes et recourent à des recrutements ponctuels (missions courtes d'intérim et CDD). Les dernières promotions d'infirmiers ont ainsi connu des difficultés d'accès à l'emploi. La démographie de la profession laisse cependant penser qu'il s'agit d'un phénomène passager.

De plus, l'offre de postes varie selon les régions. Les jeunes soignants sont ainsi très recherchés en Ile-de-France, la région ne les attirant pas, notamment parce qu'il est difficile de s'y loger. Les professions de soins bénéficient aussi de bonnes opportunités dans le Centre. *A contrario*, on observe un recul de l'emploi dans l'Ouest, le Sud-Ouest, le Sud et le Nord-Pas-de-Calais.

Les compétences s'étoffent

Parallèlement à l'évolution de la société et des politiques publiques, le domaine d'exercice des paramédicaux s'étend. *« Certains métiers se voient confier des fonctions supplémentaires »*, souligne Anne Dardel, chef de mission au ministère des Affaires sociales et de la Santé. Des infirmiers, notamment, coordonnent la gestion des risques associés aux soins. Les aides-soignants peuvent, quant à eux, devenir assistants de soins en gérontologie après une formation de 140 heures. De plus, certaines tâches des médecins sont déléguées aux équipes paramédicales dans un cadre strict : suivi du traitement de maladies chroniques par des infirmiers ; dépistage ophtalmologique auprès des jeunes ou surveillance des rétinopathies diabétiques confiés aux orthoptistes, etc.

La promotion favorisée

De nombreux postes de cadre de santé hospitalier vont se libérer. C'est une possibilité d'évolution intéressante pour des paramédicaux expérimentés, à condition de réussir un concours. Ceux qui souhaitent s'orienter vers une fonction de manager peuvent passer le concours de directeur d'hôpital. Ce ne sont que des exemples. *« À l'hôpital, il est possible de suivre des parcours professionnels variés. La formation professionnelle tout au long de la vie est bien développée : un infirmier sur deux part en formation tous les 2 ans »*, observe Anne Dardel.

De plus, le système « d'études promotionnelles » offre des conditions financières très favorables. Une fois admis dans un institut de formation en soins infirmiers, un aide-soignant continue à percevoir sa rémunération (pendant tout ou partie du cursus). Il en va de même pour un infirmier qui suit la formation de cadre de santé. ■

INFOS +

D'autres réservoirs d'emplois

À l'arrière des unités de soins, d'autres professionnels concourent au bon fonctionnement d'un l'hôpital. Comme les techniciens d'information médicale qui codent, contrôlent et enregistrent les données médico-administratives. Une fonction clé de la gestion financière hospitalière. Formés dans le cadre de licences professionnelles et de diplômes universitaires (DU), ces techniciens sont recherchés. C'est également le cas des ingénieurs et des techniciens de maintenance en équipements biomédicaux, ainsi que des spécialistes en contrôle qualité, hygiène, sécurité, achats et logistique.

Se lancer

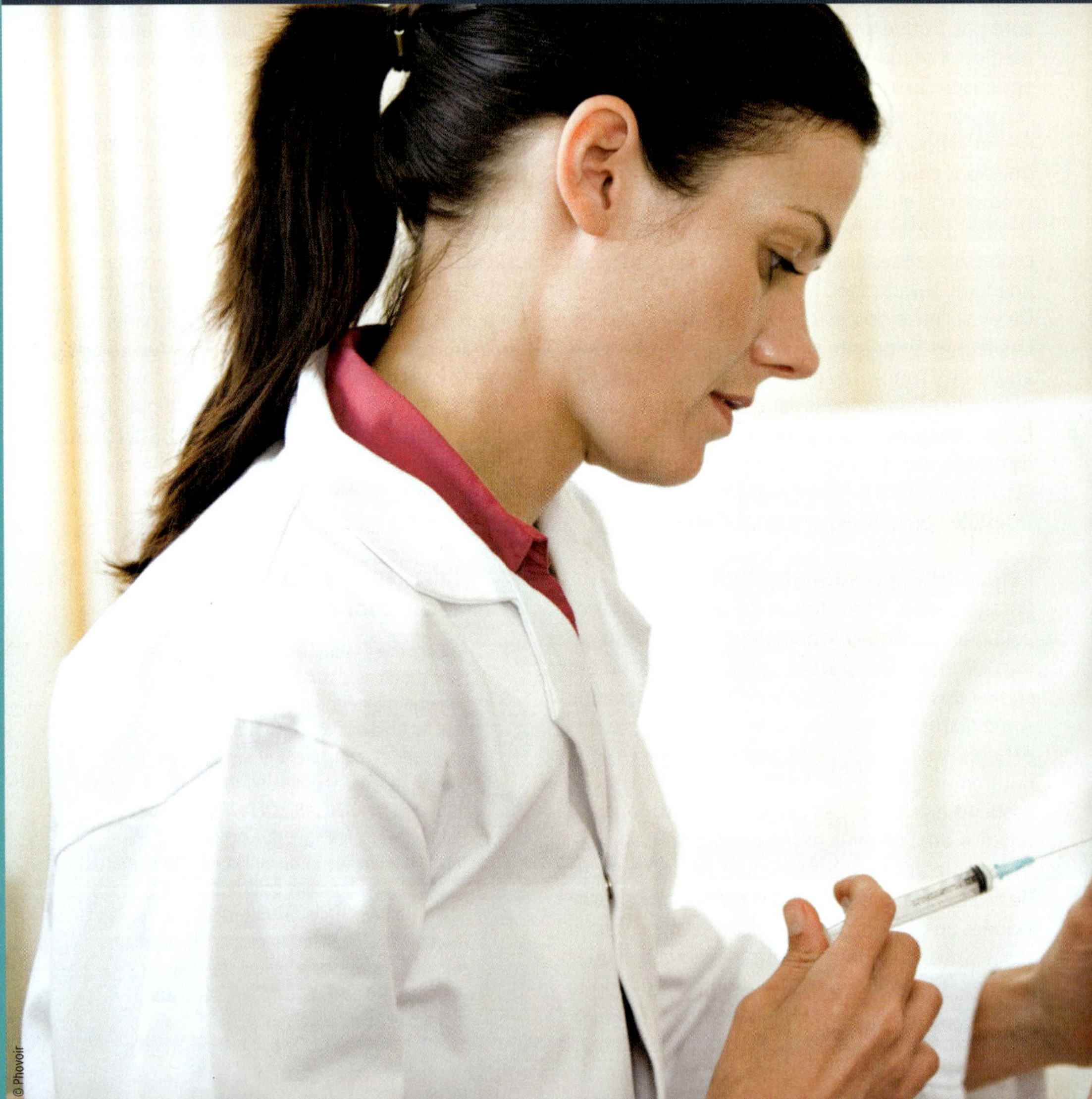

© Phovoir

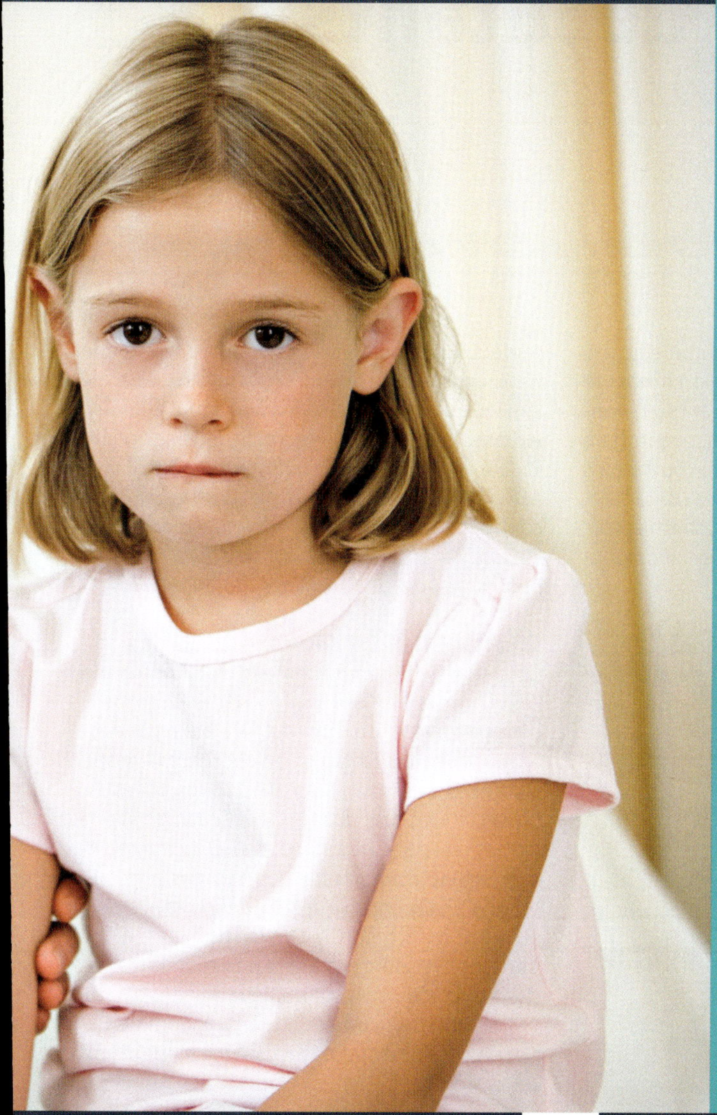

À VOS MARQUES !

APRÈS LES ÉTUDES VIENT LE TEMPS DE LA PRATIQUE. MILIEU HOSPITALIER, CLINIQUE, MAISON DE RETRAITE, CABINET... LES MODES D'EXERCICE SONT VARIÉS. À CHACUN DE TROUVER, EN FONCTION DE SA SPÉCIALITÉ, DE SES APPÉTENCES, DE SA RÉGION ET DES OPPORTUNITÉS, LA FORMULE QUI LUI GARANTIRA LE MEILLEUR CONTEXTE D'EXERCICE. L'ÉTAPE DE L'INTÉRIM OU DU REMPLACEMENT PRÉVAUT DANS CERTAINES PROFESSIONS, AVANT L'INSTALLATION PROPREMENT DITE. UNE ENTRÉE DANS LA VIE ACTIVE, PAS À PAS.

Remplacements, le lot des débutants ?

Très vite au cours des cursus paramédicaux, plus de la moitié du temps est consacrée aux stages. Les remplacements en sont souvent le prolongement. Vacations, contrats à durée déterminée (CDD), à temps plein ou à temps partiel : c'est le moment de nouer des contacts et de déterminer la structure où l'on souhaite exercer. Sans perdre de vue que cette expérience peut déboucher sur un premier emploi.

Pour l'hôpital, un passage obligé

Un stage réussi, un remplacement de quelques mois, voire un deuxième... jusqu'au recrutement définitif. Dans les structures hospitalières, le parcours professionnel passe souvent par le remplacement. En général, les débutants travaillent les week-ends, la nuit, les jours fériés. Faire ses armes implique d'avoir une disponibilité à toute épreuve. À l'instar de Marie-Louise Veiga, aide-soignante : *« J'ai d'abord travaillé de nuit, pendant 3 ou 4 mois, à Dijon. Puis je suis partie à Dole où j'ai fait plusieurs contrats courts, pour des remplacements. Finalement, j'ai accédé au statut de stagiaire qui m'a permis, au bout de 1 an, d'être titularisée. »*

18 mois

d'expérience exigés pour l'infirmier libéral remplaçant.

Source : Convention entre les infirmiers libéraux et les organismes d'Assurance maladie.

Un poste d'observation

Côté libéral, le remplacement d'un confrère au sein d'un cabinet est tout aussi enrichissant. Le débutant apprend à être seul face à son patient et à travailler sans filet, tout en abordant la gestion du cabinet et les tâches administratives. Il découvre aussi d'autres pratiques : *« À l'hôpital, on fait des bilans ; en libéral, de la rééducation,* témoigne Annick, orthoptiste. *La technique n'est pas la même. Il est donc indispensable de faire des remplacements pour voir les orthoptistes travailler. »*

Certains n'hésitent pas à faire un « tour de France » des remplacements, ce qui leur permet d'observer les différents modes d'exercice. Comme Élise Coppa, pédicure-podologue : *« À ma sortie d'école,*

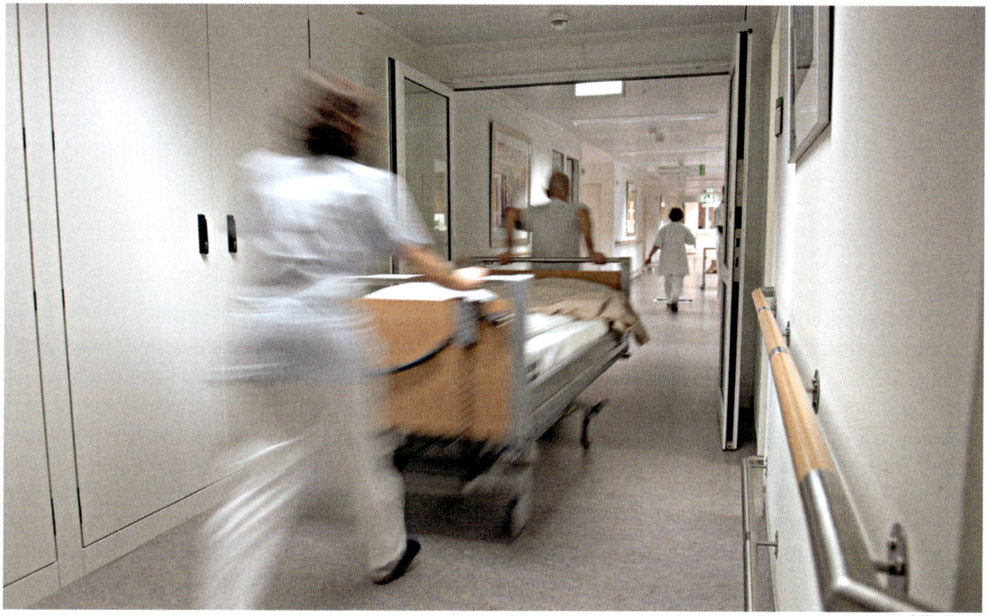

© iStockphoto

j'ai fait 2 ans de remplacement, en Alsace et partout en France. Au début, il faut être mobile pour avoir davantage de choix. C'est l'occasion de voir comment travaillent les autres. » Et d'affûter ses désirs professionnels.

Une transition vers l'indépendance

Cette stratégie permet une autonomie progressive, tout en facilitant l'insertion sur le marché du travail. C'est celle qu'a choisie Élise, en cabinet libéral depuis 4 ans : « *Une collègue que j'avais remplacée m'a ensuite proposé une collaboration. Je travaillais 1 jour et demi par semaine dans son cabinet. En parallèle, j'ai créé le mien à Mommenheim, puisqu'on se rendait compte que les besoins y étaient importants. Depuis 2 ans et demi, je suis à temps plein dans mon cabinet.* »

PRATIQUE

Fonctionnaires : vers la titularisation

Infirmier, rééducateur ou personnel médicotechnique : l'accès au statut de fonctionnaire se fait sur concours. Mais pour intégrer la fonction publique hospitalière (FPH), le chemin passe le plus souvent d'abord par un stage durant les études, puis des remplacements en CDD. Dans ce cas, la durée des contrats successifs ne peut dépasser 6 ans.
Le candidat reçu à un concours est alors « stagiaire », le plus souvent pendant 1 an. Ce statut particulier lui permet d'être rémunéré puis de devenir titulaire. Le directeur de chaque établissement est seul compétent en matière de recrutement – excepté pour certains postes à responsabilités (*lire p. 145*).

Intérim, l'expérience à la carte

Dans le paramédical, ce marché est particulièrement porteur. Les postes abondent dans les cabinets médicaux, cliniques et autres centres de soins pour pallier un surcroît de travail ou l'absence ponctuelle d'un praticien. En première ligne : les aides-soignants et les infirmiers. Sont également concernés les auxiliaires de puériculture, les secrétaires médicaux, les manipulateurs radio et les masseurs-kinésithérapeutes.

Liberté d'exercice

Cette formule offre des avantages certains : débuter à son rythme, aborder tous les types d'établissements et de services, et remplir son carnet d'adresses, pour une éventuelle embauche ultérieure, les propositions lors de missions n'étant pas rares. C'est surtout la liberté de choisir. L'intérimaire peut décider des horaires et des jours pendant lesquels il travaille, mais également des lieux, puisqu'il existe des agences d'intérim presque partout en France. Enfin, ce type d'exercice permet d'être un peu mieux payé. Non négligeable !

2 %

des infirmiers sont en mission d'intérim.

Source : Drees, ministère de la Santé, 2010.

Un plus pendant ses études

D'aucuns (notamment les élèves infirmiers) n'attendent d'ailleurs pas la fin de leurs études pour approcher les différents services où ils envisagent d'exercer plus tard, et pour se forger une expérience professionnelle plus étayée que lors des stages. C'est le cas de Mathilde Crépin, infirmière à Paris : *« Après 1 an en école d'infirmiers, on obtient l'équivalence d'aide-soignant. Lors de mes 2e et 3e années d'études, j'ai donc travaillé en intérim le week-end en tant qu'aide-soignante. »* Ce qui est doublement formateur : *« Cela m'a beaucoup aidée à me débrouiller sur le terrain. De plus, le fait de bien maîtriser le travail d'aide-soignant est important pour un élève infirmier puisqu'il devra "contrôler le travail" des aides-soignants. Et c'est toujours mieux de savoir ce que l'on contrôle... »* Autre motivation pour ces « jobs » étudiants : financer des formations parfois coûteuses.

Pour adeptes du changement

Un planning à la carte, des missions mieux rémunérées, exemptes de charges administratives, pas de routine, la certitude de se constituer une expérience tout-terrain... l'intérim offre tout cela. Résultat : il peut constituer un choix de vie, pour un temps du moins. Marie Mérentié, infirmière, a commencé sa carrière de cette façon. *« Le travail en intérim correspond à ma personnalité en mouvement : les horaires flexibles et les lieux*

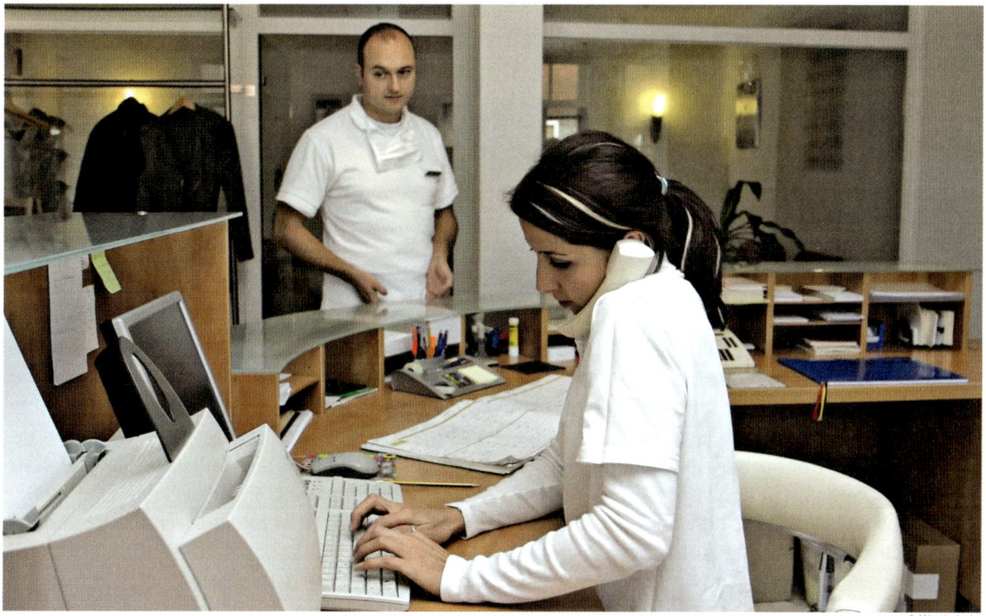

© iStockphoto

différents constituaient un avantage. Cela permet une souplesse dans l'emploi du temps : je pouvais travailler 140 heures pendant 1 mois et partir en vacances le suivant. »

Des bémols existent cependant : ce statut offre souvent peu de responsabilités, donc d'évolution. Le changement fréquent de lieu et de conditions de travail nécessite une adaptabilité qui, à la longue, peut être fatigante. On reste l'intérimaire, pas toujours intégré dans l'équipe ou accepté des patients. Un peu pile ou face.

PRATIQUE

Principales agences d'intérim dans le paramédical

- Adecco Médical **www.adeccomedical.fr**
- Aile Médicale **www.aile-medicale.fr**
- Ami Médical Intérim **www.ami-medical.fr**
- Appel Médical **www.appelmedical.com**
- Derichebourg **www.derichebourg-job.com**
- Job Médical **www.job-medical.fr**
- Kelly Santé **www.kellyservices.fr**
- Taga Médical **www.taga-medical.fr**
- 2m Recrutement **www.2mrecrutement.com**

L'installation, plusieurs étapes

Ouvrir un cabinet ou une boutique, reprendre une clientèle ou s'associer avec un confrère : un choix qui nécessite de bien s'informer au préalable sur ses droits et obligations, mais aussi d'apprendre les règles de gestion administratives ou fiscales. Une expérience est parfois obligatoire, comme pour les infirmiers. Plusieurs pistes pour préparer cette nouvelle étape.

La collaboration : commencer en douceur

Ni remplaçant ni associé, le collaborateur indépendant peut utiliser les locaux et le matériel d'un praticien déjà installé et bénéficier d'une partie de sa patientèle. En contrepartie, il reverse un pourcentage de ses honoraires (redevance) pour participer aux frais généraux. Il évite la lourdeur de la gestion d'un cabinet et l'agenda totalement clairsemé. Une formule dans l'air du temps, selon Sophie Conrard, rédactrice en chef de *Kiné Actualité*. *« La tendance actuellement chez les jeunes kinés est d'attendre quelques années avant de s'installer à leur compte : ils préfèrent faire des remplacements pendant un temps, ou être assistants collaborateurs. Ensuite, éventuellement, ils rachètent une patientèle ou créent un cabinet. »* Sont notamment concernés les infirmiers, les orthophonistes, les orthoptistes, les pédicures-podologues. Sachant que la collaboration n'est pas appelée à se prolonger éternellement !

24 mois

d'expérience pour les infirmiers avant de s'installer.

L'association : un investissement partagé

Infirmiers, kinés, orthophonistes, ostéopathes... exercer en association avec deux, trois professionnels (ou plus) présente de nombreux avantages. En termes financiers d'abord (réduction des charges et de l'investissement) et d'organisation (remplacement pendant les congés, répartition des patients, etc.). C'est ainsi que 26 % des orthophonistes libéraux exercent en association. Il est indispensable de choisir dès le départ la forme juridique la mieux adaptée à son cas personnel : société civile de moyens, société de fait, société civile professionnelle. Un choix qui dépend de ce que les associés souhaitent mettre en commun : locaux, secrétariat, matériel, honoraires, etc.

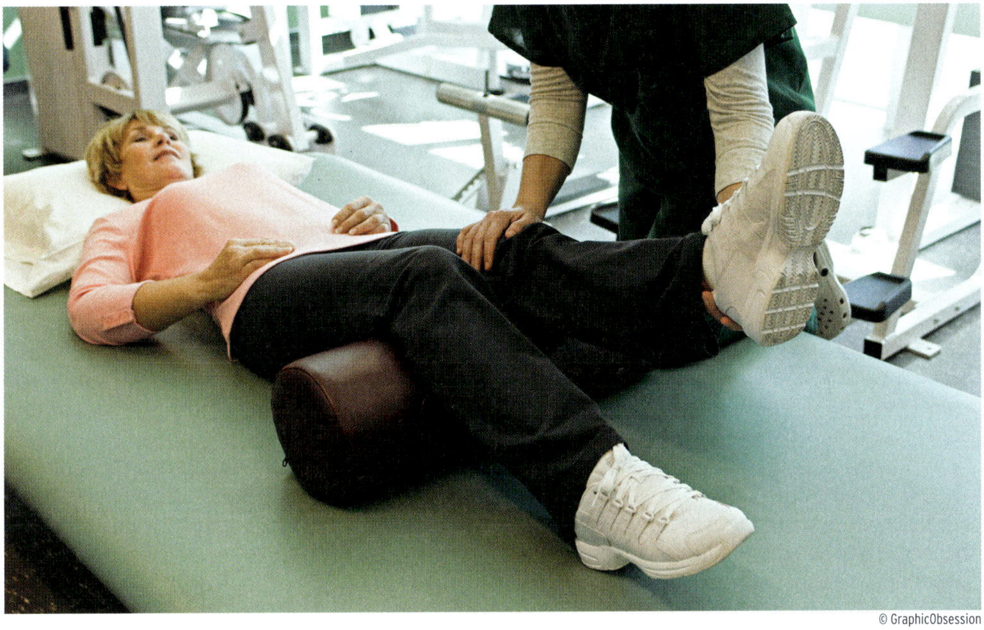

© GraphicObsession

Le cabinet individuel : le grand saut !

Avoir son cabinet garantirait indépendance, souplesse des horaires et clientèle attitrée. Et constituerait un véritable plan de carrière. Dans la réalité, ce n'est pas si simple : solitude de l'exercice, journées à rallonge, multiplication des consultations, lassitude face à une patientèle fixe... Sans compter que l'on ne peut pas s'installer n'importe où, dans un immeuble où exerce déjà un confrère ni à proximité d'un cabinet où l'on a effectué un remplacement récemment. De plus, certaines régions sont saturées. Le rachat de clientèle, ou reprise, qui garantit d'emblée un minimum d'activité nécessite là encore un apport financier important. Une démarche qui peut s'avérer payante mais qui demande du temps. ■

PRATIQUE

Avant l'installation, quelques démarches

Pour tous, quelle que soit la forme d'exercice, il faut s'inscrire :

- auprès de la délégation territoriale de l'agence régionale de santé, et faire enregistrer son diplôme ;
- à la CPAM (Caisse primaire d'assurance maladie) ;
- au Centre de formalités des entreprises (CFE) ;
- au registre du commerce pour les professions à caractère commercial.

Travailler dans l'armée, les prisons, l'humanitaire

Les métiers du paramédical ne se pratiquent pas qu'en hôpital, cabinet et maison de retraite. Kinésithérapeutes, infirmiers, podo-orthésistes... autant de spécialistes nécessaires dans l'humanitaire, l'armée ou en milieu carcéral.

L'appel de l'humanitaire

Il n'existe pas de parcours spécifique pour travailler dans l'humanitaire. Infirmier, aide-soignant, kinésithérapeute : pour chaque métier, il faut être titulaire du diplôme correspondant. Exigence supplémentaire ? Avoir plusieurs années de pratique. Une bonne maîtrise de l'anglais est également recommandée. Pour les infirmiers, une formation en nutrition ou en médecine tropicale est appréciée. Quant aux ergothérapeutes et aux masseurs-kinésithérapeutes, une expérience en centre de rééducation ou à l'hôpital est souhaitée. Enfin, ces projets de longue haleine requièrent beaucoup de patience.

6 ans

au minimum d'engagement pour les infirmiers dans l'armée*.

* Pour les candidats formés à l'Eppa, le Service de santé des armées.

Sur place, les professionnels de santé ont un rôle de soins et de coordination. Cet engagement peut accélérer une carrière. En mission au Tchad, Marie Mérentié témoigne : *« Il n'y a qu'à l'étranger, surtout dans les pays difficiles, que l'on peut avoir rapidement des responsabilités et apprendre autant. Mon poste d'infirmière responsable d'activités et de chef de base me permet d'approfondir mon expérience en management d'équipe et de projet. »*

Le terrain militaire

Deux parcours : passer par une formation en Ifsi classique pour ensuite intégrer un hôpital militaire ou, pour les plus motivés, par une formation adaptée et rémunérée. Elle est dispensée aux bacheliers (avec sélection à l'entrée) à l'École du personnel paramédical des armées (Eppa) à Toulon. La durée d'engagement dans l'armée, après l'obtention du diplôme d'État à l'Eppa, est égale au double de la durée de formation.

Les fonctions d'infirmier, d'aide-soignant et de secrétaire médical sont regroupées sous le statut de militaire infirmier et technicien des hôpitaux des armées (MITHA). Il permet de travailler dans les centres médicaux des armées pour soigner les patients, vérifier l'aptitude du personnel ou assister le médecin dans le soutien des forces armées à l'étranger. Il est également possible d'exercer au sein des parachutistes, à bord d'un bâtiment de la Marine nationale ou sur une base aérienne.

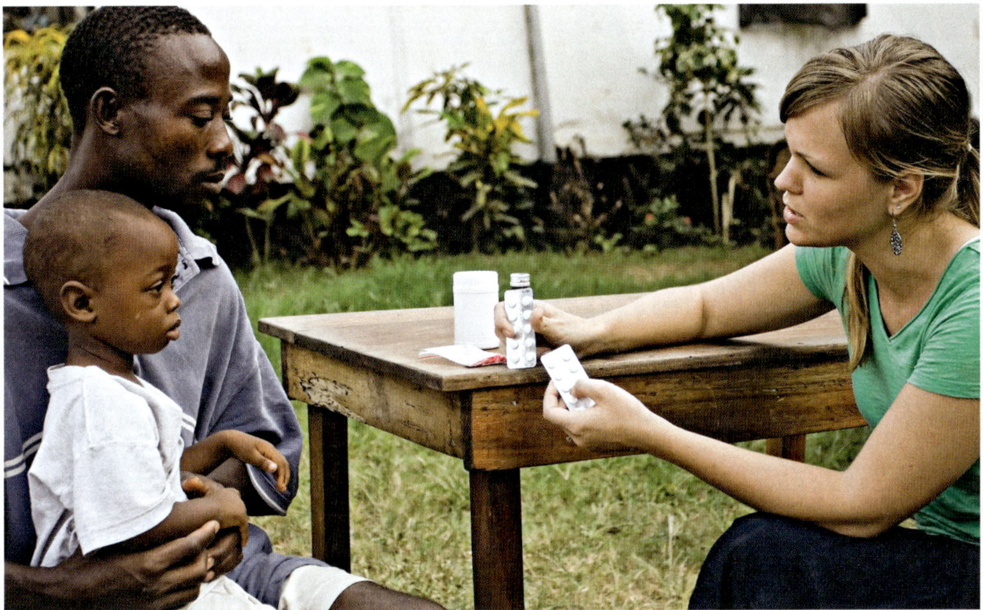

© iStockphoto

Le monde carcéral

Les détenus ont droit à la même qualité de soins que l'ensemble de la population. Pour cela, les unités de consultations et de soins ambulatoires (Ucsa) ont été créées. Ce sont des équipes de santé, pluridisciplinaires, au sein des prisons. Elles assurent les consultations médicales, les soins de petite chirurgie et dentaires. Le recrutement se fait sur la base du volontariat.

Les conditions de travail ne sont pas faciles, avec des contraintes dues au milieu fermé et très sécurisé, et des patients parfois violents. *« La plupart du temps, tout se passe bien. Et quand les détenus franchissent la ligne, il suffit d'être ferme et de ne pas se laisser marcher sur les pieds »*, explique un kinésithérapeute dans une prison du nord de la France. Aussi, recommande-t-on aux candidats d'avoir une certaine expérience professionnelle.

PRATIQUE

Humanitaire : une pratique différente

Au rôle paramédical se greffe, bien souvent, une dimension logistique. Le volontaire met en place des structures de soins, des programmes de santé, et forme le personnel local. Il est chargé de l'éducation à la santé et de l'hygiène des populations. L'infirmier a la même fonction que dans un hôpital en France. À laquelle s'ajoutent des actions spécifiques : soigner le paludisme, la malnutrition, évacuer les blessés en lien avec les structures sanitaires du pays, etc. Les ergothérapeutes sont également sollicités car les besoins sont grands dans des pays où la guerre, les catastrophes naturelles et la pauvreté exposent les populations aux infirmités. Le masseur-kinésithérapeute travaille aussi dans cette optique de rééducation, en lien avec l'orthoprothésiste, spécialiste des prothèses et des orthèses.

GUIDE PRATIQUE

Pour aller plus loin

Après la lecture de cet ouvrage, il vous reste à compléter votre information et à mener votre propre enquête. Pour vous y aider, voici une sélection de pistes à explorer.

Ressources Onisep

L'Onisep offre une large palette de ressources d'informations, des publications papier aux services personnalisés en ligne.

onisep.fr

Pour en savoir plus sur les filières d'études. Pour compléter votre carnet d'adresses sur les formations. Pour découvrir d'autres secteurs, d'autres métiers.

onisep TV — déclic métiers

Sur onisepTV et Déclic métiers, retrouvez plusieurs dizaines de vidéos métiers.

mon orientation en ligne.fr — DES CONSEILLERS EN LIGNE PAR MAIL TCHAT ET TÉLÉPHONE

Des questions sur l'orientation, les filières de formation et les métiers ?
Des experts de l'Onisep et des conseillers d'orientation-psychologues vous renseignent de façon personnalisée. Pour les contacter, trois moyens :
- courrier électronique (**www.monorientationenligne.fr**) ;
- tchat ;
- téléphone (01 77 77 12 25, appel non surtaxé, du lundi au vendredi, de 10 h à 20 h).

Ma Voie Pro — onisep TOUT SAVOIR SUR LA VOIE PROFESSIONNELLE

Ma Voie pro pour tout savoir sur la voie professionnelle, que vous soyez collégien, lycéen, déjà apprenti, et sur ce qui se passe après le diplôme (créer son entreprise, continuer ses études, trouver un emploi) et sa déclinaison sur la mobilité des jeunes en voie professionnelle avec Ma Voie pro Europe **(www.mavoieproeurope.onisep.fr)**.

Relais d'information

Les CIO

Dépendant du ministère de l'Éducation nationale, 588 centres d'information et d'orientation, répartis sur toute la France, informent le public sur les études, les formations professionnelles et les professions. Vous pouvez consulter gratuitement, sur rendez-vous, un conseiller d'orientation-psychologue pour élaborer un projet d'orientation et recevoir une information personnalisée.
Liste des CIO sur **www.onisep.fr**.

Le CIDJ et le réseau information jeunesse

Situé à Paris, le Centre d'information et de documentation jeunesse est une association qui accueille et informe gratuitement les jeunes sur tous les sujets qui les intéressent (formation, logement, emploi, santé, etc.). Avec aussi un réseau information jeunesse présent sur tout le territoire. Liste des points d'accueil sur **www.cidj.com**.

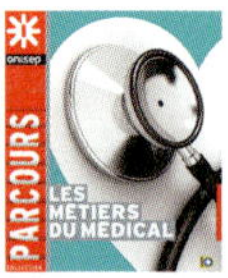

Pour en savoir plus sur les métiers d'un secteur proche, consultez, dans la collection « Parcours », **Les métiers du médical**.
Nouvelle édition en février 2014.

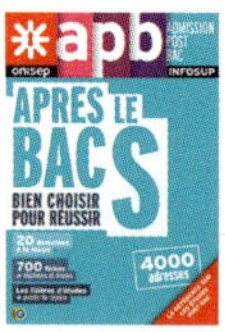

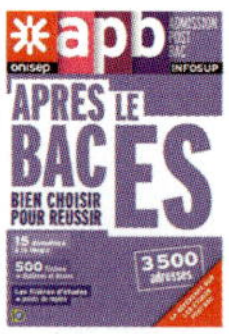

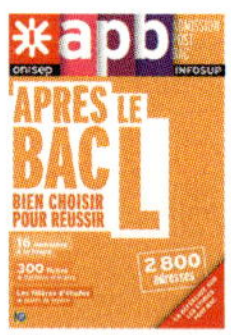

Pour en savoir plus sur les filières d'études et les secteurs accessibles après un bac S, ES ou S, consultez, dans la collection « Infosup », les titres **Après le bac S**, **Après le bac ES** *et* **Après le bac L**.

Sites utiles

La plupart des métiers du secteur paramédical sont représentés par une ou plusieurs organisations professionnelles ou syndicats. En s'adressant à eux, vous obtiendrez des informations pratiques sur l'exercice de la profession et les études.

Généralités

www.adapss.fr
Site de l'Association pour le développement de l'apprentissage dans les professions sanitaires et sociales (Adapss). Infos sur les métiers accessibles, les formations, l'apprentissage, les séjours à l'étranger.

www.cripp-idf.fr/fr/accueil
Site du centre régional pour l'information sur les professions paramédicales (Cripp) en Ile-de-France.

www.drjscs.gouv.fr
Portail des directions régionales de la jeunesse, des sports et de la cohésion sociale (DRJSCS). Les DRJSCS sont chargées de mettre en œuvre la politique de l'État en matière de formation initiale pour les diplômes des professions paramédicales.

www.remede.org
Espace d'échange d'informations pour les étudiants dans le domaine de la santé. Rubrique « Professions et études paramédicales » : programmes, épreuves de concours, forum.

Aide-soignant

www.aide-soignant.com
Site au service de la profession d'aide-soignant : actualité de la profession, présentation de la formation, offres d'emploi.

http://fnaas.e-monsite.com
Site de la Fédération nationale des associations d'aides-soignants (Fnaas) : présentation du métier et de la formation, liste des écoles, description du concours, passerelles avec d'autres métiers, différents modes d'exercice, espace emploi.

Ambulancier

www.cnsa-ambulances.com
Site de la Chambre nationale des services d'ambulances (CNSA), en particulier la rubrique « Formation » qui présente le programme et la liste des instituts de formation.

www.fnts.org
Site de la Fédération nationale des transporteurs sanitaires (FNTS) : chiffres clés du secteur, présentation des métiers et des formations.

Assistant dentaire

www.cnqaos.asso.fr
Site de la Commission nationale de qualification des assistants en odonto-stomatologie (CNQAOS) : informations sur la formation et le métier d'assistant dentaire.

Audioprothésiste

www.franceaudition.com
Portail sur l'audition et les métiers de l'audition (espace audioprothésistes) : présentation du métier et des études, offres d'emploi.

www.unsaf.org/cmsj
Site de l'Union nationale des syndicats d'audioprothésistes français (Unsaf) : actualité de la profession, liens utiles.

Auxiliaire de puériculture

www.asso-anap.net
Site de l'Association nationale des auxiliaires de puériculture (Anap) : présentation de la profession et de la formation, liste des centres de formation.

Chiropraticien

www.chiropratique.org
Site de l'Association française de chiropratique (AFC) : définition de la chiropratique, présentation de la formation.

Diététicien

www.afdn.org
Site de l'Association française des diététiciens nutritionnistes (AFDN) : présentation du métier, de la formation et offres d'emploi.

Ergothérapeute

www.anfe.fr
Site de l'Association nationale française des ergothérapeutes (Anfe) : présentation du métier et de la formation, réglementation et offres d'emploi.

Infirmier

www.fnesi.org
Site de la Fédération nationale des étudiants en soins infirmiers (Fnesi) : actualité de la profession, présentation des études, offres d'emploi, forum de discussion.

www.infirmiers.com
Site de référence de la profession infirmière : concours et études en Ifsi, spécialisations, différents modes d'exercice, évolutions de carrière, offres d'emploi.

www.ordre-infirmiers.fr
Portail de l'Ordre national des infirmiers : fiches métiers pour toutes les spécialisations, description des études, l'exercice de la profession.

Manipulateur radio

www.afppe.net
Site de l'Association française du personnel paramédical d'électroradiologie (Afppe) : présentation du métier, liste des instituts de formation, offres d'emploi.

Masseur-kinésithérapeute

www.ffmkr.com
Site de la Fédération française des masseurs-kinésithérapeutes-rééducateurs (FFMKR) : actualité de la profession, guides de l'étudiant (admission, modalités, études, etc.) et du jeune diplômé.

Opticien-lunetier

http://acuite.fr
Le portail des décideurs de l'optique. Propose notamment les corrigés du BTS opticien-lunetier et des offres d'emploi.

www.uniondesopticiens.org
Site de l'Union des opticiens (UDO) : présentation de la profession et des études.

Orthophoniste

www.fof.asso.fr
Site de la Fédération des orthophonistes de France (FOF) : présentation du métier et de la formation, offres d'emploi, infos jeunes diplômés.

www.orthophonistes.fr
Site de la Fédération nationale des orthophonistes : présentation des études, du métier et de ses différentes formes d'exercice, offres d'emploi.

Orthoprothésiste

www.ufop-ortho.fr/metier.php
Site de l'Union française des orthoprothésistes (Ufop) : présentation du métier et de la formation, réglementation.

Orthoptiste

www.orthoptiste.pro
Site du Syndicat national autonome des orthoptistes (Snao) : présentation du métier et de la formation, foire aux questions pour les étudiants, offres d'emploi.

Ostéopathe

www.profession-osteopathe.com
Site du Syndicat national des ostéopathes de France (Snof) : actualité de la profession, espace étudiants (liste des écoles agréées, guide d'installation du jeune diplômé).

www.devenir-osteopathe.org
Site du Registre des osthéopathes de France destiné notamment aux lycéens souhaitant s'orienter vers ce métier.

Pédicure-podologue

www.etudiant-podologie.fr
Site des étudiants en podologie : présentation du métier, des études, cours en ligne, forum de discussion.

www.fnp-online.org
Site de la Fédération nationale des podologues (FNP) : présentation de la profession et des études, démarches à suivre pour un jeune diplômé.

Podo-orthésiste

www.upodef.com
Site de l'Union des podo-orthésistes de France (Upodef) : missions du podo-orthésiste, formation, offres d'emploi.

Préparateur en pharmacie

www.preparateur-en-pharmacie.com
Portail des préparateurs en pharmacie : devenir préparateur, poursuites d'études après le BP, différents modes d'exercice et actualité de la profession.

Prothésiste dentaire

www.unppd.org
Site de l'Union nationale patronale des prothésistes dentaires (UNPPD) : définition du métier, présentation de la formation, offres d'emploi.

Psychomotricien

www.psychomotricite.com/ffp
Site de la Fédération française des psychomotriciens (FFP) : actualité de la profession, présentation des études (concours, programme, écoles).

www.psychomotweb.com
Le site des psychomotriciens : actualité de la profession, liste des instituts de formation, offres d'emploi et de stage.

www.snup.fr
Site du Syndicat national d'union des psychomotriciens (Snup) : présentation du métier et de la formation, réglementation, offres d'emploi.

Puériculteur

www.anpde.asso.fr
Site de l'Association nationale des puéricultrices diplômées et des étudiantes (ANPDE) : informations sur la profession, la formation, offres d'emploi.

Technicien en analyses biomédicales

http://antab.com
Site de l'Association française des techniciens de laboratoire médical (AFTLM, ex-Antab) : informations sur la profession, offres d'emploi.

Visiteur médical

www.cpnvm.com
Site du Comité professionnel national de la visite médicale (CPNVM) : description du métier, conditions d'accès, réglementation.

Les concours de la fonction publique

De nombreux métiers du paramédical peuvent s'exercer dans la fonction publique. État des lieux.

Fonction publique territoriale www.cnfpt.fr/site/fr/particuliers/les-metiers-territoriaux/42

Concours	Métiers concernés	Accès
Assistant médico-technique	Manipulateur d'électroradiologie, technicien de laboratoire	- Admissibilité : rédaction d'un rapport à partir d'un dossier sur une situation en lien avec les missions d'un assistant médico-technique. - Admission : entretien avec un jury.
Auxiliaire de puériculture 1re classe	Auxiliaire de puériculture-assistant d'accueil petite enfance	Épreuve orale d'admission : entretien avec un jury.
Auxiliaire de soins 1re classe	Aide-soignant	Épreuve orale d'admission : entretien avec un jury.
Infirmier territorial		- Admissibilité : rédaction d'un rapport à partir d'un dossier sur une situation en lien avec les missions d'un infirmier territorial. - Admission : entretien avec un jury.
Puériculteur territorial		- Admissibilité : rédaction d'un rapport à partir d'un dossier sur une situation en lien avec les missions d'un puériculteur territorial. - Admission : entretien avec un jury.
Rééducateur territorial	Diététicien-responsable qualité en restauration collective, ergothérapeute, masseur-kinésithérapeute, orthoptiste, orthophoniste, pédicure, psychomotricien	- Admissibilité : rédaction d'un rapport à partir d'un dossier sur une situation en lien avec les missions d'un rééducateur territorial. - Admission : entretien avec un jury.

Fonction publique hospitalière

- Concours sur titres.
- Métiers concernés : diététicien, ergothérapeute, infirmier, manipulateur d'électroradiologie médicale, masseur-kinésithérapeute, orthophoniste, orthoptiste, pédicure-podologue, préparateur en pharmacie hospitalière, psychomotricien, puéricultrice, secrétaire médical, spécialistes de l'appareillage, technicien de laboratoire.
- Modalités d'accès : dossier et entretien.

www.metiers-fonctionpublique hospitaliere.sante.gouv.fr

Ministère de l'Éducation nationale

- Concours d'infirmier scolaire.
- Diplôme requis : DE d'infirmier.
- Modalités d'accès : épreuves d'admissibilité (questions écrites sur la profession et son exercice dans le cadre scolaire) ; épreuve d'admission (entretien avec un jury).

www.education.gouv.fr/cid1072/infirmier-e.html

Service des armées

- Concours d'infirmier militaire.
- Diplôme requis : bac.
- Modalités d'accès : préparation du diplôme d'État d'infirmier à l'École du personnel paramédical des armées (Eppa) de Toulon.

Deux épreuves d'admissibilité (étude de texte, tests d'aptitude) ; une épreuve d'admission (entretien avec un jury).

www.eppa.sante.defense.gouv.fr/recrutement/concours/index.htm

À noter : un certain nombre de professions paramédicales peuvent être exercées dans les hôpitaux militaires. Le recrutement s'effectue tout au long de l'année dans les neuf hôpitaux d'instruction des armées (HIA) : trois en région parisienne et six en province. Vous devez prendre contact avec le directeur des soins paramédicaux de l'hôpital militaire que vous souhaiteriez rejoindre.

www.defense.gouv.fr/sante/nous-rejoindre/professions-paramedicales/recrutement-hopitaux-militaires

Les formations

Toute l'info sur les formations et les établissements est mise à jour sur www.onisep.fr.

Liste des établissements de formation classés par département, avec leurs modalités d'enseignement (A pour apprentissage ; S pour statut scolaire ; CP pour contrat de professionnalisation) et leur statut (public, privé sous contrat, privé hors contrat, consulaire).

Formations après la 3e

Bac pro optique-lunetterie

02 Soissons LP C. Claudel 9, rue de Panleu 03 23 59 97 30 Public camille-claudel.lyc.ac-amiens.fr **S**

03 Cusset SEP du lycée Valery Larbaud 8, bd Gabriel Péronnet 04 70 96 54 00 Public www.lyc-valery-larbaud.ac-clermont.fr **S**

13 Marseille CFA de la Bourse du travail 15, rue des Convalescents 04 91 90 78 53 CFA privé www.cfbt-asso.com **A**

13 Marseille LP B. Pascal 49, Traverse Capron 04 91 18 03 40 Public www.lyc-pascal.ac-aix-marseille.fr **S**

30 Beaucaire Lycée d'Alzon - site Notre-Dame 6, rue de la République 04 66 59 26 62 Pr Sc www.dalzon.com **S**

30 Nîmes CFA de l'institut E. d'Alzon 11, rue Sainte-Perpétue 04 66 04 28 70 Pr reconnu www.dalzon.com **A**

31 Muret CFA de la Chambre de métiers de la Haute-Garonne, chemin de la Pyramide 05 62 11 60 60 Consulaire www.cm-toulouse.fr **A**

33 Lormont LP J. Brel, rue Jean Lurçat 05 56 06 44 17 Public webetab.ac-bordeaux.fr/Etablissement/LJBrelLormont **A S**

35 Fougères LP J. Guéhenno 3, promenade du Gue Maheu 02 99 94 41 95 Public www.citescolairejeanguehenno-fougeres.ac-rennes.fr **S**

38 Grenoble LP A. Argouges 61, rue Léon Jouhaux 04 76 44 48 05 Public www.ac-grenoble.fr **S**

39 Morez Section professionnelle lycée V. Bérard 35, quai Aimé Lamy 03 84 34 17 00 Public lyceemorez.fr **S**

42 Saint-Étienne LP le Marais Sainte-Thérèse 48, boulevard Thiers 04 77 92 86 50 Pr Sc lmsaintetherese.fr **S**

49 Angers Centre Pierre Cointreau, site du CFA de la CCI Maine et Loire 132, avenue de Lattre de Tassigny 02 41 20 53 60 Consulaire www.maineetloire.cci.fr **A**

49 Cholet Lycée technologique et professionnel la Providence 33, avenue Gustave Ferrié 02 41 75 28 00 Pr Sc www.providencecholet.com **S**

51 Bétheny Centre de formation Pasteur 13, rue des Docks 03 26 87 88 38 Pr Hc www.cfpast.com **A S**

51 Épernay LP Sainte-Marie 26, rue du Docteur Verron 03 26 51 63 28 Pr Sc **S**

56 Ploemeur LP N-D de la Paix 6, rue des Ormes 02 97 37 20 68 Pr Sc www.lapaix.org **S**

57 Ottange Lycée des métiers de l'optique Saint-André 1, rue de l'Église 03 82 50 57 55 Pr Sc www.st-andre.org **S**

59 Cambrai LP Saint-Luc - La Sagesse 31, bd de la Liberté 03 27 82 28 28 Pr Sc www.saintluc-cambrai.com **S**

60 Nogent-sur-Oise CFA CCI 68, rue Charles Somasco 03 44 55 99 02 Consulaire www.cciformation-oise.fr **A**

62 Berck EREA-Établissement régional d'enseignement adapté A. de Saint-Éxupéry avenue Saint-Éxupéry 03 21 09 12 11 Public www.erea-berck.org **S**

62 Guines Lycée polyvalent privé Jean Bosco 19, place du Mal Foch 03 21 35 22 64 Pr Sc www.jeanbosco-guines.fr **S**

62 Lens LP M. de Robespierre 96, rue Léon Blum 03 21 08 12 00 Public **S**

69 Lyon Institut supérieur d'optique 9, avenue Leclerc 04 37 28 69 69 Pr Hc www.iso.fr **A**

71 Paray-le-Monial Lycée Sacré-Coeur 22, avenue de Charolles 03 85 81 03 75 Pr Sc www.ecparay.fr **S**

75 Paris CFA de l'optique AEPO 163, rue de Sèvres 01 47 34 23 89 CFA privé www.aepo-optique.com **A**

75 Paris SEP du lycée d'optique Fresnel 31, boulevard Pasteur 01 53 69 62 62 Public lyc-fresnel.scola.ac-paris.fr **S**

76 Elbeuf LP Notre-Dame 5, rue Hervieux 02 32 96 91 60 Pr Sc lycees.ac-rouen.fr **S**

78 Saint-Cyr-l'École LP J. Perrin rue Lucien Sampaix 01 30 45 10 12 Public www.lyc-perrin-st-cyr.ac-versailles.fr **S**

79 Brioux-sur-Boutonne MFR 47, avenue de Poitiers 05 49 07 36 40 Pr Sc www.mfr-brioux.fr **A**

81 Castres LP A. Veaute 46, boulevard Magenta 05 63 59 08 53 Public anne-veaute.entmip.fr **S**

83 Le Muy LPO Lycée du Val d'Argens avenue de Vaugrenier 04 94 17 88 50 Public www.ac-nice.fr **S**

84 Avignon Sud Formation santé allée des Fenaisons 04 90 13 86 55 Consulaire www.sudformationsante.fr **S**

86 Châtellerault LP Saint-Gabriel Notre-Dame 27, rue du Vieux Palais 05 49 21 05 29 Pr Sc www.st-gab.com **S**

87 Limoges Ensemble scolaire Ch. de Foucauld - site Saint-Jean (LP) 26, rue Eugène Varlin 05 55 31 79 29 Pr Sc www.stjean-limoges.com **S**

92 Levallois-Perret Lycée L. de Vinci 4, avenue Georges Pompidou 01 41 05 12 12 Public www.lyc-vinci-levallois.ac-versailles.fr **S**

93 Bobigny SEP du lycée A. Sabatier 140, rue de la République 01 41 64 00 70 Public **S**

93 Montreuil Lycée professionnel ORT 39-45, rue Raspail 01 49 88 46 50 Pr Sc www.montreuil.ort.asso.fr **S**

974 Saint-Joseph Section d'enseignement professionnel du lycée de Vincendo 10, route de la Marine 02 62 37 39 60 Public lycee-vincendo.ac-reunion.fr **S**

974 Saint-Paul URMA, Centre de formation de Saint-Gilles les Hauts 1, route de l'Eperon 02 62 55 68 55 Consulaire www.cm-reunion.fr **A**

Bac pro prothèse dentaire

06 Carros CFA de Carros 9, boulevard Colle belle 04 92 08 20 80 CFA public www.cfa-carros.com **A**

11 Narbonne École de prothèse dentaire 2, rue Simon Castan 04 68 41 19 19 Pr Hc www.ecole-dentaire.fr **S**

13 Marseille CFA de la Bourse du travail 15, rue des Convalescents 04 91 90 78 53 CFA privé www.cfbt-asso.com **A**

13 Marseille LP L. de Vinci 8, rue du Rempart 04 91 14 01 40 Public www.lyc-devinci.ac-aix-marseille.fr **S**

13 Marseille UFA Léonard de Vinci du CFA A2P 8, rue du Rempart 04 91 14 01 40 CFA public www.cfaip.ac-aix-marseille.fr **A**

21 Dijon Lycée H. Fontaine 20, boulevard Voltaire 03 80 38 36 00 Public portail.lyceehfontaine.fr **S**

25 Besançon CFA H. de Chardonnet 3, chemin de la Malcombe 03 81 41 29 70 Consulaire www.cfa-hilaire-de-chardonnet.fr **A**

30 Nîmes CFA des métiers 904, avenue du Maréchal Juin 04 66 62 80 30 CFA public www.cma-gard.fr **A**

31 Muret CFA de la Chambre de métiers de la Haute Garonne, chemin de la Pyramide 05 62 11 60 60 Consulaire www.cm-toulouse.fr **A**

31 Toulouse École dentaire française 20, rue Saint-Antoine du T 05 61 23 36 26 Pr Hc www.ecole-dentaire.fr **S**

33 Bordeaux IPSO 77, rue Lecocq 05 56 98 25 09 Pr Hc www.dentaireformation.com **S**

33 Bordeaux LP Toulouse Lautrec 115, rue Joseph Abria 05 57 81 62 62 Public webetab.ac-bordeaux.fr **A S**

33 Eysines CFA le Vigean 2, rue du Collège technique 05 56 16 12 05 CFA public www.cfa-levigean.fr **A**

34 Montpellier Lycée J. Mermoz 717, avenue Jean Mermoz 04 67 20 60 00 Public www.lycee-mermoz.net **S**

37 Tours LP V. Laloux 6, avenue Monge 02 47 74 88 00 Public www.lyceevictorlaloux.fr **S**

42 Saint-Étienne LP le Marais Sainte-Thérèse 48, boulevard Thiers 04 77 92 86 50 Pr Sc lmsaintetherese.fr **S**

44 Saint-Sébastien-sur-Loire LP les Savarières 5, avenue de Glinde 02 40 80 54 84 Public savariere.e-lyco.fr **A S**

51 Bétheny Centre de formation Pasteur 13, rue des Docks 03 26 87 88 38 Pr Hc www.cfpast.com S **A**

54 Laxou CEPAL 3, rue de la Vezouze 03 83 96 52 50 Consulaire www.cma-nancy.fr **A**

54 Nancy LP Jean Prouvé 53, rue de Bonsecours 03 83 35 25 73 Public www3.ac-nancy-metz.fr **S**

57 Metz CFA E Meyer 5, boulevard de la Défense 03 87 39 31 50 Consulaire www.cm-moselle.fr **A**

59 Tourcoing Lycée polyvalent Colbert 2, parvis J-B. Colbert 03 20 76 12 00 Public www.lyceecolbert-tg.org **S**

62 Berck EREA-Établissement régional d'enseignement adapté A. de Saint-Éxupéry avenue Saint-Éxupéry 03 21 09 12 11 Public www.erea-berck.org **S**

63 Clermont-Ferrand Institut des métiers Rue du Château des Vergnes 04 73 23 60 00 Consulaire www.idm63.com **A**

63 Clermont-Ferrand LP R. Claustres 127, rue du Docteur Hospital 04 73 19 21 00 Public www.lyc-roger-claustres.ac-clermont.fr **S**

65 Vic-en-Bigorre LP P Mendès-France 19, rue du Collège 05 62 31 69 00 Public www.pmf65.fr **S**

66 Perpignan CFA interprofessionnel CMA 7, boulevard du Conflent 04 68 35 87 97 Consulaire www.cma66.fr **A**

67 Eschau CFA d'Eschau 21, rue des Fusiliers Marins 03 88 59 00 80 CFA privé www.cfa-eschau.fr **A**

68 Mulhouse LP du Rebberg 1, rue de Verdun 03 89 31 74 40 Public www.lyceedurebberg.fr **S**

69 Lyon CFA SEPR 46, rue du professeur Rochaix 04 72 83 27 27 CFA privé www.sepr.edu **A**

69 Lyon IFOSUPD 181-203, avenue J. Jaurès 04 78 69 39 59 Pr Hc www.ifosupd.com **S**

69 Lyon SEP du lycée H. Guimard 23, rue Claude Veyron 04 72 71 50 00 Public www2.ac-lyon.fr **S**

69 Lyon SEPR 46, rue du professeur Rochaix 04 72 83 27 27 Pr Sc www.sepr.edu **S**

72 Le Mans Lycée polyvalent G. Touchard - Washington 8, place Washington 02 43 50 16 20 Public touchard.e-lyco.fr **S A**

75 Paris École dentaire française 3, rue de l'Est 01 47 97 77 81 Pr Hc www.ecole-dentaire.fr **S**

75 Paris INJS 254, rue Saint-Jacques 01 53 73 14 00 Public www.injs-paris.fr **S**

75 Paris LP Galilée 28, rue de Patay 01 45 82 65 50 Public lyc-galilee.ac-paris.fr **S**

76 Elbeuf LP Notre-Dame 5, rue Hervieux 02 32 96 91 60 Pr Sc lycees.ac-rouen.fr **S**

78 Versailles CFA de la Chambre de métiers et de l'artisanat des Yvelines 17, avenue du Général Mangin 01 39 55 15 23 Consulaire www.cfa-cmy.fr **A**

85 Les Herbiers Sup Dentaire route de la Goriandière 09 70 80 82 21 Pr Hc www.etablieres.fr **S**

86 Saint-Benoît CFA CMA 86 1, rue de Chantejeau 05 49 62 24 90 Consulaire www.cfametiers86.fr **A**

93 Bobigny CFA Campus 93 91-129, rue Édouard Renard 01 41 83 38 38 Consulaire www.campus93.fr **A**

Pr Sc : privé sous contrat
Pr Hc : privé hors contrat
CFA : centre de formation d'apprentis
Ifsi : institut de formation en soins infirmiers
LP : lycée professionnel
SEP : section d'enseignement professionnel
A : statut apprenti

93 Montreuil Lycée professionnel ORT 39-45, rue Raspail 01 49 88 46 50 Pr Sc www.montreuil.ort.asso.fr **A S**

974 Saint-Paul URMA, Centre de formation de St-Gilles les Hauts 1, route de l'Éperon 02 62 55 68 55 Consulaire www.cm-reunion.fr **A**

BP préparateur en pharmacie

01 Nantua LP rural de l'Ain 5, rue du Dr Levrat 04 74 75 07 19 Pr Sc www.lppr01.com **A**

04 Sisteron CFA de la pharmacie Marseille-Provence place Tivoli 04 91 84 00 00 CFA privé www.cfapharmacie.fr **A**

06 Saint-Laurent-du-Var Institut de formation pharmacie santé Côte d'Azur 120, bd du Point du Jour 04 89 06 72 00 Consulaire www.ifps-cote-azur.com **A**

07 Guilherand-Granges CFA de la pharmacie 60, rue de Narvik 04 75 44 12 25 CFA privé www.cfa-pharmacie-drome-ardeche.com **A**

10 Troyes CFA de la pharmacie 10 quater, rue des Bas Trévois 03 25 73 47 32 CFA privé www.cfa-pharmacie-troyes.com **A**

11 Carcassonne Sud Formation LR - CCI Carcassonne Chemin Sainte-Marie 04 68 71 38 76 Consulaire www.carcassonne.cci.fr **A**

13 Marseille CFA de la pharmacie 38, rue Benedit 04 91 84 00 00 CFA privé www.cfapharmacie.fr **A**

14 Caen CIFAC 2, rue Claude Bloch 02 31 53 25 30 Consulaire www.cifac.net **A**

16 L'Isle-d'Espagnac CFA - Campus CIFOP boulevard Salvador Allende 05 45 90 13 13 Consulaire www.cifop.fr **A**

17 Saintes CFA CCI 11, rue de l'Ormeau de Pied 05 46 97 28 70 Consulaire www.cfa-commerce.com **A**

18 Bourges CFA de la pharmacie 4, impasse Gustave Pailloux 02 48 65 60 87 CFA privé www.cfapharmacie.com **A**

19 Brive-la-Gaillarde CFA de la pharmacie 8, rue Chateaubriand 05 55 23 34 33 CFA privé www.formation-pharmacie-19.com **A CP**

20A Ajaccio CFM La Sposata Quartier Bacciochi 04 95 23 53 14 Consulaire www.cfm-ajaccio.fr **A**

20B Furiani CFA 2B, route du village 04 95 59 20 30 Consulaire cfa2b.fr **A**

21 Talant CFA régional pour les préparateurs en pharmacie 1, rue du Général-Canzio 03 80 53 93 50 Consulaire pharmacie-cfa-dijon.com **A**

22 Ploufragan CFA de la Chambre de métiers et de l'artisanat Campus de l'artisanat et des métiers 02 96 76 27 27 CFA privé www.artisans-22.com **A**

25 Besançon CFA régional de la pharmacie 46-50, avenue Clemenceau 03 81 82 62 48 Pr Sc www.cfapharma-besancon.com **A**

29 Brest IFAC 11, rue Yves Giloux 02 29 00 60 60 CFA privé www.ifac.cci-brest.fr **A**

30 Alès CFA de la CCI d'Alès 270, quai des prés rasclaux 04 66 91 21 21 Consulaire www.ales.cci.fr **A**

30 Marguerittes CFA de la CCI Nîmes 90, allée Jacques Cartier 04 66 87 97 59 Consulaire www.nimes.cci.fr **A**

31 Toulouse CFA de la pharmacie 1, chemin Carrosse 05 62 71 85 62 CFA privé www.cfapharma-toulouse.fr **CP A**

33 Lormont CFA Hygie Formations Pharmacie d'Aquitaine 3 rue L. Beydts 05 56 91 68 72 CFA privé www.hygieformations.fr **A**

34 Béziers Sud Formation LR - CCI Béziers - Saint Pons rue Joliot Curie 04 67 80 97 09 Consulaire www.beziers.cci.fr **A**

34 Montpellier LP L. de Vinci Rue du Professeur Blayac 04 67 10 40 10 Public www.lpdevinci34.com **A**

34 Montpellier Lycée J. Mermoz 717, avenue Jean Mermoz 04 67 20 60 00 Public www.lycee-mermoz.net **A**

35 Rennes LP Ch Tillon 9, allée Georges Palante 02 99 27 21 00 Public www.lp-charles-tillon-rennes.ac-rennes.fr **A**

37 Joué-les-Tours CFA de la pharmacie 1, rue Philippe le Bon - ZI 2 02 47 67 10 11 CFA privé www.cfapharmacie.com **A**

38 Grenoble CFA IMT institut des métiers et techniques 10, rue Aimé Pupin 04 76 28 26 98 CFA privé www.imt-grenoble.fr **A**

42 Saint-Étienne CIASEM 28, rue des Mouliniers 04 77 59 31 80 CFA privé www.cfa-mouliniers.com **A**

43 Bains IFP 43 Les Yssets 04 71 57 98 00 CFA privé www.ifp43.fr **A**

44 Nantes IFOCOTEP 3, bd du Bâtonnier Cholet 02 72 56 84 00 CFA privé www.ifocotep.fr **A**

44 Saint-Nazaire Maison de l'apprentissage site du CFA IFOCOTEP 66, rue Michel Ange 02 28 54 17 01 CFA privé www.ifocotep.fr **A**

45 Orléans CFA de la pharmacie 7, rue François Hauchecorne 02 38 84 39 57 CFA privé www.cfapharmacie.com **A**

49 Angers Centre Pierre Cointreau site du CFA de la CCI Maine-et-Loire 132, avenue de Lattre de Tassigny 02 41 20 53 60 Consulaire www.maineetloire.cci.fr **A**

51 Bétheny Centre de formation Pasteur 13, rue des Docks 03 26 87 88 38 Pr Hc www.cfpast.com S **A**

53 Laval CFA des 3 villes - Unité Laval - Chanzy 39, avenue Chanzy 02 43 59 03 60 CFA public www.cfa3villes.com **A**

54 Tomblaine Lycée Marie Marvingt 8, rue Jean Moulin 03 83 29 90 90 Public www.ac-nancy-metz.fr **A**

56 Lorient CFA de la ville de Lorient, rue Saint Marcel 02 97 35 31 83 CFA public cfa.lorient.fr **A**

57 Forbach Lycée Blaise Pascal, rue Paul Ney 03 87 29 31 50 Public www.bpascal-forbach.fr **A**

57 Metz CFA de la CCI Formation 5, rue Jean-Antoine Chaptal 03 87 39 46 00 Consulaire www.cciformation.org **A**

59 Douai LP industriel E. Labbé 817, rue Charles Bourseul 03 27 71 51 71 Public www4.ac-lille.fr **A**

59 Valenciennes ARCPP 1, avenue Villars 03 27 25 99 26 Pr Sc www.arcpp.org **A**

59 Villeneuve-d'Ascq ARCPP 49, av. du Pont de Bois 03 20 59 17 17 Pr Sc www.arcpp.org **A**

62 Le Portel CFA de la pharmacie 8, rue Monseigneur Haffreingue 03 21 33 86 10 Pr Sc www.arcpp.org **A**

66 Perpignan Sud Formation LR - CCI Perpignan avenue Paul Pascot 04 68 56 62 20 Consulaire www.perpignan.cci.fr **A**

67 Strasbourg CFA du LP Jean Frédéric Oberlin 4, rue de l'Académie 03 88 21 22 32 CFA public www.lyc-oberlin-strasbourg.ac-strasbourg.fr **A**

68 Mulhouse CFA du LP Roosevelt 18, rue de la Tour du Diable 03 89 36 20 90 CFA public www.cfa-roosevelt.fr **A**

69 Lyon CFA SEPR 46, rue du professeur Rochaix 04 72 83 27 27 CFA privé www.sepr.edu **A**

72 Le Mans CFA de la CCI 132, rue Henri Champion 02 43 40 60 60 Consulaire www.cciformation.net **A**

74 Groisy CFA de Groisy 126, chemin des métiers 04 50 68 00 50 CFA privé www.cfa-groisy.com **A**

75 Paris CFA de la pharmacie 59, rue Planchat 01 43 56 30 30 CFA privé www.cfpp.org **A**

76 Mont-Saint-Aignan CFA - IFA M. Sauvage 11, rue du Tronquet 02 35 52 85 00 Consulaire www.ifa-rouen.fr **A**

77 Meaux LP J. Rose 20, rue de Châage 01 60 09 88 50 Pr Sc ecm-meaux.fr **A**

78 Poissy CFA pharmacie, santé, sanitaire et social - ACPPAV 14, rue Gustave Eiffel 01 39 22 10 60 CFA privé www.acppav.org **A**

79 Niort CFA CMA 79 21, rue des Herbillaux 05 49 33 07 60 Consulaire www.cma-niort.fr **A**

80 Amiens Centre régional de formation de la pharmacie 67, avenue d'Italie 03 22 97 92 20 CFA privé www.crefpharmacie.org **A**

83 Toulon CFA des préparateurs en pharmacie du Var rue Henri Barbusse 04 94 18 90 95 CFA privé www.prepapharmavar.com **A**

84 Avignon CFA de la CCI du Vaucluse Sud formation santé allée des Fenaisons 04 90 13 86 27 Consulaire www.sudformationsante.fr **A**

85 La Roche-sur-Yon Lycée polyvalent A. Kastler-Guitton 29, boulevard Guitton 02 51 36 46 00 Public guitton-kastler.paysdelaloire.e-lyco.fr **A**

86 Poitiers MDF CFA CCIV 120, rue du Porteau 05 49 37 44 50 Consulaire www.maisondelaformation.net **A**

87 Limoges CFA de la pharmacie 42, rue du Mas Loubier 05 55 79 63 78 CFA privé www.cfa-galien.fr **CP A**

88 Épinal CFA Pôle des métiers 16, avenue Dutac 03 29 69 21 88 Consulaire www.cfa-epinal.fr **A**

91 Juvisy-sur-Orge CFA de la pharmacie ACPPAV 25, rue Hoche 01 69 21 92 16 CFA privé www.acppav.org **A**

93 Romainville SEP du lycée Liberté 27, rue de la Liberté 01 41 83 24 90 Public www.lyceeliberte.ac-creteil.fr **A**

971 Les Abymes CFA polyvalent de l'académie de la Guadeloupe Morne Epingle 05 90 20 26 27 CFA public www.daifi971.org **A**

972 Rivière-Salée CFA de la Chambre de métiers et de l'artisanat Quartier Laugier 05 96 68 09 14 Consulaire www.cma-martinique.com **A**

974 Saint-Denis École des préparateurs en pharmacie Acoprophar Nord 28 E, avenue Marcel Hoarau 02 62 28 53 60 Pr Hc www.acoprophar.fr **CP A**

974 Saint-Denis URMA, Centre de formation de Ste-Clotilde avenue Gimart 02 62 28 18 30 Consulaire www.cm-reunion.fr **A**

974 Saint-Louis École privée des préparateurs en pharmacie Acoprophar Sud 154 C, avenue principale 02 62 35 56 25 Pr Hc www.acoprophar.fr **A CP**

974 Saint-Pierre URMA, Centre de formation de Saint-Pierre 65, rue du Père Lafosse 02 62 70 08 60 ou 02 62 96 12 65 Consulaire www.cm-reunion.fr **A**

988 Nouméa CFA de la CCI 14, rue de Verdun 00 687 24 31 45 Consulaire cfa.cci.nc **A**

DE d'aide-soignant

01 Bourg-en-Bresse IFSI 900, route de Paris 04 74 45 43 83 Public www.ch-bourg-en-bresse.fr **S**

01 Bourg-en-Bresse LP M. Pardé 47, avenue Alsace-Lorraine 04 74 32 76 75 Public www.marcelleparde.fr **S**

01 Hauteville-Lompnes IFSI 180, rue de la forestière 04 37 61 67 10 Public www.ifsihauteville.com **S**

01 Oyonnax IFAS du Haut Bugey 1, route de Veyziat 04 74 73 11 21 Public www.ch-hautbugey.fr **S**

02 Chauny IFSI-IFAS 94, rue des Anciens Combattants 03 23 38 54 46 Public www.ch-chauny.fr **S**

02 Laon IFSI-IFAS Centre hospitalier 27, rue du 13 octobre 1918, 03 23 24 34 98 Public www.ch-laon.fr **S**

02 Prémontré IFSI Bertrand Schwartz - IFAS Centre hospitalier 03 23 23 66 92 Public www.epsmd-aisne.fr/ifsi-blog **S**

02 Saint-Quentin IFSI-IFAS Centre hospitalier 1, avenue Michel de l'Hôpital 03 23 06 73 38 Public www.ch-stquentin.fr **S**

02 Soissons IFSI-IFAS Centre hospitalier 46, av. du général De Gaulle 03 23 75 72 99 Public www.ch-soissons.fr **S**

03 Montluçon IFSI/IFAS rue Pamparoux 04 70 02 30 89 Public www.touslesifsi.info **S**

03 Moulins IRFSSA Croix-Rouge 20, rue du Vert Galant 04 70 48 20 30 Pr Sc irfss-auvergne.croix-rouge.fr **S**

03 Vichy IFSI/IFAS, 04 70 97 33 31 Public www.ifsi-ifas-vichy.fr **S**

04 Digne-les-Bains IFSI Quartier Saint-Christophe 04 92 30 16 15 Public www.ifsi04.com **S**

04 Digne-les-Bains LP A. Beau de Rochas 10, av. du Gal Leclerc 04 92 31 06 08 Public www.lyc-beauderochas.ac-aix-marseille.fr **S**

05 Gap IFAS 1, place Auguste Muret 04 92 53 84 84 Public www.chicas-gap.fr **S**

06 Antibes École d'aides-soignants - CH d'Antibes Juan-les-Pins 107, avenue de Nice 04 97 24 75 11 Public www.ch-antibes.fr **S**

06 Cannes IFSI 15, avenue des Broussailles - CS 50008 04 93 69 70 06 Public www.ch-cannes.fr **S**

06 La Gaude IFSI 9337 route de Saint-Laurent-du-Var 04 93 13 70 80 Pr Sc **S**

06 Menton IFSI Centre hospitalier La Palmosa 04 93 28 77 77 Public www.ch-menton.fr **S**

06 Nice École départementale d'aide -soignant 34, rue Auguste Renoir 04 97 07 22 22 Public www.ac-nice.fr **S**

06 Nice IFSI 12, avenue de Valombrose 04 92 03 87 33 Public www.ifsidenice.fr **A S**

06 Nice IRFSS Croix-Rouge 17, avenue Cap de Croix 04 93 53 86 12 Pr Sc irfss-pacac.croix-rouge.fr **A S**

Pr Sc : privé sous contrat
Pr Hc : privé hors contrat
CFA : centre de formation d'apprentis
Ifsi : institut de formation en soins infirmiers
LP : lycée professionnel
SEP : section d'enseignement professionnel
A : statut apprenti

06 Nice LP Magnan 34, rue Auguste Renoir 04 97 07 22 22 Public www.ac-nice.fr **S**

07 Annonay IFSI Centre hospitalier 04 75 67 89 51 Public ifsiannonay.hautetfort.com **S**

07 Aubenas IFSI 9, chemin de Boisvignal 04 75 35 60 64 Public www.ch-ardeche-meridionale.fr **S**

07 Privas IFAS-IFA Résidence hospitalière du Montoulon 04 75 20 21 04 Public www.ifas-ifa-privas.fr **S**

07 Tournon-sur-Rhône IFAS hôpital de Tournon 04 75 07 75 78 Public **S**

08 Charleville-Mézières Institut de formation aux métiers de la santé 1, rue Pierre Hallali 03 24 55 66 90 Public **S**

09 Pamiers IFSI 10, rue Saint-Vincent 05 61 60 90 96 Public www.chi-val-ariege.fr **S**

10 Troyes IFSI 2, avenue des Lombards 03 25 49 49 99 Public **S**

10 Troyes Institut régional de formation sanitaire et sociale 18, rue Louis Morin 03 25 81 41 00 Pr Sc irfss-champagne-ardenne.croix-rouge.fr **S**

11 Carcassonne IFSI Route de Saint-Hilaire 04 68 24 27 90 Public www.ch-carcassonne.fr **S**

11 Lézignan-Corbières Centre hospitalier boulevard Pasteur 04 68 27 79 64 Public **S**

11 Narbonne IFSI 12, quai Dillon 04 68 42 66 11 Public www.ch-narbonne.fr **S**

12 Millau IFSI 22 bis, rue de la Condamine 05 65 60 39 30 Public www.ch-millau.fr **S**

13 Aix-en-Provence Groupement de coopération sanitaire du pays d'Aix 109, av. du Petit Barthelémy 04 88 71 20 70 Public www.gcspa.fr **S**

13 Aix-en-Provence IRFSS Croix-Rouge 32, cours des Arts et Métiers 04 42 16 05 16 Pr Sc irfss-pacac.croix-rouge.fr **S**

13 Arles IFSI Quartier Fourchon 04 90 49 29 17 Public www.touslesifsi.info **S**

13 Aubagne IFSI 35, avenue des Sœurs Gastine 04 42 84 71 55 Public www.ch-aubagne.fr **S**

13 Marseille Centre gérontologique départemental 13 176, av. de Montolivet 04 91 12 75 15 Public www.cgd13.fr **S**

13 Marseille Clinique Saint-Martin 183, route des Camoins 04 91 27 30 31 Pr Sc www.clinique-saint-martin.fr **S**

13 Marseille IFSI 39, boulevard de la Blancarde 04 91 34 20 48 Pr Sc www.ifsilablancarde.com **S A**

13 Marseille IFSI 10, avenue Alexandre Ansaldi 04 91 02 39 22 Pr Sc www.ifsi-saint-jacques.fr **S**

13 Marseille IFSI Croix-Rouge 208, boulevard Chave 04 91 47 28 02 Pr Sc www.touslesifsi.info S **A**

13 Marseille LP la Viste Traverse Bonnet 04 91 65 90 40 Public www.lyc-viste.ac-aix-marseille.fr **S**

13 Martigues IFSI 80, avenue des Cigales 04 42 43 25 30 ou 25 31 Public www.ch-martigues.fr **S**

13 Salon-de-Provence IFSI 207, avenue Julien Fabre 04 90 44 92 70 ou 93 70 Public **S**

14 Bayeux Institut de formation d'aide-soignant route de Vaux sur Aure 02 31 51 51 63 Public www.hopitalbayeux.fr **S**

14 Caen IFAS Centre Hospitalier Spécialisé 15 ter, Saint-Ouen 02 31 30 50 70 Pr Sc formations-sante.basse-normandie.eu **S**

14 Caen Institut de formation d'aides-soignants avenue du Général Harris 02 31 06 45 24 Public www.chu-caen.fr **S**

14 Caen LP C. Claudel 57 avenue du M[al] de Lattre de Tassigny 02 31 53 16 16 Public claudel.etab.ac-caen.fr **S**

14 Deauville Institut de formation d'aides-soignants 145, avenue de la République 02 31 81 32 19 Pr Sc formations-sante.basse-normandie.eu **S**

14 Equemauville Institut de formation d'aide- soignant Centre hospitalier de la Côte fleurie 02 31 89 80 31 Public www.ch-cotefleurie.com **S**

14 Falaise Institut de formation d'aide-soignant Centre hospitalier boulevard des Bercagnes 02 31 40 41 68 Public www.ch-falaise.fr **S**

14 Lisieux IFSI-IFAS CH Robert Bisson 4, rue Roger Aini 02 31 61 33 79 Public www.ch-lisieux.fr **A S**

14 Vire IFSI - IFAS route de Tinchebray 02 31 66 24 60 Public formations-sante.basse-normandie.eu **S**

15 Aurillac IFSI / IFAS 50, avenue de la République 04 71 46 56 22 Public www.ch-aurillac.fr **S**

15 Mauriac IFAS avenue Fernand Tallandier 04 71 67 33 33 Public www.ch-mauriac.fr **S**

15 Maurs IFAS Campus du Vallon 04 71 49 04 79 Pr Sc leap-maurs.com **S**

15 Saint-Flour IFAS 2, av. du docteur Mallet 04 71 60 63 53 Public www.ch-stflour.fr **S**

16 Cognac IFAS - Site de Cognac CH intercommunal du Pays de Cognac 05 45 81 74 18 Pr Sc irfss-poitou-charentes.croix-rouge.fr **A S**

16 Saint-Michel IFAS Centre hospitalier d'Angoulême 05 45 24 25 34 Public www.ch-angouleme.fr **S**

17 Rochefort IFSI 1, avenue de Béligon 05 46 82 80 40 Public www.ch-rochefort.fr **S**

17 La Rochelle IFAS 219, rue de Périgny 05 46 27 25 15 Public lycee-doriole.fr **S**

17 La Rochelle IFSI rue du Dr Schweitzer 05 46 45 51 30 Public ifsi.ch-larochelle.fr **S**

17 Saintes IFSI Centre Hospitalier de Saintonge 05 46 95 15 40 Public www.ch-saintonge.fr **S**

18 Bourges IFAS 6, rue Taillegrain 02 48 23 77 34 Public www.ch-bourges.fr **S**

18 Saint-Amand-Montrond IFAS du centre hospitalier 44, avenue Jean-Jaurès 02 48 63 25 16 Public www.ch-stamand.fr **S**

18 Vierzon IFSI place du Tacot 02 48 52 90 50 Public www.ch-vierzon.fr **S**

19 Brive-la-Gaillarde École d'aides-soignants boulevard du Docteur Verlhac 05 55 92 62 84 Public www.ifsi-ch-brive.net **S**

19 Tulle École d'aides-soignants 3, place Maschat 05 55 29 80 51 Public www.ch-tulle.fr alt. sous statut scolaire

19 Ussel IFSI avenue du Docteur Roullet 05 55 96 40 23 Public www.ifsi-ussel.fr **S**

20A Ajaccio IFSI avenue Impératrice Eugénie 04 95 29 90 38 Public www.ifsi-ajaccio.fr **S**

20B Bastia IFSI route impériale 04 95 59 10 16 Public www.ch-bastia.fr **S**

21 Beaune IFSI avenue Guigone de Salins 03 80 24 44 49 Public **S**

21 Châtillon-sur-Seine Institut de formation d'aides-soignants 19, rue de Seine 03 80 91 82 96 Public **S**

21 Dijon IFSI 12, boulevard Maréchal de Lattre de Tassigny 03 80 29 35 02 Public www.ifsidijon.fr **S**

21 Quetigny IFSS Croix-Rouge 21, boulevard Olivier de Serres 03 80 77 10 41 Pr Sc irfss-bourgogne.croix-rouge.fr **S**

22 Dinan IFSI-IFAS du CH René Pléven 74, rue Chateaubriand 02 96 87 63 30 Public ch-dinan.com **S**

22 Guingamp IFAS 17, rue de l'Armor 02 96 44 58 22 Public www.ch-guingamp.fr **S**

22 Guingamp Institut de formation d'aides-soignants 3, place du Champ Au Roy 02 96 44 10 80 Pr Sc www.ifso-asso.org **A S**

22 Lannion IFSI-IFAS du CH Pierre Le Damany, 02 96 05 71 84 Public www.ch-lannion.fr **S**

22 Paimpol IFAS chemin de Malabry 02 96 55 61 19 Public www.ch-paimpol.com **S**

22 Rostrenen LP Rosa Parks 47, rue René Le Magorec 02 96 29 02 16 Public www.lp-de-rostrenen.com **S**

22 Saint-Brieuc IFSI IFAS IFA de Saint-Brieuc 10, rue Marcel Proust 02 96 01 70 28 Public www.ch-stbrieuc.fr **S**

22 Saint-Brieuc LP J. Moulin avec section d'enseignement agricole 3, rue du Vau Gicquel 02 96 75 12 30 Public www.lyceejeanmoulin.fr **S**

22 Tréguier IFAS La Tour Saint-Michel 02 96 92 10 33 Public www.ch-treguier.fr **S**

22 Yffiniac IFAS rue du Val Josselin 02 96 63 33 33 Pr Sc www.clinique-valjosselin.fr **S**

23 Guéret IFSI chemin des Amoureux 05 55 51 70 60 Public www.ch-gueret.fr **S**

24 Bergerac Centre de formation au travail sanitaire et social Fondation J. Bost 50, route de Sainte-Alvère 05 53 22 23 00 Pr Sc www.cef-bergerac.org **A S**

24 Montpon-Ménestérol IFAS Centre hospitalier de Vauclaire 05 53 82 82 82 Public www.ch-montpon.fr **S**

24 Périgueux IFSI-IFAS du Centre hospitalier 80, avenue Georges Pompidou 05 53 45 26 89 Public www.ch-perigueux.fr **S**

24 Sarlat-la-Canéda IFAS Centre hospitalier Jean Leclaire 05 53 31 76 21 Public www.ch-sarlat.fr **S**

25 Besançon Institut de formation de professions de santé 44, chemin du Sanatorium 03 81 41 50 11 Public www.chu-besancon.fr **S**

25 Besançon LP Condé 5, place Marulaz 03 81 82 60 60 Public missiontice.ac-besancon.fr **A**

25 Montbéliard IFSI 2, rue du Docteur Flamand 03 81 98 81 59 Public www.chbm.fr **S**

25 Pontarlier IFSI rue du Général Girod 03 81 38 53 29 Public www.ch-pontarlier.fr **S**

26 Montélimar IFSI 3, rue du Général de Chabrillan 04 75 53 43 40 Public ifsimontelimar.hautetfort.com **S**

26 Saint-Vallier IFAS site de Saint Vallier 04 75 23 80 26 Public www.ifas-hopitaux-drome-nord.fr **S**

26 Valence IRFSS Croix-Rouge Valence 169, boulevard Maréchal Juin 04 75 43 20 03 Pr Sc irfss-rhone-alpes.croix-rouge.fr **S A**

26 Valence LP V. Hugo 442, av. Victor Hugo 04 75 41 90 40 Public www.ac-grenoble.fr **S**

27 Bernay IFAS du centre hospitalier de Bernay 5, rue A. de Ticheville 02 32 45 69 60 Public www.ch-bernay.fr **S**

27 Évreux IFAS de la clinique Pasteur 58, bd Pasteur 02 32 38 96 35 Pr Sc clinique-evreux-chirurgie-eure-chimiotherapie-27.com **S**

27 Évreux IFSI 22, rue du Docteur Michel Baudoux 02 32 33 81 41 Public www.chi-eureseine.fr **S**

27 Gisors IFAS du Pôle sanitaire du Vexin route de Rouen 02 32 27 79 05 Public www.ch-gisors.com **S**

27 Vernon IFAS du CH intercommunal 5, rue du Docteur Burnet 02 32 71 69 40 Public **S**

28 Chartres IFSI 7, rue Philippe Desportes 02 37 30 30 86 Public www.ch-chartres.fr **S**

28 Châteaudun IFSI/IFAS 30, rue de la Madeleine 02 37 44 63 93 Public www.ch-chateaudun.fr **S**

28 Dreux IFSI 69, rue de Rieuville 02 37 46 82 43 Public www.ifsi-dreux.fr **S**

29 Brest IFSI boulevard Tanguy Prigent 02 98 34 23 84 Public www.chu-brest.fr **A S**

29 Brest IRFSS Croix-Rouge 46, rue Jules Guesde 02 98 44 27 65 Pr Sc irfss-bretagne.croix-rouge.fr **S**

29 Brest Lycée Dupuy de Lôme 34, rue Dupuy de Lôme 02 98 45 03 81 Public www.lycee-dupuydelome-brest.ac-rennes.fr **S**

29 Douarnenez LP Sainte-Élisabeth 9, rue Lamennais 02 98 92 02 84 Pr Sc www.elisablaise.fr **S**

29 Landerneau Institut formation santé de l'ouest ZA de Saint-Ernel 02 98 21 55 60 Pr Sc www.ifso-asso.org **S**

29 Morlaix CH pays de Morlaix - IFSI IFAS 15, rue Kersaint Gilly 02 98 62 61 98 Public www.ch-morlaix.fr **S**

29 Pont-l'Abbé IFAS - CH Hôtel Dieu rue Roger Signor 02 98 82 41 02 Pr Sc www.touslesifas.info **S**

29 Quimper IFSI IFAS Cornouaille Quimper 1, rue Étienne Gourmelen 02 98 98 66 82 Public www.ifsi-quimper.fr **S**

30 Alès IFSI 811, avenue du Dr Jean Goubert 04 66 78 30 31 Public www.ch-ales.fr **S**

30 Bagnols-sur-Cèze IFSI 85, avenue de Frontesquières 04 66 39 65 50 Public ifsi.ch-bagnolssurceze.fr **S**

30 Nîmes IFSI 3 bis, rue Kléber 04 66 68 69 10 Public www.chu-nimes.fr **A S**

30 Nîmes IFSI Croix-Rouge 2160, chemin du Bachas 04 66 29 50 25 Pr Sc irfss-languedoc-roussillon.croix-rouge.fr **A S**

31 Saint-Gaudens IFAS Centre Hospitalier Comminges Pyrénées 05 62 00 45 29 Public www.ch-saintgaudens.fr **S**

31 Toulouse IFRASS 2 bis, rue Émile Pelletier 05 34 63 89 00 Pr Sc www.ifrass.net **S**

31 Toulouse Institut de formation d'aides-soignants du CHU Purpan 330, av. de Grande-Bretagne 05 61 77 24 25 Public www.chu-toulouse.fr **S**

31 Toulouse IRFSS Croix-Rouge 71, chemin des Capelles 05 61 31 56 18 Pr Sc irfss.croix-rouge.fr **S**

31 Toulouse LP H. Boucher 1, rue Lucien Lafforgue 05 34 45 24 00 Public helene-boucher.entmip.fr **S**

32 Auch IFSI allée Marie Clarac 05 62 61 31 51 Public www.gip-ifsidugers.fr **S**

33 Blaye IFAS Centre hospitalier Saint-Nicolas 05 57 33 49 76 Public www.chblaye.fr **S**

Pr Sc : privé sous contrat
Pr Hc : privé hors contrat
CFA : centre de formation d'apprentis
Ifsi : institut de formation en soins infirmiers
LP : lycée professionnel
SEP : section d'enseignement professionnel
A : statut apprenti

33 Bordeaux APDHES Centre Pierre Veaux 253, cours Maréchal Galliéni 05 56 24 49 39 Pr Sc www.apdhes.fr **S**

33 Bordeaux CFP Bordeaux Nord Aquitaine 6, rue Robert Charazac 05 56 43 70 82 Pr Sc www.cfpbna.asso.fr **S**

33 Bordeaux IFAS Saint-Antoine 38, rue P. Duhem 05 56 24 93 01 Pr Sc www.efassa.com **S**

33 Bordeaux Institut de formation en soins infirmiers Pellegrin rue Francisco Ferrer 05 56 79 54 37 Public www.chu-bordeaux.fr **S**

33 Cenon LP la Morlette 62, rue Camille Pelletan 05 57 80 37 00 Public **S**

33 Libourne IFSI/IFAS Centre hospitalier Garderose 05 57 25 49 16 Public www.ch-libourne.fr **S**

33 La Réole IFAS Sud Gironde Site de La Réole 05 56 61 53 53 Public **S**

33 Sainte-Foy-la-Grande Centre de formation d'aides-soignants Centre hospitalier 05 57 41 96 92 Public www.ch-saintefoy.com **S**

33 Talence IFSI - IFAS Florence Nightingale Fondation Bagatelle 05 57 12 40 40 Pr Sc www.mspb.com **A S**

33 La Teste-de-Buch IFAS du CH d'Arcachon Pôle de santé d'Arcachon 05 57 52 93 70 Public www.ch-arcachon.fr **S**

34 Béziers IFSI 21, boulevard Kennedy 04 67 09 21 60 Public www.ifsibeziers.com **S**

34 Castelnau-le-Lez CFA de l'hospitalisation privée 55, rue Clément Ader 04 99 51 22 30 CFA privé www.fhp-lr.com **A**

34 Castelnau-le-Lez IFSI 288, rue H. Boucher 04 67 13 89 35 Pr Sc www.fhp-lr.com **A S**

34 Montpellier CFA des métiers territoriaux CNFPT- 337, rue des Apothicaires 04 67 61 77 29 CFA public www.cnfpt.fr **A**

34 Montpellier IFSI 1146, avenue du Père Soulas 04 67 33 88 44 Public www.chu-montpellier.fr **S**

34 Sète IFSI bd C. Blanc 04 67 46 57 77 Public www.ch-bassindethau.fr **S**

35 Fougères IFSI - IFAS 133, rue de la forêt 02 99 17 70 94 Public www.ch-fougeres.fr **S**

35 Redon Institut de formation d'aides-soignants - CH Redon 7, rue Saint-Conwoïon 02 99 70 35 59 Public www.ch-redon.fr **S**

35 Rennes IFSI - IFAS du CHU de Rennes 2, rue Henri le Guilloux 02 99 28 43 79 Public www.ifchurennes.fr **S**

35 Rennes IFSI-IFAS du CH Guillaume Régnier 108, av. Gal Leclerc 02 99 33 39 07 Public www.ch-guillaumeregnier.fr **S**

35 Rennes Lycée Jeanne d'Arc 61, rue la Fontaine 02 99 84 30 30 Pr Sc www.lja35.fr **S A**

35 Saint-Malo IFSI IFAS 9, rue de la Marne 02 99 21 20 89 Public www.ifsi-ifas-dinan-saint-malo.fr **S**

35 Vern-sur-Seiche Institut de formation d'aides-soignants IFSO 11, rue de la Croix-Rouge 02 99 62 83 56 Pr Sc www.ifso-asso.org **S**

36 Le Blanc IFSI 5, Pierre Milon 02 54 28 28 06 Public ifsi-leblanc.fr **S**

36 Châteauroux IFSI 216, avenue de Verdun 02 54 29 60 31 Public www.ch-chateauroux.fr **S**

36 Châteauroux LP les Charmilles 1, rue Étienne de La Boétie 02 54 60 50 50 Public lp-charmilles-chateauroux.tice.ac-orleans-tours.fr **S**

36 Issoudun École d'aides-soignants avenue Jean Bonnefont 02 54 03 54 17 Public www.ch-issoudun.fr **S**

37 Amboise IFSI 19, avenue de Tours 02 47 23 30 00 Public www.learneos.fr **S**

37 Chambray-lès-Tours IFSI 2, rue Mansard 02 47 47 40 91 Public www.chu-tours.fr **S**

37 Tours IRFSS Croix-Rouge 130, rue du Colombier 02 47 88 43 43 Pr reconnu irfss-centre.croix-rouge.fr **S**

38 Bourgoin-Jallieu IFSI 16, rue du Bacholet 04 69 15 76 60 Public www.ch-bourgoin.fr **S**

38 Fontanil-Cornillon LP F. Dolto 4, rue Piardière 04 76 28 85 00 Public www.ac-grenoble.fr **S**

38 Grenoble CFA IMT institut des métiers et techniques 10, rue Aimé Pupin 04 76 28 26 98 CFA privé www.imt-grenoble.fr **A**

38 Grenoble IFSI Centre hospitalier universitaire 04 76 76 50 60 Public www.chu-grenoble.fr **S**

38 Grenoble IRFSS Rhône-Alpes Croix-Rouge 66, avenue Rhin et Danube 04 76 49 01 63 Pr Sc www.ismartin.org **S**

38 Saint-Égrève IFSI 3, rue de la Gare 04 76 56 42 34 Public www.ifsi.fr **S**

38 Saint-Marcellin IFAS du Centre Hospitalier 1, av. Félix Faure 04 57 82 80 04 Public www.ch-st-marcellin.com **S**

38 Vienne IFSI Mont Salomon 04 74 31 30 41 Public www.ch-vienne.fr **S**

39 Champagnole Institut de formation d'aides-soignants 1, rue de Franche-Comté 03 84 53 06 19 Public www.touslesifas.info **S**

39 Dole IFSI 5, rue du Docteur Normand 03 84 79 41 40 Public www.dole.ifsivirtuel.org **S**

39 Lons-le-Saunier IFSI 155, chemin de Chaudon 03 84 47 28 87 Pr Sc irfss-franche-comte.croix-rouge.fr **S**

40 Dax Institut de formation des professionnels de santé rue Saint Eutrope 05 58 91 46 70 Public www.ch-dax.fr **S**

40 Mont-de-Marsan IFSI IFAS Centre de formation Site Sainte-Anne 782, avenue de Nonères 05 58 05 20 02 Public www.cfps-asso-mdm.com **S**

41 Blois IFSI mail Pierre Charlot 02 54 55 64 08 Public www.ch-blois.fr **S**

41 Blois LP S. Delaunay 21 bis, rue d'Auvergne 02 54 90 48 00 Public www.lyc-delaunay-blois.fr **S**

41 Romorantin-Lanthenay IFAS 96, rue des capucins 02 54 88 33 00 Public www.ch-romorantin.fr **S**

42 Montbrison IFSI 2, boulevard Gambetta 04 77 96 71 30 Public www.ifsi-montbrison.info **S**

42 Roanne IFSI 35 bis, rue Albert Thomas 04 77 23 79 80 Public www.centrehospitalierroanne.fr **S**

42 Saint-Chamond IFSI du centre hospitalier 1, rue de la Fenderie 04 77 22 07 15 Public www.chpg.org **S**

42 Saint-Étienne IFSI CHU Hôpital Bellevue - Boulevard Pasteur 04 77 12 78 16 Public www.chu-st-etienne.fr **S**

42 Saint-Étienne IRFSS Croix-Rouge 41, rue Montferré 04 77 81 02 00 Pr Sc irfss-rhone-alpes.croix-rouge.fr **S**

42 Saint-Étienne LP B Charvet 30, avenue Benoît Charvet 04 77 49 30 80 Public www2.ac-lyon.fr **S**

42 Saint-Étienne LP La Salésienne 35, rue de la Richelandière 04 77 49 37 77 Pr Sc www.lasalesienne.com **S**

43 Le Puy-en-Velay IFSI / IFAS 12, bd du Docteur Chantemesse 04 71 04 33 67 Public www.ch-lepuy.fr **S**
44 Ancenis Centre de formation professionnelle 47, bd Vincent 02 40 96 41 22 Pr Sc www.eas-ancenis.com **S**
44 Châteaubriant CFAS rue François 1er 02 40 55 88 25 Public ifsi.ch-chateaubriant.fr **S**
44 Machecoul IFAS boulevard de Gondy 02 40 78 43 80 Public www.ch-lvo.fr **S**
44 Nantes Centre de perfectionnement du personnel soignant 37 bis, quai de Versailles 02 40 47 10 98 Pr Sc www.cpps-aidesoignant.fr **S**
44 Nantes IFSO 14, bd Winston Churchill 02 40 37 76 62 Pr Sc www.ifso-asso.org **S**
44 Nantes Institut de formation d'aides-soignants 50, route de Saint-Sébastien 02 40 84 68 14 Public www.chu-nantes.fr **S**
44 Rezé IFAS Croix-Rouge 6, rue de la Gare 02 40 14 87 32 Pr Sc irfss-pays-de-loire.croix-rouge.fr **S**
44 Rezé LP LJ Goussier 20, rue du Château de Rezé 02 40 32 44 00 Public perrin-goussier.paysdelaloire.e-lyco.fr **S**
44 Saint-Nazaire École du centre hospitalier 21, chemin des Infirmières 02 40 53 69 65 Public www.hopital-saintnazaire.fr **S**
45 Chalette-sur-Loing IFSI rue du Château 02 38 95 95 95 Public sites.google.com **S**
45 Orléans Institut de formation aux professions paramédicales 89, faubourg Saint-Jean 02 38 78 00 00 Public www.ifpm-orleans.fr **S**
45 Orléans LP P. Gauguin 10, av. de la Recherche scientifique 02 38 69 16 88 Public www.lp-gauguin.fr **S**
46 Cahors IFSI 351, rue Saint Géry 05 65 20 50 14 Public **S**
47 Agen IFSI-IFAS route de Villeneuve 05 53 69 70 20 Public www.ch-agen.fr **S**
47 Marmande IFSI-IFAS Cité de la formation 05 53 79 03 83 Public www.chicmt.fr **S**
47 Nérac LP Jacques de Romas route de Mezin 05 53 97 63 00 Public lycee-jderomas.com **S**
47 Villeneuve-sur-Lot IFSI-IFAS Centre hospitalier Saint-Cyr 05 53 40 53 05 Public www.ch-stcyr47.fr **S**
48 Mende IFSI avenue du 8 Mai 1945 04 66 49 48 32 Public www.ch-mende.fr **S**
49 Angers IFSI CHU - 4, rue Larrey 02 41 35 34 34 Public www.chu-angers.fr **S**
49 Angers Institut formation santé de l'Ouest 4, rue Darwin 02 41 72 17 17 Pr Sc www.ifso-asso.org **S**
49 Angers LP S. Veil 200, rue du Docteur Guichard 02 41 66 80 31 Public roseraie.e-lyco.fr **S**
49 Cholet IFAS 1, rue Marengo 02 41 49 66 57 Public www.ch-cholet.fr **S**
49 Saumur IFAS rue Marceau 02 41 40 24 83 Public www.ch-saumur.fr **S**
50 Cherbourg-Octeville IFSI rue du Trottebec 02 33 20 76 36 Public formations-sante.basse-normandie.eu **A S**
50 Coutances Institut de formation d'aide-soignant Centre hospitalier rue du Manoir 02 33 47 41 45 Public www.ch-coutances.fr **S**
50 Granville IFSI - IFAS 849, rue des Menneries 02 33 91 50 87 Public www.ifsisudmanche.fr **S**
50 Picauville Institut de formation d'aides-soignants Centre hospitalier Fondation Bon-Sauveur 02 33 21 84 17 Pr Sc formations-sante.basse-normandie.eu **S**
50 Saint-Lô IFSI IFAS Centre hospitalier Mémorial France États-Unis 02 33 06 31 74 Public www.ch-stlo.fr **S**
50 Saint-Martin-des-Champs Institut de formation d'aides-soignants 1, avenue du Quesnoy 02 33 68 62 52 Pr Sc formations-sante.basse-normandie.eu **S**
51 Châlons-en-Champagne Institut de formation des personnels de santé aides-soignants 56 ter, avenue du général Sarrail 03 26 64 60 53 Pr Sc www.ifpscrf.com **S**
51 Épernay IFSI 137, rue de l'Hôpital 03 26 58 70 23 Public www.ifsi-ch-epernay.fr **S**
51 Reims IFAS 45, rue Cognacq-Jay 03 26 78 74 95 Public www.chu-reims.fr **S**
52 Chaumont Institut de formation aux métiers de la santé 2, rue Jeanne d'Arc 03 25 30 70 09 Public **S**
52 Saint-Dizier École d'aides-soignantes du CHS A. Breton Carrefour Henri Rollin 03 25 56 83 21 Public www.chhm.fr **S**
53 Château-Gontier Centre de formation santé 14, rue Martyrs de la Résistance 02 43 06 37 25 Public www.ch-hautanjou.fr **S**
53 Evron Lycée polyvalent R. Vadepied boulevard Rossignol 02 43 01 62 44 Public vadepied.e-lyco.fr **S**
53 Laval IFAS - Pôle régional de formation santé social de Laval 33, rue du Haut Rocher 02 43 91 65 01 Public www.chlaval.fr **S**
53 Laval IFSO 65, rue du Chef de Bataillon H. Géret 02 43 69 59 05 Pr Sc www.ifso-asso.org **S**
53 Mayenne École du centre hospitalier du Nord Mayenne 229, boulevard Paul Lintier 02 43 08 22 49 Public www.ch-mayenne.fr **S**
54 Briey IFSI 3, avenue Albert de Briey 03 82 47 16 70 Public www.ch-briey.fr **S**
54 Mont-Saint-Martin IFAS du CH Hôtel Dieu - Alpha Santé 4, rue Alfred Labbé 03 82 44 72 65 Pr Sc www.alpha-sante.com **S**
54 Nancy IFAS du CHU de Nancy 29, avenue Maréchal de Lattre de Tassigny 03 83 85 16 72 Public eicn.chu-nancy.fr **S**
54 Nancy Sant'est IFAS 4, rue Monseigneur Thouvenin 03 83 35 00 67 Pr Sc www.santestifas.fr **S**
54 Pont-Saint-Vincent LP La Tournelle 2, rue de Lorraine 03 83 47 28 13 Public www.ac-nancy-metz.fr **A S**
55 Bar-le-Duc IFSI 1, boulevard d'Argonne 03 29 45 88 09 Public www.pssm.fr **S**
55 Verdun IFSI place de la Digue 03 29 83 64 14 Public www.ch-verdun.fr **S**
55 Verdun LP Sainte-Anne 14, rue Mautrote 03 29 83 36 50 Pr Sc sainte-anne.eu **S**
56 Lorient IFSI-IFAS-IFA du CH Bretagne sud 7, rue des montagnes 02 97 64 91 61 Public www.ifsi-ifas-lorient.fr **S**
56 Lorient LP M. le Franc 128, boulevard Léon Blum 02 97 87 24 87 Public www.marielefranc.org **S**
56 Malestroit IFAS 4, faubourg Saint Michel 02 97 73 24 03 Pr Sc www.cfsm56.fr **A S**
56 Pontivy IFSI-IFAS du CH Centre Bretagne rue des Pommiers 02 97 28 40 27 Public www.ch-centre-bretagne.fr **S**

Pr Sc : privé sous contrat
Pr Hc : privé hors contrat
CFA : centre de formation d'apprentis
Ifsi : institut de formation en soins infirmiers
LP : lycée professionnel
SEP : section d'enseignement professionnel
A : statut apprenti

56 Vannes IFSI-IFAS du CH Bretagne Atlantique rue André Lwoff 02 97 46 84 00 Public www.ifsi-vannes.fr **S**

56 Vannes Lycée Notre-Dame le Menimur 71, rue de Metz 02 97 54 03 31 Pr Sc www.college-lycee-nd-menimur.com **S**

57 Freyming-Merlebach LP P. et M. Curie 21, rue des Vosges 03 87 29 80 20 Public www3.ac-nancy-metz.fr **S**

57 Metz IFSI 45, rue du Rabbin Élie Bloch 03 87 55 38 91 Public www.chr-metz-thionville.fr **S**

57 Metz IFSI Croix-Rouge 14, rue Général Lapasset 03 87 75 60 20 Pr Sc irfss-alsace-lorraine.croix-rouge.fr **S**

57 Saint-Avold Institut d'aides-soignants rue Lemire 03 87 90 67 40 Pr Sc **S**

57 Sarrebourg IFSI 25, av. du Gal de Gaulle 03 87 23 23 51 Public www.ch-sarrebourg.fr **S**

57 Thionville IFSI Hôpital Bel Air rue du Friscaty 03 82 55 89 97 Public www.chr-metz-thionville.fr **S**

58 Château-Chinon LP F. Mitterrand 1, rue Pierre-Mendès-France 03 86 79 48 00 Public www.lpfm.fr **S**

58 Cosne-Cours-sur-Loire Institut de formation d'aides-soignants 96, rue du Maréchal Leclerc 03 86 26 54 49 Public **S**

58 Decize Institut de formation d'aides-soignants 74, route de Moulins 03 86 77 76 30 Public **S**

58 Nevers IFSI 5, rue É. Zola 03 86 71 84 20 Public www.touslesifsi.info **S**

59 Armentières IFAS 104, avenue du Général Leclerc 03 20 10 20 33 Public **S**

59 Cambrai LP L. de Bettignies 3, boulevard Paul Bezin 03 27 73 07 18 Public www.duez-bettignies.org **S**

59 Déchy IFAS Croix-Rouge route de Cambrai 03 27 88 94 00 Pr Sc **S**

59 Denain LP André Jurénil boulevard du 8 Mai 1945 03 27 44 16 52 Public **S**

59 Denain Lycée Jules Mousseron boulevard du 8 Mai 1945 03 27 44 16 52 Public www5.ac-lille.fr **S**

59 Dunkerque IFAS - Centre hospitalier Dunkerque impasse Floréal 03 28 28 56 80 Public alt. sous statut scolaire

59 Lille IFAS 2, rue du Docteur Schweitzer 03 20 44 60 75 Public ifas.chru-lille.fr **S**

59 Lomme IFSANTE- Université catholique de Lille 2, rue Théodore Monod 03 28 36 10 10 Pr Sc www.ifsante.fr **S**

59 Loos IFSI 351, rue Ambroise Paré 03 20 16 03 60 Pr Sc www.santelys.asso.fr **A S**

59 Madeleine (La) Lycée V. Labbé - Pôle Santé La Madeleine 41, rue Paul Doumer 03 20 63 02 67 Public ifsi-ifas-valentine-labbe.fr **S**

59 Marcq-en-Barœul IFAS - APFC 1001 avenue de la République 03 20 91 79 79 Pr Sc www.afpc-formation.com **A** alt. sous statut scolaire

59 Maubeuge IFAS CH Sambre-Avesnois 13, boulevard Pasteur 03 27 69 43 31 Public www.ch-sambre-avesnois.fr **S**

59 Roubaix IFSI 9, rue Henri Bossut 03 20 99 30 61 Public ifsi.ch-roubaix.fr **S**

59 Saint-André-lès-Lille IFAS - Centre G. Daumezon 117, avenue du Maréchal de Lattre de Tassigny 03 28 38 51 08 Public www.formation-sante-nord.fr **S**

59 Seclin IFAS - Centre hospitalier de Seclin av. des Marronniers 03 20 62 75 63 Public **S**

59 Tourcoing IFSI-IFAP-IFAS Croix-Rouge française 39 rue L. Leloir 03 20 25 34 03 Pr Sc irfss-nord-pas-de-calais.croix-rouge.fr **S**

59 Valenciennes IFAS- CH Valenciennes avenue Désandrouin 03 27 14 36 36 Public www.ch-valenciennes.fr **S**

59 Wormhout LP de l'Yser 18 bis, route d'Esquelbecq 03 28 65 63 94 Public www4.ac-lille.fr **S**

60 Beauvais IFSI-IFAS Centre hospitalier 102, rue de la Mie au Roy 03 44 11 24 51 Public www.ch-beauvais.fr **S**

60 Compiègne IFSI-IFAS Centre hospitalier 5, rue de Bourgogne 03 44 23 68 50 Public www.ch-compiegne.fr **S**

60 Creil IFAS 34, rue Aristide Briand 03 44 64 53 81 Public www.ghpso.fr **S**

60 Fitz-James IFSI L. Floury - IFAS rue Guy Boulet 03 44 77 50 48 Public www.chi-clermont.fr **S**

60 Noyon IFAS avenue Alsace Lorraine 03 44 44 43 08 Public **S**

61 L'Aigle IFSI Centre hospitalier 10, rue Dr Frinault 02 33 24 95 70 Public www.ch-laigle.com **S**

61 Alençon Institut de formation d'aide soignant Centre hospitalier 25, rue de Fresnay 02 33 32 30 98 Public formations-sante.basse-normandie.eu **S**

61 Alençon IRFSS Croix-Rouge 5, rue du Gué de Gesnes 02 33 31 67 00 Pr Sc irfss-basse-normandie.croix-rouge.fr **A S**

61 Argentan Institut de formation d'aide-soignant Centre hospitalier 47, rue Aristide Briand 02 33 12 32 11 Public formations-sante.basse-normandie.eu **S**

61 Flers IFSI 25, rue du Docteur Maubert 02 33 62 62 80 Public www.ch-flers.fr **S**

61 Mortagne-au-Perche Institut de formation d'aide-soignant Centre hospitalier 9, rue de Longny 02 33 83 40 10 Public formations-sante.basse-normandie.eu **S**

62 Arras IFAS - Centre hospitalier Arras 6, rue Émile Didier 03 21 21 10 64 Public **S**

62 Arras IFAS Croix-Rouge 3, rue de l'Origan 03 21 21 25 10 Pr Sc irfss-npdc.croix-rouge.fr **S**

62 Berck IFAS - Syndicat Inter-Hospitalier 4, rue de l'Ancien Calvaire 03 21 09 05 47 Public www.ifsi-berck.fr **S**

62 Béthune IFAS Croix-Rouge 1127, avenue Winston Churchill 03 21 01 26 79 Pr Sc irfss-npdc.croix-rouge.fr **S**

62 Boulogne-sur-Mer IFAS - Centre hospitalier de Boulogne rue Jacques Monod 03 21 99 30 61 Public www.ch-boulogne.fr **S**

62 Calais IFAS Croix-Rouge 57, rue Verte 03 21 96 79 36 Pr Sc www.touslesifsi.info **S**

62 Lens IFSI- CFAS Croix-Rouge française rue de Fécamp 03 60 12 82 30 Pr Sc irfss-nord-pas-de-calais.croix-rouge.fr **S**

62 Oignies IFAS 9, place de la IVe République 03 21 79 79 82 Pr Sc www.ahnac.com **S**

62 Saint-Omer IFAS- Centre hospitalier Saint-Omer Pavillon 4 03 21 88 74 40 Public www.touslesifas.info **S**

62 Saint-Pol-sur-Ternoise LP P. Mendès France rue Antoine de Saint-Éxupéry 03 21 04 18 88 Public www2c.ac-lille.fr **S**

63 Ambert IFAS Centre hospitalier 14, avenue Georges Clemenceau 04 73 82 73 47 Public www.ch-ambert.fr **S**

63 Clermont-Ferrand IFAS Clermont-Riom - CHU Saint-Jacques - Site de Clermont-Ferrand 1, boulevard Winston Churchill 04 73 75 13 75 Public www.eifs.fr **S**

63 Thiers Centre de formation d'aides-soignants - Centre hospitalier Le Fau 04 73 51 10 00 Public www.ch-thiers.fr **S**

64 Cambo-les-Bains IFAS square Albéniz 05 59 29 70 48 Public www.aiec.fr **S**

64 Pau IFSI-IFAS Centre hospitalier 05 59 92 47 70 Public www.ch-pau.fr **S**

64 Saint-Palais Lycée Jean Errecart, 05 59 65 70 77 Pr Sc www.lycee-errecart.fr **S**

64 Sauveterre-de-Béarn Lycée N-D route d'Oraàs 05 59 38 55 83 Pr Sc www.ensemble-scolaire-sauveterre.com **S**

65 Lannemezan École d'aides-soignants 644, route de Toulouse 05 62 99 54 31 Public www.ch-lannemezan.fr **S**

65 Tarbes IFSI bd De Lattre de Tassigny 05 62 54 54 54 Public www.ch-bigorre.fr **S**

65 Tarbes LP Reffye 76, avenue Joffre 05 62 34 21 40 Public reffye.entmip.fr **S**

66 Perpignan IMFSI 11, place de la Lentilla 04 68 61 66 36 Public www.ch-perpignan.fr **S**

66 Perpignan Institut de formation de l'hospitalisation privée - site de Perpignan av. P. Pascot 04 68 56 45 70 Pr Sc www.fhp-lr.com **S**

67 Bischwiller IFAS 17, route de Strasbourg 03 88 80 22 37 Public **S**

67 Brumath IFSI 141, avenue de Strasbourg 03 88 64 61 56 Public www.ch-epsan.fr **S**

67 Haguenau IFSI 56, av. du Prof. Leriche 03 88 06 30 81 Public www.ch-haguenau.fr **S**

67 Ingwiller IFAS Le Neuenberg 38, rue du Pasteur Hermann 03 88 71 62 92 Pr Sc www.neuenberg.fr **S**

67 Saverne IFSI 19 côte de Saverne 03 88 71 65 56 Public www.ch-saverne.fr **S**

67 Sélestat IFSI 23, avenue Pasteur 03 88 57 55 45 Public www.ifsi-selestat.fr **S**

67 Strasbourg IFSI 1, rue David Richard 03 88 11 55 80 Public www.chru-strasbourg.fr **S**

67 Strasbourg IFSI 20a, rue Sainte-Marguerite 03 88 21 70 45 Pr Sc ifsi.ghsv.org **S**

67 Wissembourg IFAS 24, route de Weiler 03 88 54 11 10 Public www.ch-wissembourg.fr **S**

68 Colmar IFSI 39, avenue de la Liberté IFSI 03 89 12 43 21 Public www.ch-colmar.fr **S**

68 Colmar Institut de formation du groupe hospitalier du Centre Alsace 18, rue Charles Sandherr 03 89 21 22 50 Pr Sc www.ghca.fr **S**

68 Mulhouse IFAS Maison du Diaconat 14, boulevard Roosevelt 03 89 32 55 66 Pr Sc diaconat-mulhouse.fr **S**

68 Mulhouse IFSI 2, rue du Dr Léon Mangenay 03 89 64 62 56 Public www.ch-mulhouse.fr **S**

68 Rouffach IFSI 27, rue du 4e RSM 03 89 78 70 63 Public www.ch-rouffach.fr **S**

69 Aveize IFAS 04 74 26 42 69 Pr Sc www.ch-argentiere.fr **S**

69 Francheville École La Maisonnée 68, avenue du Chater 04 72 16 22 07 Pr Sc www.ugecam-ra.fr **S**

69 Lyon École Rockefeller 4, avenue Rockefeller 04 78 76 52 22 Pr Sc www.ecole-rockefeller.com **S**

69 Lyon ESSSE 20, rue de la Claire 04 78 83 40 88 Pr Sc www.essse.fr **S**

69 Lyon IFSI Jules Lepercq 42 bis, rue Professeur Grignard 04 37 65 40 50 Pr Sc www.ch-stjoseph-stluc-lyon.fr **S**

69 Lyon Institut des carrières de santé - secteur Est 5, avenue Esquirol 04 72 11 79 79 Public www.chu-lyon.fr **S**

69 Lyon LP Don Bosco 12, montée Saint-Laurent 04 72 41 14 54 Pr Sc www.lycee-donbosco.com **S**

69 Lyon Pôle formation santé-Lyon 16, rue Berjon 04 37 46 18 40 Pr Sc www.poleformation-sante.fr **S**

69 Oullins LP J-M Jacquard 20-28, rue L-A Blanqui 04 78 51 01 70 Public www2.ac-lyon.fr **A S**

69 Saint-Cyr-au-Mont-d'Or École d'aides-soignants Croix-Rouge 25, chemin de Champlong 04 72 20 74 07 Pr Sc irfss-rhone-alpes.croix-rouge.fr **S**

69 Saint-Genis-Laval IFSI et IFAS Clemenceau (HCL) 1, av. G. Clemenceau 04 78 86 30 00 Public www.chu-lyon.fr **S**

69 Tarare IFAS chemin du Vert Galant 04 74 05 47 00 Public www.lhopitalnordouest.fr **S**

69 Villefranche-sur-Saône IFSI - IFAS Plateau d'Ouilly-Gleizé 04 74 09 26 83 Public www.lhopitalnordouest.fr **S**

70 Vesoul IFSI Croix-Rouge 12, rue Miroudot Saint-Ferjeux 03 84 75 80 44 Pr Sc irfss-franche-comte.croix-rouge.fr **S**

71 Chalon-sur-Saône IFSI 7, quai de l'Hôpital 03 85 44 65 72 Public www.ch-chalon71.fr **S**

71 Chalon-sur-Saône Lycée catholique Chalonnais 3, rue Général-Giraud 03 85 45 83 35 Pr Sc www.ledevoir71.fr **S**

71 Le Creusot IFSI 46, avenue Saint-Sauveur 03 85 77 24 88 Public www.hoteldieu-creusot.fr **S**

71 Mâcon IFSI Boulevard Louis Escande 03 85 27 51 07 Public www.ifsimacon.free.fr **S**

71 Paray-le-Monial IFSI 15, rue Pasteur 03 85 88 43 01 Public ifsi-ifas-paray.fr **S**

72 La Flèche IFAS du pôle santé Sarthe et Loir La Chasse du point du jour 02 44 71 34 42 Public www.ifsi-ifas-lafleche.fr **S**

72 Le Mans IFAS- Centre hospitalier du Mans 194, avenue Rubillard 02 43 43 28 14 Public ch-lemans.concept35.atester.fr **S**

72 Le Mans IFAS-IFSO Le Mans 18 bis, rue de la Blanchisserie 02 43 28 66 37 Pr Sc www.ifso-asso.org **S**

72 Le Mans IRFSS Croix-Rouge 17, rue Notre-Dame 02 43 81 06 52 Pr Sc irfss-pays-de-loire.croix-rouge.fr **S**

72 Le Mans LP Funay-Hélène Boucher 157, rue Henri Champion 02 43 50 12 30 Public funay-boucher.paysdelaloire.e-lyco.fr **S**

73 Chambéry IFSI 740, faubourg Maché 04 79 96 51 12 Public www.ch-chambery.fr **S**

73 Moûtiers Institut de formation d'aides-soignants Centre hospitalier Albertville Moûtiers 04 79 09 60 21 Public www.cham-savoie.fr **S**

74 Ambilly IFSI 17, rue du Jura 04 50 82 32 40 Public www.ifsi-annemasse.fr **S**

74 Annecy-le-Vieux MFR Annecy-le-Vieux 70, route du Périmètre 04 50 27 65 81 Pr Sc www.mfr-annecy.fr **A**

74 Pringy IFSI 1, avenue de l'Hôpital 04 50 63 62 55 Public www.ifsi-annecy.fr **S**

74 Rumilly IFAS 23, rue Charles de Gaulle 04 50 01 80 38 Public www.ch-rumilly.fr **S**

Pr Sc : privé sous contrat
Pr Hc : privé hors contrat
CFA : centre de formation d'apprentis
Ifsi : institut de formation en soins infirmiers
LP : lycée professionnel
SEP : section d'enseignement professionnel
A : statut apprenti

74 Sallanches IFAS - CH Pays de Mont-Blanc 380, rue de l'Hôpital 04 57 27 20 44 Public www.chi-mont-blanc.fr **S**

74 Thonon-les-Bains IFSI 3, av. de la Dame 04 50 83 22 50 Public www.hopitauxduleman.fr **S**

74 Thonon-les-Bains LPP Les 3 Vallées 2, avenue de l'Ermitage 04 50 71 00 73 Pr Sc www.lycee3vallees.fr **A**

75 Paris ASSISTEO 50, boulevard de Ménilmontant 01 43 58 43 00 Pr Sc www.assisteo-formation.com **S**

75 Paris CFA ADAPSS sanitaire, social et médico-social 127, avenue d'Italie 01 42 02 10 74 CFA privé www.adapss.fr **A**

75 Paris IFSI - hôpital Saint-Antoine (AP) 184, rue du faubourg Saint-Antoine 01 49 28 27 10 Public formation.aphp.fr **S**

75 Paris IFSI 95, rue de Reuilly 01 43 41 41 41 Pr Sc www.ifsi-diaconesses.fr **S**

75 Paris IFSI 8 bis, avenue René Coty 01 43 27 74 86 Public formation.aphp.fr **S**

75 Paris IFSI 1, rue Cabanis 01 45 65 88 36 Public www.ch-sainte-anne.fr **S**

75 Paris IFSI 1, avenue Claude Vellefaux 01 42 49 99 71 Public formation.aphp.fr **S**

75 Paris IFSI 133, boulevard Ney 01 44 85 28 00 Public formation.aphp.fr **S**

75 Paris IFSI 47, boulevard de l'Hôpital 01 42 16 07 10 Public formation.aphp.fr **S**

75 Paris IFSI 2, rue des Balkans 01 43 79 92 00 Public formation.aphp.fr **S**

75 Paris Institut de formation aides-soignants et auxiliaires de puériculture 132, rue d'Alésia 01 71 28 22 57 Public www.ac-paris.fr **S**

75 Paris IRTS Paris Ile-de-France 145, avenue Parmentier 01 73 79 51 00 Pr Sc www.irtsparisidf.asso.fr **S A**

75 Paris SEP du Lycée Carcado-Saisseval 121, bd Raspail - CS 10622 01 45 48 43 46 Pr Sc www.carcado-saisseval.com **S**

76 Bois-Guillaume- Bihorel IRFSS Croix-Rouge chemin de la Bretèque 02 35 59 40 28 Pr Sc irfss-haute-normandie.croix-rouge.fr **S**

76 Dieppe IFSI avenue Pasteur 02 32 14 75 23 Public www.ch-dieppe.fr **S**

76 Fécamp IFSI 17, rue des Galeries 02 35 28 61 00 Public www.ifsi-fecamp.fr **S**

76 Le Havre IFAS Coty 86, rue de Châteaudun 02 35 43 33 03 Pr Sc www.ifascoty.com **S**

76 Le Havre IFSI 28, rue Foubert 02 32 73 38 30 Public eportail.ch- havre.fr **S**

76 Le Havre Lycée G. Coty 86, rue de Châteaudun 02 35 54 56 66 Pr Sc germaine-coty-lyc.spip.ac-rouen.fr **S**

76 Rouen IFAS du CHU de Rouen - ERFPS 14, rue du Professeur Stewart 02 32 88 84 31 Public www.chu-rouen.fr **S**

77 Avon LP Uruguay France 1, avenue des Marronniers 01 60 74 50 60 Public www.uruguayfrance.com **S**

77 Coulommiers IFSI avenue Victor Hugo 01 64 65 73 11 Public www.ch-coulommiers.fr **S**

77 Fontainebleau IFSI 55, boulevard Maréchal Joffre 01 60 74 10 29 Public www.ch-fontainebleau.fr **S**

77 Longperrier SEP du lycée Charles de Gaulle C D 401 01 64 02 75 23 Public www.cdg.ac-creteil.fr **S**

77 Meaux IFSI 17, rue Guillaume Briçonnet 01 64 35 21 50 Public www.ch-meaux.fr **S**

77 Melun IFSI 1, rue de la Fontaine St- Liesne 01 64 71 62 36 Public www.ch-melun.fr **S**

77 Melun IRTS Paris Ile-de-France 145, avenue Parmentier 01 73 79 51 00 Pr Sc www.irtsparisidf.asso.fr S **A**

77 Montereau-Fault-Yonne IFSI 1 bis, rue Victor Hugo 01 64 31 64 26 Public www.ch-montereau.fr **S**

77 Montereau-Fault-Yonne SEP du lycée A. Malraux 1, avenue du Lycée 01 64 70 71 71 Public www.lycee-andre-malraux.org **S**

77 Ozoir-la-Ferrière LP L. Ventura avenue Marcel Pagnol 01 64 40 00 15 Public www.lyceelinoventura.ac-creteil.fr **S**

77 Provins IFSI route de Chalautre-la Petite 01 64 60 40 80 Public www.ch-provins.fr **S**

77 Roissy-en-Brie LP Sinoplies 10 B, avenue Joseph Bodin de Boismortier 01 64 40 93 89 Pr Sc www.ecole-hoteliere-aide-soignant-idf.fr **S**

77 Torcy SEP du lycée l'Arche Guédon 2, passage de l'Arche Guédon 01 64 80 17 18 Public ww3.ac-creteil.fr **S**

77 Vaux-le-Pénil SEP du lycée S. Signoret Place du 14 Juillet 01 60 68 24 64 Public www.lycee-signoret.fr **S**

78 Mantes-la-Jolie IRFSS Croix-Rouge 11, boulevard Sully 01 30 33 59 49 Pr Sc irfss-idf.croix-rouge.fr **S**

78 Les Mureaux Campus formation CHI Meulan 1, rue Baptiste Marcet 01 30 91 84 62 Public www.chimm.fr **A S**

78 Poissy CFA pharmacie, santé, sanitaire et social - ACPPAV 14, rue Gustave Eiffel 01 39 22 10 60 CFA privé www.acppav.org **A**

78 Poissy IFSI 10, rue du Champ Gaillard 01 39 27 50 28 Public **S**

78 Rambouillet IFSI 5-7, rue Pierre et Marie Curie 01 34 83 77 01 Public **S**

78 Trappes LP H. Matisse 55, rue de Montfort 01 30 62 87 42 Public www.lyc-matisse-trappes.ac-versailles.fr **S**

78 Versailles IFSI 25, bd Saint-Antoine 01 39 63 93 38 Public www.ch-versailles.fr **S**

79 Niort CFP 40, avenue Charles de Gaulle 05 49 78 25 02 Public www.cfpniort.fr **S**

79 Thouars IFSI 2, rue de l'Abreuvoir 05 49 66 47 70 Public www.chnds.fr **S**

80 Abbeville IFSI-IFAS Centre hospitalier 25, rue Victor Hugo 03 22 25 64 90 Public www.ifsi-ch-abbeville.fr **S**

80 Amiens IFAS CHU Groupe hospitalier sud - avenue René Laënnec 03 22 45 54 98 Public www.chu-amiens.fr **S**

80 Montdidier IFAS du Santerre Péronne Montdidier 25, rue Amand de Vienne 03 22 78 71 52 Public www.picardmed.com alt. sous statut scolaire

81 Albi IFSI rue des Trois Tarn 05 63 77 36 77 Public www.ch-albi.fr **S**

81 Castres IFSI Centre hospitalier 05 63 71 60 50 Public www.chic-cm.fr **S**

81 Lavaur École d'aides-soignants 1, place Vialas 05 63 58 81 81 Public www.ch-lavaur.fr/index.php/ifas/ecole-aide-soignants **S**

82 Montauban IFSI Centre hospitalier 05 63 92 80 32 Public www.ch-montauban.fr/postes_concours_formations.php **S**

83 Draguignan IFSI 102, avenue Alphonse Gilet 04 94 60 44 75 Public www.ifpvps.fr **S**

83 Fréjus IFSI 240, avenue de Saint-Lambert 04 94 40 20 95 Public www.chi-frejus-saint-raphael.fr **S**

83 Ollioules IFSI Croix-Rouge 201, chemin de Faveyrolles 04 94 93 66 00 Pr Sc irfss-pacac.croix-rouge.fr **S A**

83 Toulon Lycée professionnel du Parc Saint-Jean place du 4 Septembre 04 94 03 93 93 Public www.ac-nice.fr **S**

84 Apt Institut de formation d'aides-soignants 740, chemin des Meinajariès 04 32 40 37 00 Public ifps84.fr **S**

84 Avignon Institut de formation d'aides-soignants 740, chemin des Meinajariès 04 32 40 37 00 Public ifps84.fr **S**

84 Cavaillon IFAS du Centre hospitalier 119, av. Georges Clémenceau 04 90 78 85 60 Public **S**

84 Orange IFAS Centre hospitalier Louis Giorgi avenue de Lavoisier 04 90 11 21 64 Public www.ch-orange.fr **S**

85 Fontenay-le-Comte IFAS du centre hospitalier 40, rue Rabelais 02 51 53 28 16 Public www.chfontenaylecomte.fr **S**

85 Olonne-sur-Mer IFAS 26, rue Chateaubriand 02 51 20 41 64 Public www.ifas-sables.fr **S**

85 La Roche-sur-Yon École d'aides-soignants 1,1 boulevard R. Levesque 02 51 62 67 27 Pr Sc www.ifso-asso.org **S**

85 La Roche-sur-Yon IFAS 33, rue du Maréchal Koenig 02 51 36 65 50 Public www.ifps-vendee.fr **S**

86 Poitiers IFAP du Lycée Saint-Jacques de Compostelle 2, avenue de la Révolution 05 49 61 60 60 Pr Sc www.stjacquesdecompostelle.com **S**

86 Poitiers IFAS 2, rue de la Milétrie 05 49 44 44 68 Public www.chu-poitiers.fr **S**

86 Poitiers LP Le Dolmen 71, rue du Dolmen 05 49 44 04 62 Public alt. sous statut scolaire www.lycee-dolmen.com

87 Limoges IFAS 2, rue Henri de Bournazel 05 55 05 69 39 Public **S**

87 Saint-Junien Centre hospitalier 12, rue Chateaubriand 05 55 43 50 00 Public **S**

87 Saint-Yrieix-la-Perche CH Jacques Boutard place du 4 septembre 05 55 75 75 82 Public **S**

88 Épinal IFSI 3, avenue Robert Schuman 03 29 68 74 01 Public **S**

88 Neufchâteau IFSI 30, rue Sainte Marie 03 29 94 83 00 Public www.ch-neufchateau.fr **S**

88 Remiremont IFSI 1, rue Georges Lang 03 29 23 41 24 Public www.ch-remiremont.fr **S**

88 Saint-Dié IFAS 11, rue de la Vaxenaire 03 29 51 59 10 Public ifas-stdie.com **S**

88 Thaon-les-Vosges LP E Gallé 5, rue Auguste Dedecker 03 29 39 31 67 Public www.ac-nancy-metz.fr **S**

89 Auxerre IFSI- IFAS 2, bd de Verdun 03 86 48 47 17 Public ch-auxerre.fr **S**

89 Joigny Institut de formation ambulanciers et aides-soignants 1, avenue d'Hanover 03 86 92 33 66 Public ifaasjoigny.wordpress.com **S**

89 Sens IFSI 1, avenue Pierre de Coubertin 03 86 86 17 81 Public www.ifms-sens.fr **S**

89 Tonnerre Institut de formation d'aides-soignants rue des Jumériaux 03 86 54 34 81 Public www.ch-decize.fr **S**

90 Belfort IFAS 11, rue Jean Rostand 03 84 98 55 00 Public www.chbm.fr **S**

90 Belfort IFSI 11, rue Jean Rostand 03 84 98 55 00 Public www.chbm.fr **S**

91 Corbeil-Essonnes IFSI 59, boulevard Henri Dunant 01 69 22 84 00 Public www.ifsi-sudfrancilien.com **S**

91 Étampes IFSI avenue du 8 Mai 1945 01 69 92 52 71 ou 72 ou 73 Public www.eps-etampes.fr **S**

91 Évry LP C Baudelaire avenue de la Liberté 01 60 91 27 00 Public www.lyc-baudelaire-evry.ac-versailles.fr **S**

91 Longjumeau IFSI 8 bis, rue Maurice 01 64 54 32 89 Public www.ifsi-longjumeau.fr **S**

91 Palaiseau SEP du lycée H. Poincaré 36, rue Léon Bourgeois 01 69 31 75 30 Public www.lyc-poincare-palaiseau.ac-versailles.fr **S**

92 Antony LP T Monod 26, avenue Léon Jouhaux 01 46 11 46 71 Public www.lyc-monod-antony.ac-versailles.fr **S**

92 Boulogne-Billancourt IFSI de l'Hôpital Ambroise Paré (AP) 9, av. Charles de Gaulle 01 49 09 57 46 Public formation.aphp.fr **S**

92 Boulogne-Billancourt Lycée E-J. Marey 154, rue de Silly 01 46 05 01 26 Public www.lyc-marey-boulogne.ac-versailles.fr **S**

92 Châtenay-Malabry Lycée Jean-Jaurès 280, av. Jean-Jaurès 01 40 83 40 00 Public www.lyc-jaures-chatenay.ac-versailles.fr **S**

92 Clamart IFSI Hôpital Antoine Béclère (AP) 157, rue de la Porte de Trivaux 01 45 37 45 11 Public formation.aphp.fr **S**

92 Clichy Lycée R. Auffray 23, rue Fernand Pelloutier 01 49 68 90 00 Public www.lyc-auffray-clichy.ac-versailles.fr **S**

92 Colombes IFSI 178, rue des Renouillers 01 47 60 63 01 Public formation.aphp.fr **S**

92 Garches IFSI 104 bd R. Poincaré 01 47 41 28 67 Public formation.aphp.fr **S**

92 Levallois-Perret IFSI Notre-Dame Perpétuel Secours 4, rue Kléber 01 47 59 59 11 Pr Sc www.ifsi-ihfb92.fr **S**

92 Nanterre IFSI de l'hôpital Max Fourestier 102, boulevard Aimé Césaire 01 49 03 41 70 Public www.ifsinanterre.fr **S**

92 Rueil-Malmaison Lycée G. Eiffel 78, av. du Président Pompidou 01 55 47 13 13 Public www.lyc-eiffel-rueil.ac-versailles.fr **S**

92 Vanves LP L Dardenne 25, rue Louis Dardenne 01 47 36 34 07 Public www.lyc-dardenne-vanves.ac-versailles.fr **S**

92 Villeneuve-la-Garenne École d'aides-soignantes 7, rue Gaston Appert 01 40 85 87 20 Pr Sc www.afps-92.info **S**

93 Aubervilliers CFLC 44/51/53, rue de la commune de Paris 01 48 11 49 30 Pr Sc www.couve.fr **S**

93 Aulnay-sous-Bois IFSI boulevard Robert Ballanger 01 49 36 71 09/10 Public www.ch-aulnay.fr **S**

93 Bobigny IFSI 2, rue Marcel Cachin 01 48 95 57 61 Public formation.aphp.fr **S**

93 Bondy IFSI 2, rue Arthus-Groussier 01 48 02 65 00 Public formation.aphp.fr **S**

93 Bondy LP M. Pagnol 1, rue Jules Guesde 01 55 89 09 90 Public **S**

93 La Courneuve LP A. Rimbaud 112, avenue Jean-Jaurès 01 48 36 31 77 Public www.ac-creteil.fr **S**

93 Livry-Gargan SEP du lycée H. Sellier 73, avenue Colonel Fabien 01 41 70 71 50 Public www.lycee-henri-sellier.fr **S**

93 Montreuil IFSI la Croix Saint-Simon 81-83, rue Michelet 01 41 58 56 70 Pr Sc www.croix-saint-simon.org **A S**

Pr Sc : privé sous contrat
Pr Hc : privé hors contrat
CFA : centre de formation d'apprentis
Ifsi : institut de formation en soins infirmiers
LP : lycée professionnel
SEP : section d'enseignement professionnel
A : statut apprenti

93 Neuilly-sur-Marne Institut de formation Théodore Simon 3, avenue Jean Jaurès 01 49 44 36 00 Public www.ifits.fr **S**

93 Romainville IRFSS Croix-Rouge 120, avenue Gaston Roussel 01 41 60 21 30 Pr Sc irfss-idf.croix-rouge.fr **A S**

93 Romainville SEP du lycée Liberté 27, rue de la Liberté 01 41 83 24 90 Public www.lyceeliberte.ac-creteil.fr **S**

93 Saint-Denis IFSI 2, rue Delafontaine 01 42 35 60 31 Public www.ch-stdenis.fr **S**

93 Saint-Ouen SEP du lycée M. Cachin 11-13, rue Marcel Cachin 01 49 18 97 50 Public **S**

93 Tremblay-en-France LP H. Boucher 70, av. Gilbert Berger 01 48 60 62 32 Public **S**

94 Champigny-sur-Marne SEP du lycée L. Michel 7, rue Pierre-Marie Derrien 01 48 82 07 35 Public www.louisemichelchampigny.ac-creteil.fr **S**

94 Créteil IFSI 51, av. du Maréchal de Lattre de Tassigny 01 49 81 46 96 Public formation.aphp.fr **S**

94 Créteil SEP du lycée Gutenberg 16, rue Saussure 01 45 13 26 80 Public www.lycee-gutenberg.ac-creteil.fr **S**

94 Ivry-sur-Seine IFSI 7, avenue de la République 01 49 59 42 30 Public formation.aphp.fr **S**

94 Le Kremlin-Bicêtre IFSI Bicêtre (AP-HP) 78, rue du Général Leclerc 01 45 21 24 78 Public formation.aphp.fr **S**

94 Le Kremlin-Bicêtre SEP du lycée D. Milhaud 80, rue Professeur Bergonie 01 43 90 15 15 Public www.ldm94.ac-creteil.fr **S**

94 Limeil-Brevannes IFSI 1, av. de Verdun 01 45 95 80 87 Public formation.aphp.fr **S**

94 Nogent-sur-Marne École INFA 5-9, rue Anquetil 01 45 14 64 00 Pr Hc www.infa-formation.com **A**

94 Villejuif IFSI 14, avenue P. Vaillant Couturier 01 45 59 32 64 Public formation.aphp.fr **S**

94 Villejuif IFSI 54, av. de la République 01 42 11 71 38 Public www.ch-pgv.fr **S**

94 Villeneuve-Saint- Georges IFSI 40, allée de la Source 01 43 86 23 73 Public www.chiv.fr **S**

95 Argenteuil IFSI 69, rue du Lieutenant-colonel Prudhon 01 34 23 27 01 Public www.ch-argenteuil.com **S**

95 Argenteuil Lycée F. et N. Léger 7, allée Fernand Léger 01 39 98 43 43 Public www.lyc-leger-argenteuil.ac-versailles.fr **S**

95 Arnouville-les-Gonesse LP Virginia Henderson 100, avenue Charles Vaillant 01 39 85 21 78 Public www.lyc-henderson-arnouville.ac-versailles.fr **S**

95 Eaubonne IFSI 28, rue Dr Émile Roux 01 34 06 60 27 Public www.ch-simoneveil.fr **S**

95 Gonesse IFSI 25, rue Pierre de Theilley 01 34 53 20 27 Public www.hopital-de-gonesse.fr **S**

95 Moisselles IFSI 52, rue de Paris 01 39 35 66 39 Public www.eps-rogerprevot.fr **S**

95 Pontoise IFSI 3 bis, avenue Ile-de-France 01 30 75 43 43 Public www.ch-pontoise.fr **S**

95 Pontoise Lycée C. Pissarro 1, rue Henri Matisse 01 34 41 54 54 Public www.lyc-pissarro-pontoise.ac-versailles.fr **S**

95 Sarcelles Fondation L. Chaptal 19, rue Jean Lurçat 01 39 90 58 45 Pr Sc www.fondationleoniechaptal.fr **S**

971 Pointe-à-Pitre IFSI Morne Jolivière 05 90 89 18 40 Public www.chu-guadeloupe.fr **S**

971 Port-Louis SEP du LPO Nord Grande Terre Quartier de Beauport 05 90 21 73 50 Public **S**

972 Fort-de-France IFSI La Meynard 05 96 55 23 70 Public www.chu-fortdefrance.fr **S**

972 La Trinité LP Frantz Fanon Cité scolaire 05 96 58 21 96 Public cms.ac-martinique.fr **S**

974 Le Port LP L. de Lepervanche Cité scolaire 02 62 42 75 75 Public lyc-llepervanche.ac-reunion.fr **S**

974 Saint-Benoît Section d'enseignement professionnel du lycée St-Benoît IV 81, rue Roger Dijoux 02 62 94 46 46 Public **S**

974 Saint-Denis IFAS route de Bellepierre 02 62 90 51 51 Public www.chu-reunion.fr **S**

974 Saint-Pierre IFAS de Saint-Pierre Groupe Hospitalier Sud-Réunion 02 62 71 98 20 Public www.chu-reunion.fr **S**

987 Papeete IFPS-MF Tahiti 689 50 82 99 Pr Sc **S**

988 Nouméa Institut de formation des professions sanitaires et sociales 12, rue Juliette Bernard 00 687 24 39 90 Pr Sc www.ac-noumea.nc **S**

DE d'ambulancier

02 Laon CFA du transport et de la logistique 25, rue Pierre Bourdan 03 23 22 25 32 CFA privé www.aft-iftim.com **A**

06 Nice École d'ambulanciers 10, av. Banco 04 92 03 21 27 Public www.chu-nice.fr **S**

07 Privas IFAS-IFA résidence hospitalière du Montoulon 04 75 20 21 04 Public www.ifas-ifa-privas.fr **S**

10 Troyes Institut régional de formation sanitaire et sociale 18, rue Louis Morin 03 25 81 41 00 Pr Sc irfss-champagne-ardenne.croix-rouge.fr **S**

13 Marseille Institut de formation des ambulanciers - IRFSS H. Boigny 416, chemin de la Madrague-Ville 04 91 96 67 65 Public www.ap-hm.fr **S**

14 Caen École d'ambulanciers rte de Lion-sur-Mer 02 31 06 43 82 Public www.chu-caen.fr **S**

17 Rochefort Institut de formation d'ambulanciers AFT-IFTIM Rochefort 2, avenue André Dulin 05 46 88 10 68 Pr Hc www.aft-iftim.com **A**

20B Furiani CFA 2B, route du village 04 95 59 20 30 Consulaire cfa2b.fr **A**

21 Dijon Institut de formation des ambulanciers 3, rue de faubourg Raines 03 80 29 37 70 Public www.chu-dijon.fr **S**

22 Saint-Brieuc IFSI IFAS IFA de Saint-Brieuc 10, rue Marcel Proust 02 96 01 70 28 Public www.ch-stbrieuc.fr **S**

25 Besançon Institut de formation des professions de santé 44, chemin du Sanatorium 03 81 41 50 11 Public www.chu-besancon.fr **S**

29 Gouesnou École d'ambulanciers Ordre de Malte 2, av. du Baron Lacrosse 02 98 41 75 74 Pr Sc sites.ordredemaltefrance.org **S**

30 Nîmes CFATL Nîmes - AFT-IFTIM Mas des rosiers 04 66 84 71 58 CFA privé www.aft-iftim-sud.com **A**

31 Toulouse CFATL Toulouse - AFT-IFTIM 72, rue Edmond Rostand 05 61 99 53 23 CFA privé www.aft-iftim.com **A**

31 Toulouse IRFSS Croix-Rouge 71, chemin des Capelles 05 61 31 56 18 Pr Sc irfss.croix-rouge.fr **S**

33 Bègles IRFSS Croix-Rouge rue des Terres Neuves 05 57 87 64 46 Pr Sc irfss-aquitaine.croix-rouge.fr **S**

33 Pessac Institut de formation d'ambulanciers - Ordre de Malte avenue du Haut-Lévêque 05 56 36 72 23 Pr Sc www.ordredemaltefrance.org **S**

33 Pessac Institut des cours professionnels ambulanciers Aquitaine avenue du Haut-Lévêque 05 57 65 61 27/26 84 88 Pr Sc www.cours-ambulanciers-aquitaine.fr **S**

34 Pérols CFATL Montpellier - AFT-IFTIM Parc d'activité Méditerranée 04 67 68 69 80 CFA privé **A**

35 Fougères IFSI - IFAS 133, rue de la Forêt 02 99 17 70 94 Public www.ch-fougeres.fr **S**

35 Rennes École d'ambulanciers CHU Pontchaillou rue Henri Le Guillou 02 99 28 24 71 Public www.ifchurennes.fr **S**

37 Chambray-lès-Tours Institut de formation d'ambulanciers 2, rue Mansard 02 47 47 87 40 Public www.chu-tours.fr **S**

38 Grenoble Institut de formation d'ambulanciers CHU de Grenoble 04 76 76 50 69 Public www.chu-grenoble.fr **S**

38 Villette-d'Anthon CFATL Lyon - AFT-IFTIM Rue des Saphirs 04 72 02 58 28 CFA privé www.aft-iftim.com **A**

42 Saint-Étienne IFA - CHU Bellevue de Saint-Étienne pavillon 54 - boulevard Pasteur 04 77 12 78 83 Public www.chu-st-etienne.fr **S**

44 Nantes Institut de formation d'ambulanciers 1, quai Moncousu 02 53 48 20 49 Public www.chu-nantes.fr **S**

45 Orléans Institut de formation aux professions paramédicales 89, faubourg Saint-Jean 02 38 78 00 00 Public www.ifpm-orleans.fr **S**

49 Angers IFSI CHU - 4, rue Larrey 02 41 35 34 34 Public www.chu-angers.fr **S**

51 Reims CFATL Reims - AFT-IFTIM 16-18, rue du Val Clair 03 26 85 95 20 CFA privé www.aft-iftim.com **A**

51 Reims Institut de formation des ambulanciers du CHU de Reims 45, rue Cognacq Jay 03 26 78 74 96 Public chu-reims.fr **S**

54 Nancy Institut régional de formation des ambulanciers - Nancy 1 rue Joseph Cugnot 03 83 18 48 95 Public eicn.chu-nancy.fr **S**

56 Lorient IFSI-IFAS-IFA du CH Bretagne sud 7, rue des montagnes 02 97 64 91 61 Public www.ifsi-ifas-lorient.fr **S**

57 Metz CFATL Metz - AFT-IFTIM route de la Mouée 03 87 18 41 11 CFA privé www.aft-iftim.com **A**

59 Lille Centre d'enseignement de soins d'urgence - Institut de formation ambulancier 3, avenue Oscar Lambert 03 20 44 55 23 Public ifa.chru-lille.fr **S**

60 Lamorlaye Institut régional de formation sanitaire et sociale - IRFSS Picardie avenue Jacqueline Mallet 03 44 67 11 30 Pr Sc irfss-picardie.croix-rouge.fr **S**

60 Monchy-Saint-Éloi CFA du transport et de la logistique rue de la République 03 44 66 39 40 CFA privé www.aft-iftim.com **A**

62 Arras Centre de formation d'ambulanciers - Chambre des métiers d'Arras 7, rue Eiffel 03 21 21 42 32 Pr Sc www.artisanat-npdc.fr **S**

62 Calais IFAS Croix-Rouge 57, rue Verte 03 21 96 79 36 Pr Sc www.touslesifsi.info **S**

63 Clermont-Ferrand Institut de formation d'ambulanciers (IFA) 58, rue Montalembert 04 73 60 71 25 Public www.eifs.fr **S**

67 Strasbourg IFA CESU 70, rue de l'Engelbreit 03 69 55 31 11 Public www.chru-strasbourg.fr **S**

68 Sausheim ADSU ATSU 68 1, avenue Charles de Gaulle 03 89 63 61 75 Pr Sc **S**

69 Lyon Institut des carrières de santé - secteur Est 5, avenue Esquirol 04 72 11 79 79 Public www.chu-lyon.fr **S**

69 Lyon IRFSS Croix-Rouge 49, rue d'Inkermann 04 72 74 62 00 Pr Sc irfss-rhone-alpes.croix-rouge.fr **S**

75 Paris IRFSS Croix-Rouge 98, rue Didot 01 44 43 58 00 Pr Sc irfss-idf.croix-rouge.fr **S**

76 Rouen Institut de formation d'ambulanciers CHU-Hôpitaux de Rouen 14, rue du Professeur Stewart 02 32 88 01 39 Public www.chu-rouen.fr **S**

77 Savigny-le-Temple CFATL Savigny-le-Temple - AFT-IFTIM rue du Zinc - ZAC de Villebouvet 01 64 19 05 54 CFA privé www.aft-iftim-idf.com **A**

78 Le Tremblay-sur-Mauldre CFA des métiers du transport et de la logistique 43, rue du Général de Gaulle 01 34 94 27 27 CFA privé www.aft-iftim-visite-tremblay.com **A**

80 Amiens Institut de formation des ambulanciers du CHR place Victor Pauchet 03 22 66 81 12 Public www.chu-amiens.fr **S**

83 Toulon Institut de formation des ambulanciers de l'Ordre de Malte 345, av. Clovis Hugues 04 94 09 27 72 Pr Sc www.ordredemaltefrance.org **S**

84 Avignon Institut de formation d'ambulanciers 740, chemin des Meinajariès 04 32 40 37 00 Public ifps84.fr **S**

85 La Roche-sur-Yon Institut de formation d'ambulanciers 33, rue du Maréchal Koenig 02 51 36 65 56 Pr Sc www.ifps-vendee.fr **S**

86 Poitiers IFA 2, rue de la Milétrie 05 49 44 30 41 Public www.chu-poitiers.fr **S**

87 Limoges Centre d'enseignement des soins d'urgence 23, av. D. Larrey 05 55 05 62 80 Pr Sc www.chu-limoges.fr **S**

89 Joigny Institut de formation ambulanciers et aides-soignants 1, avenue d'Hanover 03 86 92 33 66 Public ifaasjoigny.wordpress.com **S**

93 Bobigny CFA Campus 93 91-129, rue Édouard Renard 01 41 83 38 38 Consulaire www.campus93.fr **A**

93 Neuilly-sur-Marne Institut de formation Théodore Simon 3, avenue Jean-Jaurès 01 49 44 36 00 Public www.ifits.fr **S**

971 Pointe-à-Pitre Institut de formation d'ambulancier CHU Pointe à Pitre / Abymes 05 90 89 10 10 Public www.chu-guadeloupe.fr **S**

974 Saint-Pierre URMA, Centre de formation de Saint-Pierre 65, rue du Père Lafosse 02 62 70 08 60 ou 02 62 96 12 65 Consulaire www.cm-reunion.fr **A**

988 Nouméa Institut de formation des professions sanitaires et sociales 12, rue Juliette Bernard 00 687 24 39 90 Pr Sc www.ac-noumea.nc **S**

Pr Sc : privé sous contrat
Pr Hc : privé hors contrat
CFA : centre de formation d'apprentis
Ifsi : institut de formation en soins infirmiers
LP : lycée professionnel
SEP : section d'enseignement professionnel
A : statut apprenti

DE d'auxiliaire de puériculture

01 Cessy École Rockefeller Pays de Gex - CFP Jeanne d'Arc 95, rue du Lycée 04 50 28 36 00 Pr Sc cfp-jda-gex.org **S**

01 Saint-Sorlin-en-Bugey Lycée agricole 10, place de la Halle 04 74 35 72 34 Pr Sc www.lyceesaintsorlin.org **S**

02 Soissons IFSI - IFAS Centre hospitalier 46, avenue du Général De Gaulle 03 23 75 72 99 Public www.ch-soissons.fr **S**

06 Nice Institut de formation petite enfance boulevard Maître Maurice Slama 04 92 29 38 38 Pr Sc www.lenval.org **A S**

07 Aubenas SEP du lycée Astier quartier Roqua 04 75 35 09 77 Public www.ac-grenoble.fr **A**

10 Troyes Institut régional de formation sanitaire et sociale 18, rue Louis Morin 03 25 81 41 00 Pr Sc irfss-champagne-ardenne.croix-rouge.fr **S**

13 Aix-en-Provence IRFSS Croix-Rouge 32, cours des Arts et Métiers 04 42 16 05 16 Pr Sc irfss-pacac.croix-rouge.fr **S**

13 Marseille École d'auxiliaires de puériculture 416, chemin de la Madrague-Ville 04 91 96 67 20 Public www.ap-hm.fr **S**

13 Marseille IFSI 39, bd de la Blancarde 04 91 34 20 48 Pr Sc www.ifsilablancarde.com **A**

13 Marseille IFSI Croix-Rouge 208, boulevard Chave 04 91 47 28 02 Pr Sc www.touslesifsi.info **S A**

14 Caen LP C. Claudel 57, avenue Maréchal de Lattre de Tassigny 02 31 53 16 16 Public claudel.etab.ac-caen.fr **S**

18 Bourges IFSI Croix-Rouge 6, rue Taillegrain 02 48 24 16 77 Pr Sc irfss-centre.croix-rouge.fr **S**

19 Brive-la-Gaillarde IFAP Croix-Rouge 3, boulevard Anatole France 05 55 23 79 79 Pr Sc www.croix-rouge.fr **S**

21 Quetigny IFSS Croix Rouge 21, boulevard Olivier de Serres 03 80 77 10 41 Pr Sc irfss-bourgogne.croix-rouge.fr **S**

25 Besançon Institut de formation de professions de santé - puériculture - CHRU 2, place Saint Jacques 03 81 21 82 14 Public www.chu-besancon.fr **S**

25 Montbéliard LP les Huisselets 8, avenue de Lattre de Tassigny 03 81 99 31 00 Public www.leshuisselets.com **A**

25 Pontarlier IFSI rue du Général Girod 03 81 38 53 29 Public www.ch-pontarlier.fr **S**

26 Valence ESSSE 103, avenue Maurice Faure 04 75 86 30 55 Pr Sc www.essse.fr **A S**

27 Évreux IFSI 22, rue du Docteur Michel Baudoux 02 32 33 81 41 Public www.chi-eureseine.fr **S**

30 Nîmes École de puériculture - CH régional 3 bis, rue Kleber 04 66 68 69 05 Public www.chu-nimes.fr **S**

31 Toulouse IFRASS 2 bis, rue Émile Pelletier 05 34 63 89 00 Pr Sc www.ifrass.net **S**

31 Toulouse LP H Boucher 1, rue Lucien Lafforgue 05 34 45 24 00 Public helene-boucher.entmip.fr **S**

33 Bordeaux Institut de puériculture rue Francisco Ferrer 05 56 79 54 35 Public www.chu-bordeaux.fr **S**

34 Béziers IFSI 21, boulevard Kennedy 04 67 09 21 60 Public www.ifsibeziers.com **S**

34 Grabels École de la Croix-Rouge 2, place Henri Dunant 04 67 52 47 34 Pr reconnu irfss-languedoc-roussillon.croix-rouge.fr **S**

34 Montpellier CFA des métiers territoriaux CNFPT- 337, rue des Apothicaires 04 67 61 77 29 CFA public www.cnfpt.fr **A**

35 Rennes IFAP Croix-Rouge 2 bis, rue Coulabin 02 23 46 48 30 Pr Sc **S**

37 Tours IRFSS Croix-Rouge 130, rue du Colombier 02 47 88 43 43 Pr reconnu irfss-centre.croix-rouge.fr **S**

38 Grenoble CFA IMT institut des métiers et techniques 10, rue Aimé Pupin 04 76 28 26 98 CFA privé www.imt-grenoble.fr **A**

38 Grenoble École de puéricultrices et d'auxiliaires de puériculture CHU de Grenoble 04 76 76 50 65 Public www.chu-grenoble.fr **S**

38 Grenoble IRFSS Rhône-Alpes Croix-Rouge 66, avenue Rhin et Danube 04 76 49 01 63 Pr Sc www.ismartin.org **S**

42 Saint-Étienne Institut de formation d'auxiliaires de puériculture 69-71, rue de Terrenoire 04 77 25 03 51 Pr Sc www.ifap42.fr **S**

44 Nantes Institut de formation d'auxiliaires de puériculture 50, route de Saint-Sébastien 02 40 84 68 14 Public www.chu-nantes.fr **S**

45 Orléans Institut de formation aux professions paramédicales 89, frg St-Jean 02 38 78 00 00 Public www.ifpm-orleans.fr **S**

47 Agen IFSI-IFAS Route de Villeneuve 05 53 69 70 20 Public www.ch-agen.fr **S**

51 Châlons-en-Champagne École d'auxiliaires de puériculture 56 ter, avenue du général Sarrail 03 26 64 60 53 Pr Sc ifps-chalons.croix-rouge.fr **S**

51 Reims École d'auxiliaires de puériculture 45, rue Cognacq Jay 03 26 78 77 93 Public www.chu-reims.fr **S**

51 Reims École du chemin vert place du 11 Novembre 03 26 85 55 36 / 06 13 19 40 50 Pr Sc www.ifapchemin-vert **S**

54 Lunéville IRFSS Croix-Rouge 10, rue du Coq 03 83 74 00 85 Pr Sc irfss-alsace-lorraine.croix-rouge.fr **S**

54 Vandœuvre-lès-Nancy École de puériculture CHU - Vandœuvre rue du Morvan 03 83 15 43 09 Public eicn.chu-nancy.fr **S**

57 Metz Lycée A. Fournier rue Émile Boilvin 03 87 65 42 15 Public www.ac-nancy-metz.fr **A S**

57 Thionville IFSI Hôpital Bel Air rue du Friscaty 03 82 55 89 97 Public www.chr-metz-thionville.fr **S**

59 Tourcoing IFSI-IFAP-IFAS Croix-Rouge Française 39, rue Louis Leloir 03 20 25 34 03 Pr Sc irfss-nord-pas-de-calais.croix-rouge.fr **S**

59 Valenciennes IFAP- Centre Hospitalier de Valenciennes av. Désandrouins 03 27 14 36 36 Public www.ch-valenciennes.fr **S**

60 Beauvais IFSI - IFAS Centre hospitalier 102, rue de la Mie au Roy 03 44 11 24 51 Public www.ch-beauvais.fr **S**

61 Alençon IRFSS Croix-Rouge 5, rue du Gué de Gesnes 02 33 31 67 00 Pr Sc irfss-basse-normandie.croix-rouge.fr **S**

62 Arras IFAP - CRF 3, rue de l'Origan 03 21 21 25 10 Pr Sc irfss-npdc.croix-rouge.fr **S**

62 Calais IFAS Croix-Rouge 57, rue verte 03 21 96 79 36 Pr Sc www.touslesifsi.info **S**

63 Clermont-Ferrand École de puériculture 1, boulevard Winston Churchill 04 73 75 03 20 Public www.eifs.fr **S**

66 Perpignan Institut de formation de l'Hospitalisation privée - site de Perpignan avenue Paul Pascot, bât D 04 68 56 45 70 Pr Sc www.fhp-lr.com **A**

67 Strasbourg Institut de formation en puériculture 1, rue David Richard 03 88 11 56 65 Public www.chru-strasbourg.fr **S**

68 Colmar Institut de formation du groupe hospitalier du Centre Alsace 18, rue Charles Sandherr 03 89 21 22 50 Pr Sc www.ghca.fr **S**

69 Francheville École La Maisonnée 68, avenue du Chater 04 72 16 22 07 Pr Sc www.ugecam-ra.fr **S**

69 Limas Institut de formation d'auxiliaires de puériculture - IFAP'TITUDE 174, allée de Riottier 04 74 69 95 95 Pr Sc www.ifaptitude.fr **S**

69 Lyon École Rockefeller 4, avenue Rockefeller 04 78 76 52 22 Pr Sc www.ecole-rockefeller.com **S A**

69 Lyon ESSSE 20, rue de la Claire 04 78 83 40 88 Pr Sc www.essse.fr **S A**

69 Villeurbanne LP M. Curie 64, boulevard Eugène Réguillon 04 78 54 20 07 Public www.lycee-marie-curie.net **A**

72 Le Mans IRFSS Croix-Rouge 17, rue Notre-Dame 02 43 81 06 52 Pr Sc irfss-pays-de-loire.croix-rouge.fr **S**

74 Thônes MFR Le Villaret 1, rue Marguerite Frichelet 04 50 02 00 52 Pr Sc mfr-villaret.fr **A**

75 Paris ABC Puériculture 91, rue du Faubourg Saint-Martin 01 42 40 15 65 Pr Sc www.abcpuericulture.com **A S**

75 Paris CFA ADAPSS sanitaire, social et médico-social 127, avenue d'Italie 01 42 02 10 74 CFA privé www.adapss.fr **A**

75 Paris École d'auxiliaires de puériculture P. Strauss 13, bd Lefebvre 01 42 51 01 01 Pr Sc www.ecolecentralepuericulture.com **S**

75 Paris École de puériculture du lycée Rabelais 9, rue Francis de Croisset 01 53 09 13 07 Public www.lycee-rabelais-paris.fr **S**

75 Paris IFSI 95, rue de Reuilly 01 43 41 41 41 Pr Sc www.ifsi-diaconesses.fr **S**

75 Paris Institut de formation aides-soignants et auxiliaires de puériculture 132, rue d'Alésia 01 71 28 22 57 Public www.ac-paris.fr **S**

75 Paris Institut de puériculture et de périnatalogie 26, boulevard Brune 01 40 44 39 30 Pr Sc www.ipp-perinat.com **A**

75 Paris LP Notre-Dame 49, rue Bobillot 01 45 80 77 90 Pr Sc www.gs-svp.com **A**

75 Paris SEP du Lycée Carcado-Saisseval 121, bd Raspail - CS 10622 01 45 48 43 46 Pr Sc www.carcado-saisseval.com **S A**

75 Paris SEP du Lycée d'Alembert 22, sente des Dorées 01 42 08 04 10 Public lyc-dalembert.ac-paris.fr **A**

76 Le Havre IFSI 28, rue Foubert 02 32 73 38 30 Public eportail.ch- havre.fr **S**

76 Rouen IFAP- CHU de Rouen 14, rue du Pr. Stewart 02 32 88 56 29 Public www.chu-rouen.fr **S**

77 Avon LP Uruguay France 1, avenue des Marronniers 01 60 74 50 60 Public www.uruguayfrance.com **S**

77 Chelles Lycée J. de Chelles 47, rue des Cités 01 64 72 43 40 Public www.jehandechelles.fr **S A**

77 Coulommiers IFSI av. V. Hugo 01 64 65 73 11 Public www.ch-coulommiers.fr **S**

77 Meaux IFSI 17, rue Guillaume Briçonnet 01 64 35 21 50 Public www.ch-meaux.fr **S**

77 Torcy SEP du lycée l'Arche Guédon 2, passage de l'Arche Guédon 01 64 80 17 18 Public ww3.ac-creteil.fr **S**

78 Bullion École d'auxiliaires de puériculture de l'hôpital de pédiatrie Longchêne 01 34 85 43 18 Public www.eap-cpr-bullion.fr **S**

78 Mantes-la-Jolie IRFSS Croix-Rouge 11, boulevard Sully 01 30 33 59 49 Pr Sc irfss-idf.croix-rouge.fr **A S**

78 Poissy CFA pharmacie, santé, sanitaire et social - ACPPAV 14, rue Gustave Eiffel 01 39 22 10 60 CFA privé www.acppav.org **A**

78 Trappes LP H. Matisse 55, rue de Montfort 01 30 62 87 42 Public www.lyc-matisse-trappes.ac-versailles.fr **S**

79 Niort CFP 40, avenue Charles de Gaulle 05 49 78 25 02 Public www.cfpniort.fr **S**

80 Amiens École de puériculteurs-puéricultrices CHU Groupe hospitalier sud - avenue René Laënnec 03 22 45 59 94 Public www.chu-amiens.fr/index.php5 **S**

83 Hyères Institut de formation 6, av. de Toulon 04 94 00 58 79 Public www.ifpvps.fr **S**

84 Avignon IFAP-Montfavet 740, chemin des Meinajariés 04 32 40 37 00 Public ifps84.fr **S**

91 Corbeil-Essonnes IFSI 59, boulevard Henri Dunant 01 69 22 84 00 Public www.ifsi-sudfrancilien.com **S**

91 Juvisy-sur-Orge CFA de la pharmacie ACPPAV 25, rue Hoche 01 69 21 92 16 CFA privé www.acppav.org **A**

91 Palaiseau SEP du lycée H. Poincaré 36, rue Léon Bourgeois 01 69 31 75 30 Public www.lyc-poincare-palaiseau.ac-versailles.fr **S**

92 Antony LP T Monod 26, avenue Léon Jouhaux 01 46 11 46 71 Public www.lyc-monod-antony.ac-versailles.fr **S**

92 Boulogne-Billancourt Lycée E.J. Marey 154, rue de Silly 01 46 05 01 26 Public www.lyc-marey-boulogne.ac-versailles.fr **S**

92 Châtenay-Malabry Lycée Jean-Jaurès 280 av. Jean-Jaurès 01 40 83 40 00 Public www.lyc-jaures-chatenay.ac-versailles.fr **S**

92 Clichy Lycée R Auffray 23, rue Fernand Pelloutier 01 49 68 90 00 Public www.lyc-auffray-clichy.ac-versailles.fr **S**

92 Issy-les-Moulineaux Institut de formation d'auxiliaire de puériculture 165, rue Jean-Jacques Rousseau 01 46 48 46 30 Public **A**

92 Levallois-Perret IFSI Notre-Dame Perpétuel Secours 4, rue Kléber 01 47 59 59 11 Pr Sc www.ifsi-ihfb92.fr **S**

92 Nanterre IFSI de l'hôpital Max Fourestier 102, bd A. Césaire 01 49 03 41 70 Public www.ifsinanterre.fr **A**

92 Rueil-Malmaison Lycée G. Eiffel 78, av. du Président Pompidou 01 55 47 13 13 Public www.lyc-eiffel-rueil.ac-versailles.fr **S**

92 Suresnes Institut de formation d'auxiliaires de puériculture 22, rue des Carrières 01 42 04 94 79 Public www.suresnes.fr **A** S

93 Aubervilliers CERPE 52, rue Charles Tillon 01 48 34 67 26 Public www.cerpe.info **S A**

93 Aubervilliers CFLC 44/51/53, rue de la commune de Paris 01 48 11 49 30 Pr Sc www.couve.fr **S**

93 Aulnay-sous-Bois IFSI bd R. Ballanger 01 49 36 71 09 / 10 Public www.ch-aulnay.fr **S**

Pr Sc : privé sous contrat
Pr Hc : privé hors contrat
CFA : centre de formation d'apprentis
Ifsi : institut de formation en soins infirmiers
LP : lycée professionnel
SEP : section d'enseignement professionnel
A : statut apprenti

93 Livry-Gargan SEP du lycée H. Sellier 73, avenue Colonel Fabien 01 41 70 71 50 Public www.lycee-henri-sellier.fr **A S**

93 Montreuil IFSI la Croix Saint-Simon 81-83, rue Michelet 01 41 58 56 70 Pr Sc www.croix-saint-simon.org **A S**

93 Neuilly-sur-Marne Institut de formation Théodore Simon 3, avenue Jean-Jaurès 01 49 44 36 00 Public www.ifits.fr **S**

93 Pantin SEP du lycée L. Aubrac 51, rue Victor Hugo 01 41 83 09 70 Public lyceeaubrac.com **S**

93 Romainville IRFSS Croix-Rouge 120, avenue Gaston Roussel 01 41 60 21 30 Pr Sc irfss-idf.croix-rouge.fr **S**

93 Romainville SEP du lycée Liberté 27, rue de la Liberté 01 41 83 24 90 Public www.lyceeliberte.ac-creteil.fr **S**

93 Saint-Ouen SEP du lycée M. Cachin 11-13, rue Marcel Cachin 01 49 18 97 50 Public **S**

93 Tremblay-en-France LP H. Boucher 70, av. Gilbert Berger 01 48 60 62 32 Public **S**

93 Villemomble SEP du Lycée B. Pascal 18, rue Marc-Viéville 01 48 54 79 61 Public **S**

94 Champigny-sur-Marne SEP du lycée L. Michel 7, rue Pierre-Marie Derrien 01 48 82 07 35 Public www.louisemichelchampigny.ac-creteil.fr **S**

94 Créteil SEP du lycée Gutenberg 16, rue Saussure 01 45 13 26 80 Public www.lycee-gutenberg.ac-creteil.fr **S**

94 Le Kremlin-Bicêtre SEP du lycée D. Milhaud 80 rue Professeur Bergonie 01 43 90 15 15 Public www.ldm94.ac-creteil.fr **S A**

94 Nogent-sur-Marne École INFA 5-9, rue Anquetil 01 45 14 64 00 Pr Hc www.infa-formation.com **A**

94 Saint-Maur-des-Fossés Collège F. Rabelais 10, rue du Pont de Créteil 01 48 83 32 89 Public clgrabelais.over-blog.com **A**

94 Vitry-sur-Seine École d'auxiliaires de puériculture 4, route de Fontainebleau 01 41 73 91 71 Public www.cg94.fr **A S**

95 Argenteuil Lycée F. et N. Léger 7, allée Fernand Léger 01 39 98 43 43 Public www.lyc-leger-argenteuil.ac-versailles.fr **S**

95 Pontoise Lycée C. Pissarro 1, rue Henri Matisse 01 34 41 54 54 Public www.lyc-pissarro-pontoise.ac-versailles.fr **S**

95 Sarcelles Fondation L. Chaptal 19, rue Jean Lurçat 01 39 90 58 45 Pr Sc www.fondationleoniechaptal.fr **S**

971 Les Abymes Institut de formation interrégional de puériculture Immeuble Caribex 05 90 90 69 90 Pr Sc **S**

974 Saint-Denis Institut de formation d'auxiliaires de puériculture - ASFA 60, rue Bertin 02 62 90 87 07 Pr Sc www.asfa.re **S**

974 Saint-Pierre Institut de formation d'auxiliaires de puériculture Groupe Hospitalier Sud Réunion 02 62 71 98 20 02 / 62 35 99 82 Public www.chu-reunion.fr **S**

Titre d'assistant(e) dentaire

29 Brest CNQAOS 3, rue Frédéric Le Guyader 02 98 44 51 29 Consulaire www.cnqaos.asso.fr **CP**

35 Saint-Coulomb CNQAOS La Corgnais 06 08 72 65 08 Consulaire www.cnqaos.asso.fr **CP**

51 Bétheny Centre de formation Pasteur 13, rue des Docks 03 26 87 88 38 Pr Hc www.cfpast.com **CP**

59 Lille Centre régional de la CNQAOS espace Tween - 32, place de la Gare 03 20 12 19 93 / 06 11 86 07 13 Pr reconnu www.cnqaos.asso.fr **CP**

Pr Sc : privé sous contrat
Pr Hc : privé hors contrat
CFA : centre de formation d'apprentis
Ifsi : institut de formation en soins infirmiers
LP : lycée professionnel
SEP : section d'enseignement professionnel
A : statut apprenti

Formations après le bac

Écoles paramédicales

Classes préparatoires aux écoles paramédicales

02 Bohain-en-Vermandois Lycée Sainte-Sophie 22, rue Curie 03 23 07 53 53 Pr Sc www.sainte-sophie.fr **S** P 01

02 Château-Thierry Lycée J. de La Fontaine 2, rue de Mosbach 03 23 69 23 38 Public etablissements.ac-amiens.fr **S** P 01

02 Saint-Quentin IFSI - IFAS Centre hospitalier 1, av. M. de l'Hôpital 03 23 06 73 38 Public www.ch-stquentin.fr **S** P 01

02 Saint-Quentin IRETS 3, rue Théodore Monod 03 23 62 27 66 Pr Hc www.irets.fr **S** P 02, P 03, P 04, P 05, P 09

02 Soissons Lycée Saint-Rémy 8, rue Saint-Jean 03 23 53 20 62 Pr Sc www.asstremy.fr **S** P 01

03 Cusset Lycée Valery Larbaud 8, bd Gabriel Péronnet 04 70 96 54 00 Public www.lyc-valery-larbaud.ac-clermont.fr **S** P 01

03 Gannat Lycée Sainte-Procule 22, rue des Augustins 04 70 90 01 12 Pr Sc www.sainte-procule.fr **S** P 01

03 Montluçon IFSI / IFAS rue Pamparoux 04 70 02 30 89 Public www.touslesifsi.info **S** P 01

03 Moulins IRFSSA Croix Rouge 20, rue du Vert Galant 04 70 48 20 30 Pr Sc irfss-auvergne.croix-rouge.fr **S** P 01, P 03, P 06

04 Digne-les-Bains Lycée A. David Néel 17, avenue Maréchal Leclerc 04 92 30 35 80 Public www.lyc-davidneel.ac-aix-marseille.fr **S** P 01

06 Cannes IFSI 15, avenue des Broussailles - CS 50008 04 93 69 70 06 Public www.ch-cannes.fr **S** P 01

06 La Gaude IFSI 9337, route de St-Laurent du var 04 93 13 70 80 Pr Sc **S** P 01

06 Monaco IFSI Avenue Pasteur 377 97 98 98 60 Public www.chpg.mc **S** P 01

06 Nice IRFSS Croix-Rouge 17, avenue Cap de Croix 04 93 53 86 12 Pr Sc irfss-pacac.croix-rouge.fr **S** P 01

06 Nice Lycée d'E. d'Orves 13, av. d'E. d'Orves 04 93 97 12 00 Public www.ac-nice.fr **S** P 01

07 Annonay IFSI Centre hospitalier 04 75 67 89 51 Public ifsiannonay.hautetfort.com **S** P 01

07 Annonay LP J. et E. de Montgolfier 17, rue Capitaine de Canson 04 75 32 41 50 Public www.ac-grenoble.fr **S** P 01, P 06

07 Annonay Lycée Saint-Denis 1, chemin de la Muette 04 75 69 28 01 Pr Sc www.lyceesaintdenis.com **S** P 01

07 Aubenas IFSI 9, chemin de Boisvignal 04 75 35 60 64 Public www.ch-ardeche-meridionale.fr **S** P 01

07 Privas IFSI 19, cours du Temple 04 75 20 15 40 Pr Sc www.learnos.fr **S** P 01

07 Privas Lycée du Sacré-Coeur 6, boulevard de Vernon 04 75 64 12 76 Pr Sc www.sacrecoeur-notredame.com **S** P 01

08 Charleville-Mézières Acropolis 34, rue Colette 03 24 42 33 72 Pr Hc **S** P 01, P 02, P 03, P 04, P 05, P 06

09 Pamiers IFSI 10, rue Saint-Vincent 05 61 60 90 96 Public www.chi-val-ariege.fr **S** P 01

09 Saint-Girons Lycée du Couserans Esplanade Pierre Mendès France 05 61 96 25 50 Public couserans.entmip.fr **S** P 01

10 Troyes Institut régional de formation sanitaire et sociale 18, rue Louis Morin 03 25 81 41 00 Pr Sc irfss-champagne-ardenne.croix-rouge.fr **S** P 01

10 Troyes Prépa Santé 217, av. P. Brossolette 03 25 71 22 22 Pr Hc www.get-formation.fr **S** P 01, P 02, P 03, P 04, P 05, P 09, P 10

11 Pezens Lycée d'enseignement agricole privé Émilie de Rodat 8, bd des Pins 04 68 24 90 35 Pr Sc **S** P 01

12 Millau IFSI 22 bis, rue de la Condamine 05 65 60 39 30 Public www.ch-millau.fr **S** P 01

12 Rodez IFSI AC Bourran rue de Copenhague 05 65 55 17 50 Public www.ch-rodez.com **S** P 01

12 Rodez Lycée L. Querbes 29, rue Maurice Bompard 05 65 77 14 80 Pr Sc www.querbes.net **S** P 01

13 Aix-en-Provence Cours Diderot 350, avenue du Club Hippique 04 42 52 35 10 Pr Hc www.coursdiderot.com **S** P 01, P 02, P 03, P 04, P 05, P 06, P 07, P 08, P 09, P 10

13 Aix-en-Provence ESCAGI 13, rue de la Poudrière 04 42 59 14 02 Pr Hc www.bac2000-escagi.com **S** P 01, P 02, P 03, P 04, P 06, P 07, P 09

13 Aix-en-Provence IRFSS Croix-Rouge 32, cours des Arts et Métiers 04 42 16 05 16 Pr Sc irfss-pacac.croix-rouge.fr **S** P 01

13 Aix-en-Provence MAESTRIS 684, avenue du Club Hippique 04 42 64 62 00 Pr Hc www.maestris.com **S** P 01

13 Aubagne IFSI 35, av. des Sœurs Gastine 04 42 84 71 55 Public www.ch-aubagne.fr **S** P 01

13 Marseille Centre gérontologique départemental 13 176, avenue de Montolivet 04 91 12 74 01 Public www.cgd13.fr **S** P 01

13 Marseille Cours de France 6, square Stalingrad 04 91 50 64 40 Pr Hc coursdefrance.free.fr **S** P 01, P 02, P 03, P 04, P 06, P 07, P 09

13 Marseille IFSI 39, boulevard de la Blancarde 04 91 34 20 48 Pr Sc www.ifsilablancarde.com **S** P 01

13 Marseille IFSI 10, av. A. Ansaldi 04 91 02 39 22 Pr Sc www.ifsi-saint-jacques.fr **S** P 01

13 Marseille IFSI Croix-Rouge 208, boulevard Chave 04 91 47 28 02 Pr Sc www.touslesifsi.info **S** P 01

13 Marseille Institut supérieur de rééducation psychomotrice 13, rue Chape 04 91 341 341 Pr reconnu marseille.isrp.fr **S** P 01, P 02, P 03, P 04, P 06

P 01 : infirmier
P 02 : kinésithérapeute
P 03 : psychomotricien
P 04 : ergothérapeute
P 05 : manipulateur d'électroradiologie médicale
P 06 : orthophoniste
P 07 : orthoptiste
P 08 : audioprothésiste
P 09 : pédicure-podologue
P 10 : technicien en analyses biomédicales
P 11 : diététicien
Pr Sc : privé sous contrat
Pr Hc : privé hors contrat

13 Marseille ISM Cadenelle 134, boulevard des Libérateurs 04 91 18 10 50 Pr Sc www.ismcadenelle.com **S** P 01

13 Marseille Lycée Pastré 20, avenue Grande Bastide 04 96 19 06 06 Pr Sc www.pastre-grde-bastide.com **S** P 01, P 04, P 09

13 Marseille Lycée St-Éxupéry 529, chemin de la Madrague Ville 04 91 09 69 00 Public www.lyc-stexupery.ac-aix-marseille.fr **S** P 01

13 Marseille MAESTRIS 3, place Félix Baret 04 91 54 99 00 Pr Hc www.maestris.com **S** P 01, P 02, P 03, P 04, P 05, P 06, P 07, P 08 P 09, P 10

13 Miramas Lycée J. Cocteau avenue Jean Cocteau 04 90 50 02 98 Public www.lyc-cocteau.ac-aix-marseille.fr **S** P 01

13 Port-Saint-Louis-du-Rhône Lycée H. Leroy 1, rue des Écoles 04 42 86 01 57 Pr Sc **S** P 01

13 Salon-de-Provence LP le Rocher montée de la Transhumance 04 90 56 13 79 Pr Sc www.lycee-le-rocher.com **S**

14 Caen AIFCC - Institut des métiers santé et social 7, rue du Professeur Rousselot 02 31 44 32 11 Consulaire www.aifcc.com alt. sous statut scolaire P 01, P 02, P 03, P 05, P 06, P 09, P 10

14 Caen Arcade formation 9, rue du Colonel Rémy 02 31 93 09 12 Pr Hc www.arcade-formation.com **S** P 01, P 02, P 03, P 04, P 05, P 06, P 08, P 09

14 Caen Centre de Formation Sainte-Ursule 50, rue Canchy 02 31 34 94 49 Pr Hc www.lycee-sainte-ursule.fr **S** P 01

14 Caen ICARE 147, route de la Délivrande 02 31 94 60 60 Pr Hc www.icare-prepa concours.com alt. sous statut scolaire P 01, P 02, P 03, P 04, P 05, P 06, P 07, P 08, P 09, P 10

14 Caen Lycée J. Rostand 98, route d'Ifs 02 31 52 19 40 Public www.etab.ac-caen.fr **S** P 01

14 Caen Lycée N-D de Fidélité 8, rue du Petit Clos Saint-Marc 02 31 46 76 86 Pr Sc **S** P 01

14 Hérouville-Saint-Clair Lycée S. Allende 15, rue Guyon de Guercheville 02 31 53 10 70 Public www.etab.ac-caen.fr **S** P 02, P 03, P 04, P 05, P 06, P 07, P 08, P 09, P 10

14 Maltot Institut rural Maltot La France 02 31 26 94 98 Pr Sc www.maltot.mfr.fr **S** P 01

14 Vire Lycée M. Curie rue Octave Gréard 02 31 68 09 71 Public www.etab.ac-caen.fr **S** P 01, P 02, P 03, P 04, P 05, P 07, P 09

15 Aurillac Lycée Jean Monnet 10, rue du Docteur Chibret 04 71 45 49 49 Public www.lyc-jean-monnet-aurillac.ac-clermont.fr **S** P 01

15 Aurillac Lycée polyvalent Saint-Eugène-Saint-Joseph 8, rue du Cayla 04 71 46 81 00 Pr Sc www.ensscolaire-gerbert.fr **S** P 01

16 La Couronne IFSI Croix-Rouge Domaine Universitaire Le Moulin Neuf 05 45 91 36 00 Pr Sc irfss-poitou-charentes.croix-rouge.fr **S** P 01

17 La Rochelle Centre de formation privé Fénelon 36, rue Massiou 05 46 41 04 20 Pr Sc www.fenelon-notredame.fr alt. sous statut scolaire P 01

17 La Rochelle Lycée R. J. Valin rue Henri Barbusse 05 46 44 27 48 Public lycee-valin.fr alt. sous statut scolaire P 01

17 Saintes Lycée Notre Dame de La Recouvrance 88, cours Genêt 05 46 74 38 04 Pr Sc www.notredamederecouvrance.fr **S** P 01

17 Saint-Jean-d'Angely Lycée L. A. Dubreuil 1, rue Philippe Jannet 05 46 33 38 00 Public www.lyceeaudouindubreuil.fr alt. sous statut scolaire P 01

18 Bengy-sur-Craon LEPPA de Bengy 2, rue du chanoine Volton 02 48 66 20 80 Pr Sc www.leap.bengy-lignieres.fr **S** P 01

18 Bourges École Pigier 29, boulevard Gambetta 02 48 23 14 90 Pr Hc www.pigier.com **S** P 01, P 06

18 Bourges Lycée J. Coeur 108, rue Jean Baffier 02 48 67 83 00 Public lyc-jcoeur.ac-orleans-tours.fr **S** P 01

19 Brive-la-Gaillarde Centre de préparation aux études sanitaires et sociales 26, bd A. France 05 55 74 41 89 Pr Hc cpess.fr **S** P 01, P 02, P 03, P 04, P 05, P 06, P 07, P 09, P 10

19 Brive-la-Gaillarde Lycée Bahuet 41 bis, avenue Edmond Michelet 05 55 92 83 00 Pr Sc www.bahuet.org **S** P 01

19 Brive-la-Gaillarde Lycée d'Arsonval place du 15 Août 1944 05 55 18 66 00 Public www.lyc-arsonval-brive.ac-limoges.fr **S** P 01

21 Dijon Cours Galien 23, boulevard de Strasbourg 03 80 66 26 00 Pr Hc www.cours-galien.fr **S** P 01, P 02, P 03, P 04, P 05, P 06, P 07, P 08, P 09

21 Dijon Objectif Concours-Supexam Dijon 46, rue des Godrans 03 80 50 07 42 Pr Hc www.supexam.fr **S**

21 Dijon PRO-G institut 54, bd Carnot 03 80 67 14 22 - 06 11 80 27 75 Pr reconnu www.proginstitut.com **S** P 01, P 06, P 11

21 Quetigny Avenir et réussite 16, rue du Cap Vert 03 80 49 99 42 Pr Hc avenir-reussite.com **S** P 01, P 02, P 03, P 04, P 05, P 06, P 07, P 08, P 09, P 10

21 Quetigny IFSS Croix-Rouge 21, boulevard Olivier de Serres 03 80 77 10 41 Pr Sc irfss-bourgogne.croix-rouge.fr **S** P 01

21 Quetigny MFREO 33, boulevard de Bellevue 03 80 46 35 49 Pr Sc mfr.quetigny.free.fr alt. sous statut scolaire P 01

22 Guingamp Lycée Notre-Dame 21, rue des Capucins 02 96 40 21 50 Pr Sc www.notredameguingamp.net **S** P 01

22 Paimpol Lycée et SEP Kerraoul avenue Gabriel le Bras 02 96 55 34 30 Public www.lyceekerraoul-paimpol.ac-rennes.fr **S** P 01

22 Rostrenen Lycée N-D de Campostal place du Bourg Coz 02 96 29 00 34 Pr Sc www.lycee-campostal-gouarec.com **S** P 01, P 02, P 03, P 04, P 05, P 09, P 10

24 Bergerac Centre de formation au travail sanitaire et social Fondation J. Bost 50, route de Sainte-Alvère 05 53 22 23 00 Pr Sc www.cef-bergerac.org **S** P 01

26 Montélimar IFSI 3, rue du Général de Chabrillan 04 75 53 43 40 Public ifsimontelimar.hautetfort.com **S** P 01

26 Montélimar Lycée les Catalins 24, avenue des Catalins 04 75 00 76 76 Public www.catalins.fr **S** P 01

26 Valence Centre de formation professionnelle Montplaisir 75, rue Montplaisir 04 75 82 18 10 Pr Sc www.lycee-montplaisir.org **S** P 01

26 Valence IRFSS Croix-Rouge Valence 169, boulevard Maréchal Juin 04 75 43 20 03 Pr Sc irfss-rhone-alpes.croix-rouge.fr **S** P 01

27 Évreux Lycée Léopold Sedar-Senghor rue du Canada 02 32 28 81 81 Public www.ac-rouen.fr **S** P 01

27 Gravigny Institut de formation SEFOR 1, rue Gustave Eiffel 02 32 33 18 79 Pr Hc www.sefor-formations.com alt. sous statut scolaire P 01

28 Chartres IFSI 7, rue Philippe Desportes 02 37 30 30 86 Public www.ch-chartres.fr **S** P 01

28 Mignières LEAP EFAGRIR 2, rue des Fleurs 02 37 26 46 07 Pr Sc www.efagrir.com **S** P 01, P 02, P 04

29 Brest Lycée Dupuy de Lôme 34, rue Dupuy de Lôme 02 98 45 03 81 Public www.lycee-dupuydelome-brest.ac-rennes.fr **S** P 01

29 Brest Lycée Estran Fénelon 105, chemin de Ker Stears 02 98 44 17 08 Pr Sc www.estran-brest.com **S** P 01

29 Châteaulin Lycée J. Moulin 10, rue du Lycée 02 98 86 12 15 Public lyceejeanmoulin.fr **S** P 01

29 Douarnenez Lycée J-M le Bris 2, place du Lycée 02 98 92 48 13 Public www.lycee-jeanmarielebris.fr **S** P 02, P 03, P 04, P 05, P 07, P 08, P 09, P 10

29 Morlaix LP le Porsmeur 19, rue du Poulfranc 02 98 88 18 69 Pr Sc ndmur-leporsmeur.fr **S** P 01

30 Alès Lycée des métiers de la Salle 17, place Henri Barbusse 04 66 56 24 25 Pr Sc www.lyceedelasalle.com **S** P 01

30 Nîmes IFSI Croix-Rouge 2160, chemin du Bachas 04 66 29 50 25 Pr Sc irfss-languedoc-roussillon.croix-rouge.fr **S** P 01

30 Nîmes IPESUD 150, rue Louis Lumière 04 66 23 07 74 Pr Hc www.ipesud.com **S** P 01, P 02

30 Nîmes Pigier Formanimes 105, rue Claude Nicolas Ledoux 04 66 38 87 00 Pr Hc www.pigier.com **S** P 01

31 Blagnac Cours Gamma 1, rue Félix Debax 05 61 30 05 70 Pr Hc www.cours-gamma.com **S** P 01, P 02, P 03, P 04, P 05, P 06, P 07, P 09

31 Muret École privée La Pradette 12, chemin de la Pradette 05 61 51 14 09 Pr Hc www.la-pradette.com **S** P 01, P 02, P 03, P 04, P 05, P 09, P 10

31 Muret Lycée P. d'Aragon 14, avenue Henri Peyrusse 05 34 46 35 55 Public pierre-aragon.entmip.fr **S** P 01

31 Toulouse ADONIS 179, avenue de Muret 05 61 21 13 19 Pr Hc www.iesca.fr **S** P 01, P 02, P 03, P 04, P 05, P 06, P 07, P 09, P 10

31 Toulouse Cours Diderot 8, Port Saint-Sauveur 05 61 34 36 36 Pr Hc www.coursdiderot.com **S** P 01, P 02, P 03, P 04, P 05, P 06, P 07, P 08, P 09, P 10

31 Toulouse Cours Esquirol Santé 30, rue de Metz 05 61 25 81 85 Pr Hc www.cours-esquirol.fr **S** P 01, P 02, P 03, P 04, P 05, P 06, P 07, P 08, P 09, P 10

31 Toulouse Cours Major 1, avenue de Rangueil 05 62 26 36 36 Pr Hc www.cours-galien.fr **S** P 01, P 02, P 03, P 04, P 05, P 06, P 08, P 09

31 Toulouse CPES - IPRESS 10, rue des Arts 05 61 52 19 86 Pr Hc www.cpes-ipress.fr **S** P 01, P 02, P 03, P 04, P 05, P 06, P 07, P 08, P 09

31 Toulouse IFMEM 330, avenue de Grande-Bretagne 05 61 77 24 69 Public www.chu-toulouse.fr **S** P 05

31 Toulouse IFSI 1, av. professeur J. Poulhès 05 61 32 25 45 Public www.chu-toulouse.fr **S** P 01

31 Toulouse IRFSS Croix-Rouge 71, chemin des Capelles 05 61 31 56 18 Pr Sc irfss.croix-rouge.fr **S** P 01, P 02, P 05, P 06, P 07, P 09

31 Toulouse LP H. Boucher 1, rue Lucien Lafforgue 05 34 45 24 00 Public helene-boucher.entmip.fr **S** P 01

31 Toulouse Lycée Limayrac 50, rue de Limayrac 05 61 36 08 08 Pr Sc www.limayrac.fr **S** P 01, P 06

31 Toulouse Sciences Plus 5, rue de la Madeleine 05 61 53 12 14 Pr Hc www.SciencesPlus.fr **S** P 01, P 02, P 03, P 04, P 05, P 10

32 Auch IFSI Allée M. Clarac 05 62 61 31 51 Public www.gip-ifsidugers.fr **S** P 01

33 Bègles IRFSS Croix-Rouge Rue des Terres Neuves 05 57 87 64 46 Pr Sc irfss-aquitaine.croix-rouge.fr **S** P 01, P 02, P 03, P 04, P 05, P 06, P 07, P 08, P 09, P 10

33 Bordeaux ADONIS 44, allées de Tourny 05 56 86 74 93 Pr Hc www.prepaconcours.com **S** P 01, P 02, P 03, P 04, P 05, P 06, P 07, P 09

33 Bordeaux Cours Galien 190, rue Lecocq 05 56 48 30 00 Pr Hc www.cours-galien.fr **S** P 01, P 02, P 03, P 04, P 05, P 06, P 07, P 08, P 09

33 Bordeaux FORMASUP CAMPUS 89, quai des Chartrons 05 56 34 01 73 Pr Hc www.formasup-campus.com **S** P 01, P 02, P 03, P 04, P 05, P 06, P 07, P 08, P 09

33 Bordeaux Lycée Sainte-Marie Bastide 45, rue de Dijon 05 57 80 12 00 Pr Sc www.smb33.fr **S** P 01

33 Bordeaux MMPP 29, rue de l'École normale 05 56 08 70 70 Pr Hc www.mmpp.fr **S** P 01, P 02, P 03, P 04, P 05, P 06, P 08, P 09, P 10

33 Bordeaux Pollès supérieur 47, rue Nicot 05 56 98 81 84 Pr Hc www.polles.fr **S** P 01

33 Bordeaux UFR sciences médicales 146, rue Léo Saignat 05 57 57 13 13 Public www.univ-bordeauxsegalen.fr **S** P 02, P 03, P 04, P 05, P 08, P 09

33 Talence Département licence de Bordeaux 1 351, cours de la Libération 05 40 00 89 24 Public www.u-bordeaux1.fr **S** P 01, P 02, P 03, P 04, P 05, P 07, P 09

33 Talence IFSI - IFAS Florence Nightingale Fondation Bagatelle 05 57 12 40 40 Pr Sc www.mspb.com **S** P 01

34 Béziers Centre technique S. Delaunay route de Boujan 04 67 49 13 90 Pr Hc www.soniadelaunay-34.com **S** P 01

34 Grabels École de la Croix-Rouge 2, place Henri Dunant 04 67 52 47 34 Pr reconnu irfss-languedoc-roussillon.croix-rouge.fr **S** P 01

34 Montpellier Cours Diderot 20, rue du Carré du Roi 04 67 04 01 55 Pr Hc www.coursdiderot.com **S** P 01, P 02, P 03, P 04, P 05, P 06, P 07, P 08, P 09, P 10

34 Montpellier Cours Galien 230, place Jacques Mirouze bât. E 04 67 61 95 42 Pr Hc www.cours-galien.fr **S** P 01, P 02, P 03, P 04, P 05, P 06, P 07, P 08, P 09

34 Montpellier IPESUD Le parc du belvédère bât. D 04 67 54 72 20 Pr Hc www.ipesud.com **S** P 01, P 02, P 03, P 04, P 05, P 06, P 08, P 09

34 Montpellier LP Turgot rue P. Flourens 04 67 10 42 00 Pr Sc www.lppturgot.com **S** P 01

34 Montpellier SUPEXAM 15, place J. Mirouze 04 67 41 33 11 Pr Hc www.supexam.fr **S** P 01, P 02, P 03, P 04, P 05, P 06, P 07, P 08, P 09

P 01 : infirmier
P 02 : kinésithérapeute
P 03 : psychomotricien
P 04 : ergothérapeute
P 05 : manipulateur d'électroradiologie médicale
P 06 : orthophoniste
P 07 : orthoptiste
P 08 : audioprothésiste
P 09 : pédicure-podologue
P 10 : technicien en analyses biomédicales
P 11 : diététicien
Pr Sc : privé sous contrat
Pr Hc : privé hors contrat

34 **Sète** École Ruffel 5, rue Gabriel Péri 04 67 51 55 28 Pr Hc www.ecoleruffel.com **S** P 01

35 **Redon** Lycée Beaumont 10, rue du Lycée 02 99 72 37 37 Public www.beaumont-redon.fr **S** P 01

35 **Rennes** Lycée Bréquigny 7, av. Georges Graff 02 99 86 82 00 Public **S** P 01, P 06

35 **Rennes** Lycée Saint-Martin 31, rue d'Antrain 02 99 84 16 16 Pr Sc www.lycee-stmartin-rennes.org **S** P 01

35 **Saint-Malo** Lycée Maupertuis rue Pierre de Coubertin 02 99 21 12 12 Public www.lycee-maupertuis.com **S** P 01

36 **Châteauroux** Lycée Blaise Pascal 27, boulevard Blaise Pascal 02 54 53 55 00 Public www.lyceeblaisepascal.com **S** P 01

36 **Châteauroux** Lycée Sainte-Solange 59 place de la Gare 02 54 53 50 00 Pr Sc www.leon13.com **S**

37 **Chambray-lès-Tours** IFSI 2, rue Mansard 02 47 47 40 91 Public www.chu-tours.fr **S** P 01

37 **Loches** MFR 49, rue Henry Lhéritier de Chézelle 02 47 91 54 15 Pr Sc www.mfrlochois.fr **S** P 01

37 **Tours** Cours Pluriels 24, rue Alfred de Vigny 02 47 64 04 82 Pr Hc **S** P 01, P 02, P 04, P 05, P 06, P 07, P 09, P 10

37 **Tours** EFESUP 1 bis, rue d'Entraigues 02 47 05 45 45 Pr Hc www.efesuptours.com **S** P 01, P 02, P 03, P 04, P 05, P 06, P 09

37 **Tours** ISPAC 157, avenue de Grammont 02 47 29 07 35 Pr Hc www.ispac.fr **S** P 01, P 02, P 05, P 06, P 07, P 10

37 **Tours** Lycée Choiseul 78, rue des Douets 02 47 88 10 30 Public lyc-choiseul.ac-orleans-tours.fr **S** P 01

37 **Tours** Profilsup 159, rue Victor Hugo 02 38 25 92 40 Pr Hc www.profilsup.fr **S** P 02

37 **Veigne** Lycée Fontiville 77, rue de Fontiville 02 47 34 12 34 Pr Sc www.fontiville.org **S** P 01

38 **Corenc** Lycée ITEC-Boisfleury 118, avenue de l'Eygala 04 76 90 12 16 Pr Sc www.itecboisfleury.fr **S** P 01

38 **Grenoble** Cape sup 6, boulevard Gambetta 04 56 52 52 06 Pr Hc www.capesup.com **S** P 01, P 02, P 03, P 04, P 05, P 06, P 09

38 **Grenoble** IFIP Conseil 20, rue Dr Bordier 04 76 17 18 00 Pr Sc www.ifip-conseil.fr **S** P 01

38 **Grenoble** Institut Univeria 27, rue de Turenne 04 76 46 00 47 Pr Hc www.univeria.fr **S** P 01

38 **Grenoble** IRFSS Rhône-Alpes Croix-Rouge 66, avenue Rhin et Danube 04 76 49 01 63 Pr Sc www.ismartin.org **S** P 01

38 **Grenoble** La prépa Belledonne 3, chemin de ronde 04 76 03 00 01 Pr Hc www.laprepa.fr **S** P 01, P 02, P 03, P 04, P 05, P 06, P 07, P 08, P 09

38 **Grenoble** Objectif concours Supexam 13 bis, rue Blanche Monier 04 76 15 30 64 Pr Hc www.objectifconcours.com **S** P 01, P 02, P 03, P 04, P 05, P 06, P 07, P 08, P 09, P 10

38 **Nivolas-Vermelle** Lycée Saint-Marc rue Vernay 04 74 92 11 60 Pr Sc www.st-marc.eu **S** P 01

38 **Saint-Egrève** IFSI 3, rue de la Gare 04 76 56 42 34 Public www.ifsi.fr **S** P 01

38 **Vienne** Institution St-Charles 1, place des Capucins 04 74 53 77 15 Pr Sc www.institution-saint-charles.fr **S** P 01

41 **Montoire-sur-le-Loir** Lycée agricole Ste-Cécile 12, rue St-Laurent 02 54 85 01 83 Pr Sc www.lycee-saintececile.fr **S** P 01

42 **Roanne** Centre universitaire roannais 12, avenue de Paris 04 77 71 24 80 Public cur.univ-st-etienne.fr **S** P 01, P 04, P 05, P 06, P 07, P 08

42 **Saint-Étienne** Études plus - Médic plus 4, rue Michel Rondet 04 77 33 65 64 Pr Hc etudes-plus.fr **S** P 01

42 **Saint-Étienne** Faculté de médecine Jacques Lisfranc 15, rue Ambroise Paré 04 77 42 14 00 Public portail.univ-st-etienne.fr **S** P 01

42 **Saint-Étienne** Lycée Sévigné 29, rue Michelet 04 77 32 68 95 Pr Sc www.sevigne.9services.com **S** P 01

42 **Saint-Étienne** Lycée Saint-Michel 4, rue Jules Vallès 04 77 49 44 60 Pr Sc www.saint-michel-enseignement.fr **S** P 06, P 01

43 **Le Puy-en-Velay** Lycée A. M. Martel 2, rue Anne-Marie Martel 04 71 05 46 66 Pr Sc www.am-martel43.com **S** P 01

43 **Le Puy-en-Velay** Lycée S. Weil 22, bd Maréchal Joffre 04 71 05 66 66 Public www.lycee-simone-weil.fr **S** P 01

44 **Carquefou** Etudia 14, avenue du professeur Jean Rouxel 02 40 50 87 82 Pr Hc www.etudia.fr **S** P 02, P 05, P 07, P 09, P 10

44 **Clisson** Lycée C. Péguy 3, rue de la Sèvre-Gorges 02 40 54 48 00 Pr Sc www.charles-peguy.net **S** P 01

44 **Nantes** Groupe Talensac Jeanne Bernard 18, rue Talensac 02 51 72 95 10 Pr Sc www.talensac.com **S** P 01, P 02, P 03, P 05, P 06, P 09, P 10

44 **Nantes** Institut de formations aux métiers beauté-santé-forme 17, boulevard des Martyrs Nantais 02 40 47 67 28 Pr Sc www.beaute-sante-formation.com **S** P 02, P 03, P 04, P 05, P 06, P 09

44 **Nantes** Lycée J. Verne 1, rue Général Meusnier 02 40 12 27 12 Public lyc-verne-44.ac-nantes.fr **S** P 02, P 04, P 05, P 07, P 09

44 **Nantes** Lycée La Colinière 129, rue du Landreau 02 40 93 93 33 Public coliniere.e-lyco.fr **S** P 01

44 **Rezé** Lycée J. Perrin 20, rue du Château de Rezé 02 40 32 44 00 Public perrin-goussier.paysdelaloire.e-lyco.fr **S** P 01

44 **Saint-Nazaire** Lycée A. Briand 10, boulevard de Coubertin 02 40 00 25 25 Public www.abriand.org **S** P 01

44 **Saint-Nazaire** Lycée polyvalent Ste-Anne 250, bd Laennec 02 40 17 12 00 Pr Sc www.lycee-sainte-anne.fr **S**

45 **Orléans** Lycée Sainte-Croix Saint-Euverte 28, rue de l'Etelon 02 38 52 27 00 Pr Sc www.lycee-professionnel-orleans.com **S** P 01, P 02, P 03, P 04, P 05, P 07, P 08, P 09, P 10

45 **Orléans** Lycée Voltaire 3, avenue Voltaire 02 38 63 36 20 Public www.voltaire.com.fr **S** P 01

46 **Cahors** IFSI 351, rue Saint Géry 05 65 20 50 14 Public **S** P 01

46 **Figeac** Lycée J. d'Arc 51, boulevard Colonel Teulie 05 65 34 23 72 Pr Sc www.jeannedarc-figeac.org **S** P 01

47 **Agen** CERFO 304, avenue Joseph Amouroux 05 53 66 08 71 Pr Hc **S** P 01

47 **Agen** ETP Sup' Formations 8, rue de Lisbonne 05 53 47 46 95 Pr Hc www.etp-sup-formations.fr **S** P 01

47 **Tonneins** Centre de formation ADES 9 bis, rue Armand Chabrier 05 53 64 61 57 Pr Hc www.adesformations.fr **S** P 01

49 Angers Icoges Pays de la Loire 4, rue Saint-Maurille 02 41 25 35 15 Pr Hc www.icoges-paysdeloire.fr **S**

49 Angers Lycée U. Mongazon 1, rue du Colombier 02 41 66 41 33 Pr Sc www.institution-mongazon.e-lyco.fr alt. sous statut scolaire P 01, P 02, P 04, P 05, P 07, P 09 ; **S** P 01, P 02, P 04, P 05, P 07, P 09

49 Cholet Lycée Sainte-Marie 43, rue Bonaventure 02 41 49 16 49 Pr Sc saintemarie-cholet.paysdelaloire.e-lyco.fr **S**

49 Saumur IFSI rue Marceau 02 41 40 14 61 Public www.ch-saumur.fr **S** P 01

50 Cherbourg-Octeville Lycée J.F. Millet 1, rue de Bougainville 02 33 87 69 00 Public www.etab.ac-caen.fr **S** P 01, P 02, P 03, P 04, P 05, P 06, P 07, P 08, P 09, P 10

50 Saint-Lô Lycée technique Bon Sauveur 2, rue Élisabeth de Surville 02 33 72 53 53 Pr Sc www.etab.ac-caen.fr **S** P 01

51 Reims La prépa J-J Rousseau 2, rue Piper 03 26 40 04 01 Pr Hc www.laprepa.fr **S** P 01, P 02, P 03, P 04, P 05, P 06, P 07, P 08, P 09, P 10

53 Château-Gontier Lycée V. Hugo 4, rue du Gal Lemonnier 02 43 07 11 00 Public victor-hugo.e-lyco.fr **S** P 03, P 04, P 05, P 09, P 10

53 Laval IRFSS Croix-Rouge 65, rue du chef de Bataillon Henri Géret 02 43 67 95 95 Pr Sc irfss-pays-de-loire.croix-rouge.fr **S** P 01

53 Laval Lycée polyvalent Haute Follis - Campus EC53 91, rue Haute-Follis 02 43 26 17 17 Pr Sc www.lhf53.eu **S** P 01

53 Laval Lycée Réaumur 39, av. Chanzy 02 43 67 24 00 Public www.lycees-reaumur-buron.fr **S** P 01

54 Laxou IFSI Centre psychothérapique de Nancy 03 83 92 51 51 Public www.cpn-laxou.com **S** P 01

54 Nancy École supérieure d'optique 6, rue Notre-Dame 03 83 30 16 70 Pr Hc www.esol.fr **S** P 01, P 02, P 03, P 04, P 05, P 06, P 07, P 08, P 09, P 10

54 Nancy Forelis 1, rue Jeannot 03 83 35 87 60 Pr Hc www.lycee-charlesdefoucauld.fr **S** P 01, P 06

54 Nancy Forma-sup 2, rue Desilles 03 83 36 77 50 Pr Hc www.forma-sup.fr **S** P 06

54 Nancy IRFSS Croix-Rouge 1, rue Saint-Fiacre 03 83 35 38 01 Pr Sc irfss-alsace-lorraine.croix-rouge.fr **S** P 01

54 Nancy Lycée Charles de Foucauld 1, rue Jeannot 03 83 35 27 14 Pr Sc www.lycee-charlesdefoucauld.fr **S** P 01

55 Verdun Lycée Sainte-Anne 14, rue Mautroté 03 29 83 36 50 Pr Sc sainte-anne.eu **S** P 01

56 Gourin Lycée J. d'Arc 2, rue Pénantraon 02 97 23 78 50 Pr Sc www.jeanne-arc-gourin.fr **S** P 01, P 02, P 03, P 04, P 05, P 06, P 07, P 08, P 09

56 Lorient LP M. le Franc 128, boulevard Léon Blum 02 97 87 24 87 Public www.marielefranc.org **S** P 01

56 Vannes Lycée Notre-Dame le Menimur 71, rue de Metz 02 97 54 03 31 Pr Sc www.college-lycee-nd-menimur.com **S** P 01

57 Forbach IFSI 6, rue Thérèse 03 87 88 80 86 Public www.unisante.fr **S** P 01

57 Metz IFSI Croix-Rouge 14, rue Général Lapasset 03 87 75 60 20 Pr Sc irfss-alsace-lorraine.croix-rouge.fr **S** P 01

58 Nevers Lycée l'Espérance 10, rue du Cloître Saint-Cyr 03 86 61 16 67 Pr Sc www.csnd58.fr **S** P 01

59 Cambrai LP Saint-Luc - La Sagesse 31, boulevard de la Liberté 03 27 82 28 28 Pr Sc www.saintluc-cambrai.com **S** P 01, P 06

59 Cambrai MAESTRIS 9bis, rue de Roubaix 03 27 72 00 25 Pr Hc www.maestris.com **S** P 01, P 02, P 03, P 04, P 05, P 06, P 07, P 08, P 09, P 10

59 Dunkerque MAESTRIS 14, rue des Fusiliers Marins 03 28 63 76 77 Pr Hc www.maestris.com **S** P 01, P 02, P 03, P 04, P 05, P 06, P 07, P 08, P 09, P 10

59 Lille ADONIS 18/20, avenue du Peuple Belge 03 20 74 90 40 Pr Hc www.groupe-adonis.fr **S** P 01, P 02, P 03, P 04, P 05, P 06, P 07, P 09, P 10

59 Lille CPMP - LILLE 7, rue de la piquerie 03 20 57 00 24 Pr Hc www.cpmp.fr **S** P 01, P 02, P 03, P 04, P 05, P 06, P 07, P 08, P 09

59 Lille École de puéricultrices CHR de Lille Institut Gernez Rieux 2, rue du Docteur Albert Schweitzer 03 20 44 43 42/57 96 Public puericultrices.chru-lille.fr **S**

59 Lille FLSH 60, boulevard Vauban 03 20 13 40 50 Pr Sc flsh.fr **S** P 06

59 Lille IFMK 10, rue Saint J.B. de la Salle 03 20 92 06 99 Pr Sc ikpo.asso.fr **S** P 02

59 Lille Institut de formation en pédicurie-podologie 10, rue Saint J-B. de la Salle 03 20 92 06 99 Pr Sc ikpo.asso.fr **S** P 09

59 Lille MAESTRIS 41, rue d'Amiens 03 20 06 02 89 Pr Hc www.maestris.com **S** P 01, P 02, P 03, P 04, P 05, P 06, P 07, P 08, P 09, P 10

59 Lille SCFC 1, rue du professeur Laguesse 03 20 62 15 59 Public sfp.univ-lille2.fr **S** P 01, P 06

59 Lomme IFSANTE- Université catholique de Lille 2, rue Théodore Monod 03 28 36 10 10 Pr Sc www.ifsante.fr **S** P 01, P 09

59 Loos Cours Galien 235, avenue de la Recherche 03 20 58 13 13 Pr Hc www.cours-galien.fr **S** P 01, P 02, P 03, P 04, P 05, P 06, P 07, P 08, P 09

59 Loos IFMK 235, avenue de la recherche 03 20 96 23 22 Pr Sc www.ifmknf-lille.fr **S** P 02

59 Loos IFSI 351, rue Ambroise Paré 03 20 16 03 60 Pr Sc www.santelys.asso.fr **S** P 01, P 02, P 03, P 04, P 05, P 06, P 07, P 08, P 09

59 Loos Institut formation de psychomotriciens 57, rue Salvador Allende - Le Caducée 03 20 17 21 40 Pr Sc www.institutpsychomot-nord.com **S** P 03

59 Loos SUPMEDICAL 180, avenue Eugène Avinée 03 20 60 22 07 Pr Hc www.supmedical.com **S** P 02, P 03, P 06

59 La Madeleine Lycée V. Labbé 41, rue Paul Doumer 03 20 63 02 63 Public lycee.valentinelabbe.free.fr **S** P 01, P 05, P 10

59 Marcq-en-Barœul École Kienz 39, avenue de Flandre 03 20 72 62 02 Pr Hc www.kienz.fr **S** P 01, P 02, P 03, P 04, P 05, P 06, P 07, P 08, P 09, P 10, P 11

59 Maubeuge Lycée polyvalent P. Forest boulevard Charles de Gaulle 03 27 53 03 53 Public pforest-maub.etab.ac-lille.fr alt. sous statut scolaire P 01

P 01 : infirmier
P 02 : kinésithérapeute
P 03 : psychomotricien
P 04 : ergothérapeute
P 05 : manipulateur d'électroradiologie médicale
P 06 : orthophoniste
P 07 : orthoptiste
P 08 : audioprothésiste
P 09 : pédicure-podologue
P 10 : technicien en analyses biomédicales
P 11 : diététicien
Pr Sc : privé sous contrat
Pr Hc : privé hors contrat

59 Mons-en-Barœul IFSI 39-41, rue de Paris 03 20 06 49 52 Pr Sc www.ifsi-lille.com **S** P 01

59 Le Quesnoy Lycée polyvalent E. Thomas 100, av. Léo Lagrange 03 27 20 54 80 Public www5.ac-lille.fr alt. sous statut scolaire P 01, P 06

59 Tourcoing IFSI-IFAP-IFAS Croix Rouge Française 39, rue Louis Leloir 03 20 25 34 03 Pr Sc irfss-nord-pas-de-calais.croix-rouge.fr **S** P 01, P 99

59 Tourcoing Institut privé de paramédical 17, rue des Ursulines 03 20 28 58 58 Pr Hc www.ipamformation.fr **S** P 01, P 02, P 03, P 04, P 05, P 06, P 09

59 Tourcoing Lycée Sévigné 151, rue de la Malcense 03 20 25 31 43 Public sevigne-tg.etab.ac-lille.fr **S** P 01, P 02

59 Valenciennes CEPPES rue du faubourg de Paris 03 27 51 77 50 Public www.univ-valenciennes.fr **S** P 01

60 Beauvais Lycée F. Truffaut 4, rue de Pontoise 03 44 12 45 12 Public truffaut.lyc.ac-amiens.fr **S** P 01

60 Compiègne Lycée P. d'Ailly 136, boulevard des États-Unis 03 44 92 13 13 Public dailly.lyc.ac-amiens.fr **S** P 01

61 Alençon IRFSS Croix-Rouge 5, rue du Gué de Gesnes 02 33 31 67 00 Pr Sc irfss-basse-normandie.croix-rouge.fr **S** P 01

61 Alençon Lycée M. de Navarre avenue du Général Leclerc 02 33 80 33 50 Public www.etab.ac-caen.fr **S** P 01, P 02

61 Domfront Lycée A. Chevalier 7, place du Champ de Foire 02 33 38 51 19 Public chevalier.etab.ac-caen.fr **S** P 01

61 Flers Lycée St-Thomas d'Aquin 1, place Claudius Duperron 02 33 65 08 25 Pr Sc www.lycee.saintthomasdaquin.org **S** P 01

62 Arras IFSI CH Arras 6, rue Émile Didier 03 21 21 10 64 Public www.ch-arras.fr **S** P 01

62 Arras Lycée Baudimont St-Charles 17, rue St-Maurice 03 21 16 18 00 Pr Sc www.bscv.fr **S** P 01

62 Arras Lycée Gambetta Carnot 25, bd Carnot 03 21 21 34 80 Public lycee.gambetta.arras.free.fr alt. sous statut scolaire P 01, P 02, P 03, P 04, P 05, P 06, P 09, P 10

62 Arras Lycée polyvalent G. Mollet 57, rue Bocquet Flochel 03 21 21 49 50 Public www.lgmarras.org alt. sous statut scolaire P 01

62 Berck IFSI 4, rue de l'ancien calvaire 03 21 09 05 47 Public www.ifsi-berck.fr **S** P 01

62 Berck Lycée Jan Lavezzari 15, avenue du Phare 03 21 09 20 18 Public www2c.ac-lille.fr/jlavezzari alt. sous statut scolaire P 02

62 Béthune IFSI Croix-Rouge 1127, avenue Winston Churchill 03 21 01 26 79 Pr Sc irfss-nord-pas-de-calais.croix-rouge.fr **S** P 01

62 Beuvry Lycée polyvalent M. Yourcenar 68, rue Antoine de Saint-Éxupéry 03 21 64 51 00 Public **S** P 01

62 Boulogne-sur-Mer Lycée Mariette 69, rue Beaurepaire 03 21 10 66 66 Public www.lyceemariette.fr **S** P 01

62 Bruay-la-Buissière Lycée polyvalent Carnot 1, rue Sadi Carnot 03 21 64 65 00 Public www2c.ac-lille.fr **S** P 01

62 Calais IFSI Croix-Rouge 57, rue verte 03 21 96 79 36 Pr Sc www.touslesifsi.info **S** P 01

62 Hénin-Beaumont Lycée F. Darchicourt 211, rue René Cassin 03 21 08 74 30 Public cvl.lycee-darchicourt.org **S** P 01

62 Lens IFSI- CFAS Croix-Rouge Française rue de Fécamp 03 60 12 82 30 Pr Sc irfss-nord-pas-de-calais.croix-rouge.fr **S** P 01

62 Lens Lycée A. Behal 6, rue Paul Éluard 03 21 14 21 14 Public www4.ac-lille.fr **S** P 01

62 Lens Lycée polyvalent privé Saint-Paul 38, route de la Bassée 03 21 13 56 10 Pr Sc www.lyceestpaul-lens.fr **S** P 01, P 02, P 03, P 04, P 05, P 06, P 08, P 09, P 10

62 Lens SEPIA Lens rue Jean Souvraz 03 21 79 17 07 Public www.sepia.univ-artois.fr **S** P 01

62 Saint-Omer LP de l'Aa 1, avenue de Rome 03 21 12 52 00 Public www.lycee-aa.fr **S** P 01

63 Clermont-Ferrand Lycée Fénelon 1, cours Raymond Poincaré 04 73 93 10 14 Pr Sc www3.ac-clermont.fr **S** P 01, P 03, P 04, P 05, P 07, P 09

63 Clermont-Ferrand Lycée S. Apollinaire 20, rue Jean Richepin 04 73 41 20 20 Public www.lycee-sidoine-apollinaire.fr **S** P 01

63 Clermont-Ferrand MAESTRIS 9, rue Gilbert Romme 04 73 28 58 50 Pr Hc www.auvergneformation.com **S** P 01, P 03, P 04 P 06

63 Clermont-Ferrand UFR de médecine 28, place Henri Dunant 04 73 17 79 00 Public medecine.u-clermont1.fr **S** P 02

64 Anglet Centre de formation Saint-André 163, avenue de Montbrun 05 59 63 83 93 Pr Sc www.stanne64.fr **S** P 01

64 Pau AFSA PREPA 17, rue du Maréchal Joffre 05 59 27 34 03 Pr Hc www.afsa-pau.com **S** P 01

64 Pau CFPC Saint-Dominique 30, avenue Fouchet 05 59 13 01 96 Pr Sc www.saintdominique.fr **S** P 01

64 Pau FOR CO Pau rue J. Ferry 05 59 40 78 88 Public forco.univ-pau.fr **S** P 01

64 Pau Groupe ESA IPA Concours rue Jean Zay 05 59 14 86 55 Pr Hc www.esa-ipa.com **S** P 01, P 02, P 03, P 05, P 07, P 08, P 09

64 Pau UFR sciences et techniques avenue de l'université 05 59 40 74 40 Public ufr-sciences-pau.univ-pau.fr **S** P 01, P 02, P 03, P 04, P 05, P 09, P 10

64 Sauveterre-de-Béarn Lycée Notre-Dame route d'Oraàs 05 59 38 55 83 Pr Sc www.ensemble-scolaire-sauveterre.com **S** P 01

65 Tarbes Lycée M. Curie 4, rue Georges Ledormeur 05 62 44 56 56 Public marie-curie.entmip.fr **S** P 01

65 Tarbes Lycée Pradeau-La Sède 14, rue Mesclin 05 62 44 20 66 Pr Sc www.pradeaulasede.fr **S** P 01, P 02, P 03, P 04, P 05, P 09, P 10

66 Perpignan École Maso 7, avenue des Palmiers 04 68 35 76 76 Pr Sc www.ecolemaso.fr **S** P 01, P 02, P 03, P 04, P 06, P 07, P 08, P 09, P 10

66 Perpignan Sud Formation LR - CCI Perpignan avenue Paul Pascot 04 68 56 62 20 Consulaire www.perpignan.cci.fr **S** P 01, P 06

67 Erstein IFSI 2, rue de la laine peignée 03 88 75 36 50 Public www.ifsi-pays-erstein.fr **S** P 01

67 Haguenau IFSI 56, avenue du Professeur Leriche 03 88 06 30 81 Public www.ch-haguenau.fr **S** P 01

67 Saverne IFSI 19, côte de Saverne 03 88 71 65 56 Public www.ch-saverne.fr **S** P 01

67 Sélestat IFSI 23, av. Pasteur 03 88 57 55 45 Public www.ifsi-selestat.fr **S** P 01

67 Strasbourg École Grandjean 16, boulevard Poincaré 03 88 32 76 10 Pr Hc www.ecoledecommerce.com **S** P 01, P 02, P 03, P 04, P 05, P 09

67 Strasbourg Horizon 24a, rue des Magasins 03 88 23 77 99 Pr Hc www.horizon-strasbourg.com **S** P 01, P 02, P 03, P 04, P 05, P 06, P 07, P 08, P 09

67 Strasbourg IESA 12, avenue d'Alsace 03 88 37 13 12 Pr Hc www.contrat-pro.fr**S** P 01

67 Strasbourg IFSI 20a, rue Sainte Marguerite 03 88 21 70 45 Pr Sc ifsi.ghsv.org **S** P 01

67 Strasbourg Lycée polyvalent J. Rostand 5, rue Edmond Labbe 03 88 14 43 50 Public www.lycee-jean-rostand.fr **S** P 01

67 Strasbourg Lycée privé Sainte-Clotilde 19, rue de Verdun 03 88 45 57 20 Pr Sc www.clotilde.org **S** P 01

68 Colmar LP St-Jean 3, rue Saint-Jean 03 89 21 98 10 Pr Sc www.st-jean-colmar.fr **S** P 01

68 Mulhouse Lycée M. de Montaigne 5, rue de Metz 03 89 46 33 44 Public www.lycee-montaigne.net **S** P 01

69 Lyon ADONIS 59, rue de l'Abondance 04 37 48 98 28 Pr Hc www.groupe-adonis.fr **S** P 01, P 02, P 03, P 04, P 05, P 06, P 07, P 09, P 10, P 11

69 Lyon Carrel - École de travail social 119, rue Boileau 04 72 71 56 46 Pr Sc www.carrel.fr **S** P 01

69 Lyon Césame 115, cours Albert Thomas 04 72 68 05 05 Pr Hc www.cesame.net **S** P 01, P 02, P 03, P 04, P 05, P 06, P 07, P 08, P 09, P 10,

69 Lyon Cours Diderot 23, rue Renan 04 78 69 10 80 Pr Hc www.coursdiderot.com **S** P 01, P 02, P 03, P 04, P 05, P 06, P 07, P 08, P 09, P 10

69 Lyon Cours Galien 10, rue Antoine Lumière 04 78 00 06 20 Pr Hc www.cours-galien.fr **S** P 01, P 02, P 03, P 04, P 05, P 06, P 07, P 08, P 09

69 Lyon École Rockefeller 4, avenue Rockefeller 04 78 76 52 22 Pr Sc www.ecole-rockefeller.com **S** P 01

69 Lyon ESSSE 20, rue de la Claire 04 78 83 40 88 Pr Sc www.essse.fr **S** P 01

69 Lyon Faculté de philosophie et de sciences humaines 25, rue du Plat 04 72 32 50 97 Pr reconnu www.univ-catholyon.fr **S** P 01, P 03, P 06

69 Lyon Horizon Santé 6, rue de la Martinière 04 78 27 46 13 Pr Hc www.horizon-sante.com **S** P 11

69 Lyon IFTLM 25, rue du Plat 04 72 32 50 34 Pr Sc www.iftlm.fr **S** P 10

69 Lyon IRFSS Croix-Rouge 49, rue d'Inkermann 04 72 74 62 00 Pr Sc irfss-rhone-alpes.croix-rouge.fr **S** P 01

69 Lyon Lycée JB de La Salle 1, rue Neyret 04 72 10 10 30 Pr Sc www.lasalle-69.com **S** P 01, P 02, P 03 P 04, P 05, P 06, P 07, P 09, P 10

69 Lyon Lycée La Martinière Duchère 300, avenue Andreï Sakharov 04 72 17 29 50 Public www.martiniere-duchere.fr **S** P 01

69 Lyon Objectif concours Supexam 109, rue Bataille 04 78 76 73 35 Pr Hc www.objectifconcours.com **S** P 01, P 02, P 03, P 04, P 05, P 06, P 07, P 08, P 09, P 10

69 Villefranche-sur-Saône IFSI - IFAS Plateau d'Ouilly-Gleizé 04 74 09 26 83 Public www.lhopitalnordouest.fr **S** P 01

69 Villeurbanne Faculté des sciences et technologies - Département biologie 43, bd du 11 Novembre 1918 04 72 43 19 17 Public fst-biologie.univ-lyon1.fr **S** P 02, P 03, P 04, P 05, P 07, P 08, P 09, P 10

71 Chalon-sur-Saône Lycée catholique Chalonnais 3, rue Général-Giraud 03 85 45 83 35 Pr Sc www.ledevoir71.fr **S** P 01

71 Le Creusot IFSI 46, avenue Saint-Sauveur 03 85 77 24 88 Public www.hoteldieu-creusot.fr **S** P 01

71 Mâcon Ma Prépa concours 16, cours Moreau 03 85 37 75 27 Pr Hc maprepa-concours.com **S** P 01, P 06

71 Paray-le-Monial Lycée Jeanne d'Arc 17, rue Pasteur 03 85 81 10 02 Pr Sc www.ecparay.fr **S** P 01

72 Allonnes Lycée A. Malraux 3, rue Beau Soleil 02 43 39 28 50 Public malraux.e-lyco.fr **S** P 01

72 La Flèche IFSI - Pôle Santé Sarthe et Loir La Chasse du Point du jour 02 44 71 34 43 Public www.ifsi-ifas-lafleche.fr **S** P 01

72 Le Mans IFSI Croix-Rouge 17, rue Notre-Dame 02 43 81 06 52 Pr Sc irfss-pays-de-loire.croix-rouge.fr **S** P 01

73 Chambéry IPAC Chambéry 44, rue Charles Montreuil 04 79 69 65 91 Pr Hc www.ipac-france.com **S** P 01

73 Chambéry Lycée Saint-Ambroise 2, rue Burdin 04 79 33 12 55 Pr Sc www.st-ambroise.org **S** P 01

73 La Ravoire Objectif concours Supexam 13 bis, rue Blanche Monier 04 76 15 30 64 Pr Hc www.objectifconcours.com **S** P 01, P 02, P 03, P 04, P 05, P 06, P 07, P 08, P 09, P 10

74 Annecy IPAC Annecy 42, chemin de la Prairie 04 50 45 13 91 Pr Hc www.ipac-france.com **S** P 01

74 Annecy-le-Vieux MFR Annecy le Vieux 70, route du Périmètre 04 50 27 65 81 Pr Sc www.mfr-annecy.fr alt. sous statut scolaire P 01

74 Seynod Lycée les Bressis 85, route des Creuses 04 50 52 01 22 Pr Sc www.lycee-prive-bressis.fr **S** P 01

74 Thonon-les-Bains École supérieure du Léman 18 bis; avenue Jules Ferry 04 50 71 90 10 Pr Sc eslthonon.fr **S** P 01

74 Ville-la-Grand IPAC Genevois-Léman 15, rue Montréal 04 50 37 14 32 Pr Hc www.ipac-france.com **S** P 01

75 Paris Cours Clapeyron 64 bis, rue Taitbout 01 45 22 45 00 Pr Hc www.coursclapeyron.com **S** P 01, P 02, P 06, P 09

75 Paris Cours Diderot 13, rue de la Fontaine au Roi 01 49 23 75 75 Pr Hc www.coursdiderot.com **S** P 01, P 02, P 03, P 04, P 05, P 06, P 07, P 08, P 09, P 10, P 11

75 Paris Cours Galien 92, rue de Rennes 01 53 63 00 22 Pr Hc www.cours-galien.fr **S** P 01, P 02, P 03, P 04, P 05, P 06, P 07 P 08, P 09

75 Paris EFOM 118 bis, rue de Javel 01 45 58 56 56 Pr Sc www.efom.fr **S** P 02, P 03, P 04, P 05, P 09, P 10

75 Paris ESMKP 17, rue de Liège 01 48 74 62 87 Pr Sc www.ecoledanhierdepodologie.fr **S** P 02, P 09

75 Paris EXCOSUP santé-paramédical 12, rue Hautefeuille 01 46 34 06 33 Pr Hc www.excosup.fr **S** P 01, P 02, P 03, P 04, P 05, P 06, P 09, P 10

P 01 : infirmier
P 02 : kinésithérapeute
P 03 : psychomotricien
P 04 : ergothérapeute
P 05 : manipulateur d'électroradiologie médicale
P 06 : orthophoniste
P 07 : orthoptiste
P 08 : audioprothésiste
P 09 : pédicure-podologue
P 10 : technicien en analyses biomédicales
P 11 : diététicien
Pr Sc : privé sous contrat
Pr Hc : privé hors contrat

75 Paris IFMK 68, rue du Commerce 01 56 08 35 40 Pr Sc www.ecoledekine.com **S** P 02, P 09

75 Paris IFMKVH 5, rue Duroc 01 44 49 27 27 Pr Sc **S** P 02

75 Paris IFSI 185, rue Raymond Losserand 01 44 12 35 23 Pr Sc www.hpsj.fr **S** P 01

75 Paris IGPEPM 1, bd Bourdon 01 42 78 19 00 Pr Hc www.igpepm.fr **S** P 01, P 02, P 03, P 04, P 05, P 06, P 07, P 08, P 09, P 10

75 Paris Institut supérieur d'optique 45, rue de Lourmel 01 53 95 29 29 Pr Hc www.iso.fr **S** P 08

75 Paris JMP Formation 25, rue Ramus 01 40 33 96 78 Pr Hc jmpformation.unblog.fr **S** P 01

75 Paris Lycée G. St-Hilaire 24, rue Charcot 01 45 85 58 94 Pr Hc www.cours-egsh.fr **S** P 02, P 05, P 08, P 09

75 Paris Lycée la Plaine Monceau 9, bd de Courcelles 01 43 87 54 05 Pr Sc www.plaine-monceau.fr **S** P 01

75 Paris Lycée Notre-Dame 49, rue Bobillot 01 45 80 77 90 Pr Sc www.gs-svp.com **S** P 01

75 Paris Medisup Paramédical 13, passage Dauphine 01 43 26 61 71 Pr Hc paramedical.medisup.com **S** P 02, P 03, P 06, P 08

75 Paris Progress Santé 15-17, rue Louis Blanc 01 44 54 24 24 Pr Hc www.progress-sante.com **S** P 01, P 02, P 03, P 04, P 05, P 06, P 07, P 08, P 09, P 11

75 Paris SupSanté 46, rue de la Tour 01 56 91 23 45 Pr Hc www.supsante.com **S** P 01, P 02, P 03, P 04, P 05, P 06, P 07, P 08, P 09, P 10

75 Paris UPMC 91, boulevard de l'Hôpital 01 40 77 95 77 Public www.paramedicale.com **S** P 02, P 03, P 04, P 05, P 06, P 09, P 10

76 Bois-Guillaume-Bihorel IRFSS Croix-Rouge chemin de la Bretèque 02 35 59 40 28 Pr Sc irfss-haute-normandie.croix-rouge.fr **S** P 01, P 06

76 Dieppe Lycée du Golf 43, chemin du Golf 02 35 06 93 40 Public www.ac-rouen.fr **S** P 01

76 Le Grand-Quevilly Lycée Val de Seine avenue Georges Braque 02 35 18 29 69 Public lycees.ac-rouen.fr **S** P 01

76 Le Havre Lycée F. de Grâce 16, rue de la Vallée 02 35 24 63 40 Public lycees.ac-rouen.fr **S** P 01

76 Rouen Centre de préparation aux études de santé 18-28, place Saint Marc 02 35 70 02 02 Pr Hc www.cpes.fr **S** P 01, P 02, P 03, P 04, P 05, P 06, P 09

76 Rouen IFSI 14, rue du Professeur Stewart 02 32 88 85 99 Public www.chu-rouen.fr **S** P 01

76 Rouen La Prépa IPEC 73, rue de Martainville 02 35 98 44 24 Pr Hc www.laprepa.fr **S** P 01, P 02, P 03, P 04, P 05, P 06, P 07, P 08, P 09

76 Rouen La Pro Rouen 42, rue de Le Nostre 02 32 08 17 31 Pr Hc www.laprorouen.fr **S** P 01

76 Rouen Lycée Jean-Paul II 39, rue de l'Avalasse 02 35 71 23 55 Pr Sc www.institutionjeanpaul2.fr **S** P 01, P 02, P 03, P 04, P 06, P 07, P 09

76 Sainte-Adresse Lycée Jeanne d'Arc 22, rue Général de Gaulle 02 35 54 65 50 Pr Sc www.lyceejdarc.org **S** P 01

77 Melun IFSI 1, rue de la Fontaine Saint-Liesne 01 64 71 62 36 Public www.ch-melun.fr **S** P 01

78 Le Mesnil-Saint-Denis Institut national Marcel Rivière avenue de Montfort 01 39 38 79 60 Pr Sc **S** P 01

78 Poissy IFMEM 10, rue du champ Gaillard 01 39 27 47 33 Public www.ifmem-chi-poissy-st-germain.fr **S** P 05

78 Versailles Lycée des Châtaigniers 11 bis, avenue Jean Jaurès 01 39 55 95 04 Pr Sc www.leschataigniers.com **S** P 01

78 Villepreux Lycée S. Delaunay av. de St-Germain 01 30 80 93 30 Public www.lyc-delaunay-villepreux.ac-versailles.fr **S** P 01

79 Brioux-sur-Boutonne MFR 47, avenue de Poitiers 05 49 07 36 40 Pr Sc www.mfr-brioux.fr alt. sous statut scolaire P 01

79 Niort ICSSA 17, rue des Quatre Vents 05 49 33 03 64 Pr Sc www.icssa-niort.com alt. sous statut scolaire P 01

80 Abbeville Lycée Boucher de Perthes 1, rue Paul Delique 03 22 25 41 00 Public etablissements.ac-amiens.fr **S** P 01

80 Amiens Centre pédagogique 74, rue des Jacobins 03 22 22 05 66 Pr Hc www.centrepedagogique.fr **S** P 01

80 Amiens Lycée M. Michelis 43, rue des Otages 03 22 22 43 00 Public michelis.lyc.ac-amiens.fr **S** P 03, P 04, P 05, P 07, P 09, P 10

80 Amiens Lycée St-Rémi 4, rue des Sergents 03 22 71 23 00 Pr Sc www.saint-remi.net **S** P 01

80 Amiens Poly-prépas 70, rue des Jacobins 03 22 92 93 83 Pr Hc www.poly-prepas.com **S** P 01, P 02, P 03, P 04, P 05, P 06, P 07, P 08, P 09, P 10

80 Doullens Lycée de l'Authie 20, rue de Routequeue 03 22 77 72 00 Public authie.lyc.ac-amiens.fr **S** P 01

81 Albi IFSI 1, rue Lavazière 05 63 48 49 48 Pr Sc www.bonsauveuralby.fr **S** P 01

81 Albi Lycée Sainte-Cécile 1, av. du Breuil 05 63 46 16 66 Pr Sc www.lycee-sainte-cecile.com **S** P 01

81 Castres IFSI Centre hospitalier 05 63 71 60 50 Public www.chic-cm.fr **S** P 01

82 Montauban Lycée A. Bourdelle 3, bd Édouard Herriot 05 63 92 63 00 Public bourdelle.entmip.fr **S** P 01

83 Draguignan IFSI 102, av. A. Gilet 04 94 60 44 75 Public www.ifpvps.fr **S** P 01, P 03, P 04

83 Fréjus IFSI 240, avenue de Saint Lambert 04 94 40 20 95 Public www.chi-frejus-saint-raphael.fr **S** P 01

83 Ollioules IFSI Croix-Rouge 201, chemin de Faveyrolles 04 94 93 66 00 Pr Sc irfss-pacac.croix-rouge.fr **S** P 01

83 Toulon Cours Mirabeau 25, rue Mirabeau 04 94 62 26 10 Pr Hc www.coursprivemirabeau.net **S** P 01

83 Toulon LP du Parc Saint-Jean place du 4 Septembre 04 94 03 93 93 Public **S** P 99

83 La Valette-du-Var Cours Renaissance chemin Gabriel Ventre 04 94 41 13 81 Pr Hc www.coursrenaissance.com **S** P 01, P 06

84 Avignon IRFSS Croix-Rouge 20, bd Henry Dunant 04 32 74 34 10 Pr Sc irfss-pacac.croix-rouge.fr **S** P 01

84 Avignon Lycée L. Pasteur 13, rue du Pont Trouca 04 90 14 57 77 Pr Sc www.lpasteur.org **S** P 01

84 Avignon Lycée St-Joseph 62, rue des Lices 04 90 14 56 00 Pr Sc www.stjoavignon.com **S**

84 Avignon SFC 1, avenue de Saint-Jean 04 32 74 32 20/24 Public www.univ-avignon.fr **S** P 01

84 Carpentras Centre de formation Les Chênes 524, av. du Pont des Fontaines 04 90 63 98 71 Pr Sc www.lyceeprofessionnel-leschenes.org **S** P 01

85 Challans Lycée Notre-Dame rue de Bois Fossé 02 51 49 79 00 Pr Sc lycee-ndchallans.e-lyco.fr **S** P 01

85 La Ferrière Centre de formation et de promotion des MFR 21 Le Plessis Bergeret 02 51 98 42 29 Pr Sc www.ifacom.fr alt. sous statut scolaire P 01

85 Fontenay-le-Comte Lycée polyvalent N-D 29, rue Rabelais 02 51 69 19 33 Pr Sc www.ndfontenay.com **S** P 01, P 02, P 04, P 05, P 10

85 Luçon Lycée Atlantique 5, rue J. Jaurès 02 51 29 11 44 Public lycee-atlantique.fr **S** P 01

85 La Roche-sur-Yon Centre de formation et de recherche à la relation d'aide et de soins 59, rue Ampère 02 51 47 71 98 Pr Sc www.cefras.com **S**

85 La Roche-sur-Yon IFOM Vendée 1, rue Maurice-Edgar Coindreau 02 51 46 08 09 Pr Hc www.ifom-vendee.fr **S** P 01

86 Poitiers Cycle prépa aux concours sociaux et paramédicaux 2, rue de la Milétrie 05 49 44 42 10 Public www.chu-poitiers.fr **S** P 01, P 02, P 03, P 04, P 05, P 06, P 09, P 10

86 Poitiers IPECO 59, rue Victor Schoelcher 05 49 60 76 69 Pr Hc www.ipeco.fr **S** P 01, P 02, P 03, P 04, P 05, P 06, P 07, P 08, P 09

86 Poitiers Lycée A. d'Aquitaine 41, rue Pierre de Coubertin 05 49 44 81 00 Public www.lycee-alienor.fr alt. sous statut scolaire P 01

87 Limoges ELPAC 4, rue de la Préfecture 05 55 14 97 41 Pr Hc www.elpac.fr **S** P 01, P 02, P 03, P 04, P 05, P 06, P 07, P 08, P 09, P 10

87 Limoges Formasup 52, rue Turgot 05 55 33 58 84 Pr Hc www.cpeslimoges.com **S** P 01, P 02, P 03, P 04, P 05, P 06, P 09

87 Limoges IFSI 25, rue Sismondi 05 87 75 32 00 Pr Sc irfss-limousin.croix-rouge.fr **S** P 01, P 02

87 Limoges IFSI 88, rue du pont St-Martial 05 55 50 96 85 Public www.chu-limoges.fr **S** P 01

87 Limoges Lycée S. Valadon 39, rue François Perrin 05 55 45 56 00 Public www.lycee-valadon-limoges.fr **S** P 01

87 Limoges Profilsup 55, rue de l'Ancienne École normale d'instituteurs 08 05 69 65 01 Pr Hc www.profilsup.fr **S** P 02, P 03, P 04, P 05, P 09

91 Évry Lycée Parc des Loges bd des Champs Elysées 01 60 77 61 72 Public www.lyc-parc-evry.ac-versailles.fr **S** P 01

92 Châtenay-Malabry Lycée S. Barat 50, rue des Grillons 01 41 13 47 00 Pr Sc www.sophie-barat.net **S** P 02, P 03, P 04, P 05, P 09, P 10

92 Clichy Lycée R. Auffray 23, rue Fernand Pelloutier 01 49 68 90 00 Public www.lyc-auffray-clichy.ac-versailles.fr **S** P 01

92 Levallois-Perret IFSI Notre-Dame Perpétuel Secours 4, rue Kléber 01 47 59 59 11 Pr Sc www.ifsi-ihfb92.fr **S** P 01

93 Aubervilliers CFLC 44/51/53, rue de la Commune de Paris 01 48 11 49 30 Pr Sc www.couve.fr **S** P 01

93 Neuilly-sur-Marne Institut de formation Théodore Simon 3, av. Jean Jaurès 01 49 44 36 00 Public www.ifits.fr **S** P 01

93 Romainville IRFSS Croix-Rouge 120, avenue Gaston Roussel 01 41 60 21 30 Pr Sc irfss-idf.croix-rouge.fr **S** P 01

93 Saint-Denis Prépa médico technique 36, rue Pinel 01 48 20 00 53 Pr Hc www.laprepa.info **S** P 02, P 04, P 05, P 08, P 09, P 10

93 Villetaneuse UFR des lettres des sciences de l'Homme et des sociétés 99, av. Jean-Baptiste Clément 01 49 40 38 04 Public www.univ-paris13.fr **S** P 06

94 Saint-Mandé CAPEPP prépa paramédicale 18, rue Plisson 01 41 93 18 92 Pr Hc www.capepp.com **S** P 01, P 02, P 03, P 04, P 05, P 06, P 07, P 08, P 09, P 10

94 Saint-Maur-des-Fossés Lycée Teilhard de Chardin 2, place d'Armes 01 48 89 66 66 Pr Sc www.tdechardin.org **S** P 01

94 Villejuif Centre L. et P. Guinot 24, bd Chastenet de Géry 01 46 78 01 00 Pr Sc www.guinot.asso.fr **S** P 02

94 Villejuif IFSI 54, avenue de la République 01 42 11 71 38 Public www.ch-pgv.fr **S** P 01

95 Gonesse Lycée R. Cassin 7, avenue François Mitterrand 01 34 45 15 15 Public www.lyc-cassin-gonesse.ac-versailles.fr **S** P 01

95 Jouy-le-Moutier Lycée Notre-Dame de la Compassion 8, place Nicolas Flamel 01 34 41 61 00 Pr Sc www.ndcompassion.fr **S** P 01

95 Moisselles IFSI 52, rue de Paris 01 39 35 66 39 Public www.eps-rogerprevot.fr **S** P 01

95 Sarcelles Fondation L. Chaptal 19, rue Jean Lurçat 01 39 90 58 45 Pr Sc www.fondationleoniechaptal.fr **S** P 01

971 Petit-Bourg Lycée Droits de l'Homme Pointe à Bacchus 05 90 95 40 28 Public lgtdroitsdelhomme.com **S** P 01

972 Fort-de-France Lycée Bellevue rue M.-Thérèse Gertrude 05 96 61 50 14 Public www.lgtbellevue.com **S** P 01

972 Fort-de-France Lycée de l'Union (Ex. IME, Institut martiniquais d'études) 74, rue du Professeur Garcin 05 96 64 35 00 Pr Sc www.institut-martiniquais-etudes.fr **S**

972 Le Marin Lycée Montgérald Quartier Diaka Montgérald 05 96 74 94 00 Public cms.ac-martinique.fr **S** P 01

972 Saint-Joseph IFMES Quartier Rivière l'Or 05 96 42 56 56 Pr Sc www.urass-ifmes.com **S**

972 Schoelcher Service universitaire territorial à la formation continue Campus de Schoelcher 05 96 72 73 73 Public www.univ-ag.fr **S** P 99

973 Cayenne SEP du lycée Melkior et Garré route de Montabo 0594 29 78 20 Public webtice.ac-guyane.fr **S**

974 Saint-Benoît Lycée polyvalent Marie Curie 81, rue Roger Dijoux 02 62 94 46 46 Public lycee-sainte-anne.ac-reunion.fr **S**

974 Saint-Paul Lycée St-Paul IV 363, route de Savannah 02 62 33 06 50 Public lyc-stpaul4.ac-reunion.fr **S** P 01

974 Saint-Pierre EMAP Chemin Vélia - Bois d'olives 02 62 96 95 30 Pr Sc www.emap.re **S**

974 Saint-Pierre GEM SUP CPES 35 ter, rue du Four à Chaux 02 62 35 00 11 Pr Hc www.cpes.re **S** P 01, P 02, P 03, P 04, P 05, P 06, P 07, P 09

974 Saint-Pierre Institut régional de formation en psychomotricité - IRFP Chemin Vélia - Bois d'olives 02 62 96 95 30 Pr Sc www.emap.re **S** P 03

974 Le Tampon Lycée R. Garros rue Roland Garros 02 62 57 81 00 Public lyc-rgarros.ac-reunion.fr **S** P 01

A : statut de l'élève apprenti
S : statut de l'élève scolaire
Pr Sc : privé sous contrat
Pr Hc : privé hors contrat

Certificat de capacité d'orthophoniste

06 Nice École d'orthophonie 28, avenue de Valombrose 04 93 37 76 05 Public medecine.unice.fr **S**

13 Marseille Faculté de médecine Aix-Marseille 27, bd J. Moulin 04 91 32 43 00 Public www.timone.univ-mrs.fr **S**

14 Caen École d'orthophonie avenue de la Côte de Nacre 02 31 06 81 14 Public www.unicaen.fr **S**

25 Besançon UFR sciences médicales et pharmaceutiques 19, rue Ambroise Paré 03 63 08 22 00 Public www.univ-fcomte.fr **S**

31 Toulouse Faculté de médecine - Enseignements des techniques de réadaptation 133, route de Narbonne 05 62 88 90 42 Public www.ups-tlse.fr **S**

33 Bordeaux UFR sciences médicales 146, rue Léo Saignat 05 57 57 13 13 Public www.univ-bordeauxsegalen.fr **S**

34 Montpellier UFR de médecine 2, rue de l'École de médecine 04 34 43 35 00 Public www.univ-montp1.fr **S**

37 Tours UFR de médecine 2 bis, bd Tonnellé 02 47 36 62 36 Public med.univ-tours.fr **S**

44 Nantes UFR de médecine 1, rue Gaston Veil 02 40 41 28 28 Public www.medecine.univ-nantes.fr **S**

54 Vandœuvre-lès-Nancy Faculté de médecine 9, avenue de la Forêt de Haye 03 83 68 30 00 Public www.medecine.univ-lorraine.fr **S**

59 Lille Institut d'orthophonie 1, rue Eugène Avinée Faculté de médecine 03 20 62 76 18 Public www.univ-lille2.fr **S**

67 Strasbourg École d'orthophonie 4, rue Kirschleger 03 68 85 35 03 Public www-ulpmed.u-strasbg.fr **S**

69 Lyon Institut des sciences et techniques de la réadaptation 8, avenue Rockefeller 04 78 77 70 89 Public istr.univ-lyon1.fr **S**

75 Paris DUEFO 91, boulevard de l'Hôpital 01 45 86 20 38 Public www.fmpmc.upmc.fr **S**

76 Rouen UFR de médecine et pharmacie 22, boulevard Gambetta 02 35 14 85 55 Public www.univ-rouen.fr **S**

80 Amiens Département d'orthophonie de l'UFR de médecine IUT génie civil avenue des Facultés 03 22 53 39 95 Public www.u-picardie.fr **S**

86 Poitiers Faculté de médecine et pharmacie 6, rue de La Milétrie 05 49 45 43 43 Public medphar.univ-poitiers.fr **S**

87 Limoges ILFOMER campus universitaire de Vanteaux 05 55 43 56 60 Public www.unilim.fr **S**

Certificat de capacité d'orthoptiste

13 Marseille Faculté de médecine Aix-Marseille 27, boulevard Jean Moulin 04 91 32 43 00 Public www.timone.univ-mrs.fr **S**

31 Toulouse Faculté de médecine - Enseignements des techniques de réadaptation 133, route de Narbonne 05 62 88 90 42 Public www.ups-tlse.fr **S**

33 Bordeaux UFR sciences médicales 146, rue Léo Saignat 05 57 57 13 13 Public www.univ-bordeauxsegalen.fr **S**

34 Montpellier UFR de médecine 2, rue de l'école de médecine 04 34 43 35 00 Public www.univ-montp1.fr **S**

35 Rennes École d'orthoptie CHU Pontchaillou 2, rue Henri Le Guillou 02 23 23 44 05 Public www.medecine.univ-rennes1.fr **S**

37 Tours UFR de médecine 2 bis, bd Tonnellé 02 47 36 62 36 Public med.univ-tours.fr **S**

44 Nantes UFR de médecine 1, rue Gaston Veil 02 40 41 28 28 Public www.medecine.univ-nantes.fr **S**

54 Vandœuvre-lès-Nancy Faculté de médecine 9, avenue de la Forêt de Haye 03 83 68 30 00 Public www.medecine.univ-lorraine.fr **S**

59 Lille École d'orthoptie - UFR des sciences médicales place de Verdun 03 20 62 68 92 Public suaio.univ-lille2.fr **S**

63 Clermont-Ferrand École d'orthoptie UFR de médecine 28, place Henri Dunant 04 73 17 79 33 Public medecine.u-clermont1.fr **S**

67 Strasbourg École d'orthoptie 4, rue Kirschleger 03 68 85 35 03 Public www-ulpmed.u-strasbg.fr **S**

69 Lyon Institut des sciences et techniques de la réadaptation 8, avenue Rockefeller 04 78 77 70 89 Public istr.univ-lyon1.fr **S**

75 Paris Département d'orthoptie 91, bd de l'Hôpital 01 40 77 95 37 Public **S**

75 Paris Faculté de médecine Paris V 15, rue de l'École de médecine 01 53 10 46 00 Public www.medecine.parisdescartes.fr **S**

80 Amiens UFR de médecine Université Picardie 1, rue des Louvels 03 22 82 77 19 Public www.u-picardie.fr **S**

CE en chiropratique

31 Toulouse Institut franco-européen de chiropratique 72, chemin de la Flambère 05 61 16 23 10 Pr Hc www.ifec.net **S**

94 Ivry-sur-Seine Institut franco-européen de chiropratique 24, boulevard Paul Vaillant Couturier 01 45 15 89 10 Pr Hc www.ifec.net **S**

DE d'audioprothésiste

31 Toulouse Faculté de médecine - Enseignements des techniques de réadaptation 133, route de Narbonne 05 62 88 90 42 Public www.ups-tlse.fr **S**

33 Bordeaux UFR sciences médicales 146, rue Léo Saignat 05 57 57 13 13 Public www.univ-bordeauxsegalen.fr **S**

34 Montpellier UFR sciences pharmaceutiques 15, av. C. Flahault 04 67 54 80 00 Public www.univ-montp1.fr **S**

35 Fougères École d'audioprothèse J-E. Bertin 1, rue de la Moussais 02 99 94 75 00 Consulaire ecoleaudioprothese.saintmalofougeres.cci.fr **S**

54 Nancy UFR sciences pharmaceutiques et biologiques 5, rue A. Lebrun 03 83 68 23 00 Public www.pharma.uhp-nancy.fr **S**

69 Lyon Institut des sciences et techniques de la réadaptation 8, avenue Rockefeller 04 78 77 70 89 Public istr.univ-lyon1.fr **S**

75 Paris Centre de préparation au DE d'audioprothésiste 2, rue Conté 01 40 27 22 55 Public cpda.cnam.fr **S**

DE d'ergothérapeute

13 Marseille Faculté de médecine Aix-Marseille 27, boulevard Jean Moulin 04 91 32 43 00 Public www.timone.univ-mrs.fr **S**

33 Bordeaux Institut de formation en ergothérapie rue Francisco Ferrer 05 56 79 54 39 Public www.chu-bordeaux.fr **S**

34 Montpellier Institut de formation en ergothérapie 1672, rue de Saint-Priest - Parc Euromédecine 04 67 10 79 99 Pr Sc ergotherapiemontpellier.com **S**

35 Rennes Institut de formation en ergothérapie 12, rue Jean-Louis Bertrand 02 99 59 30 57 Pr Sc www.ifpek.org **S**

37 Tours IRFSS Croix-Rouge 130, rue du Colombier 02 47 88 43 43 Pr reconnu irfss-centre.croix-rouge.fr **S**

53 Laval Institut de formation en Ergothérapie 33, rue du Haut Rocher 02 43 91 65 10 Pr Sc www.chlaval.fr **S**

54 Nancy Institut de formation en ergothérapie 4, rue des Sables 03 83 22 24 60 Pr Sc www.ergo-nancy.com **S**

59 Loos Institut de formation en ergothérapie de Loos 57, rue Salvador Allende 03 21 84 86 39 Pr Sc www.ifergo-berck.com **S**

61 Alençon Institut de formation en ergothérapie 25, rue Balzac 02 33 80 08 80 Pr Sc www.ifres-alencon.com **S**

62 Berck Institut de formation en ergothérapie de Berck avenue du Phare 03 21 84 86 39 Pr Sc ifergo-berck.com **S**

63 Cébazat Institut universitaire de formation en ergothérapie Hôpital Nord 04 73 17 79 22 Public medecine.u-clermont1.fr **S**

68 Mulhouse Pôle interrégional de formation aux métiers de la santé 2, rue du Docteur Mangeney 03 89 64 82 60 (ou 83) Public **S**

69 Lyon Institut des sciences et techniques de la réadaptation 8, avenue Rockefeller 04 78 77 70 89 Public istr.univ-lyon1.fr **S**

75 Paris ADERE 52, rue Vitruve 01 43 67 15 70 Pr Sc **S**

78 Les Mureaux Campus formation CHI Meulan 1, rue Baptiste Marcet 01 30 91 84 62 Public www.chimm.fr **A S**

83 Hyères Institut de formation 6, av. de Toulon 04 94 00 58 79 Public www.ifpvps.fr **S**

87 Limoges ILFOMER Campus universitaire de Vanteaux 05 55 43 56 60 Public www.unilim.fr **S**

94 Créteil Institut de formation en ergothérapie 80, avenue du Général de Gaulle 01 45 17 16 05 Public ergotherapie.u-pec.fr **A S**

974 Saint-Denis Institut régional de formation en ergothérapie 60, rue Bertin 02 62 40 94 00 Pr Sc www.asfa.re **S**

DE d'infirmier

01 Bourg-en-Bresse IFSI 900, route de Paris 04 74 45 43 83 Public www.ch-bourg-en-bresse.fr **S**

01 Bourg-en-Bresse IFSI du CPA de l'Ain 12, rue du Peloux 04 74 52 27 05 Public www.cpa01.fr **S**

01 Hauteville-Lompnes IFSI 180, rue de la forestière 04 37 61 67 10 Public www.ifsihauteville.com **S**

02 Chauny IFSI - IFAS 94, rue des Anciens Combattants 03 23 38 54 46 Public www.ch-chauny.fr **S**

02 Laon IFSI - IFAS Centre hospitalier 27, rue du 13 octobre 1918 03 23 24 34 98 Public www.ch-laon.fr **S**

02 Prémontré IFSI Bertrand Schwartz - IFAS Centre hospitalier 03 23 23 66 92 Public www.epsmd-aisne.fr **S**

02 Saint-Quentin IFSI - IFAS Centre hospitalier 1, avenue Michel de l'Hôpital 03 23 06 73 38 Public www.ch-stquentin.fr **S**

02 Soissons IFSI - IFAS Centre hospitalier 46, avenue du général De Gaulle 03 23 75 72 99 Public www.ch-soissons.fr **S**

03 Montluçon IFSI / IFAS rue Pamparoux 04 70 02 30 89 Public www.touslesifsi.info **S**

03 Moulins IRFSSA Croix Rouge 20, rue du Vert Galant 04 70 48 20 30 Pr Sc irfss-auvergne.croix-rouge.fr **A S**

03 Vichy IFSI / IFAS, 04 70 97 33 31 Public www.ifsi-ifas-vichy.fr **S**

04 Digne-les-Bains IFSI Quartier Saint-Christophe 04 92 30 16 15 Public www.ifsi04.com **S**

05 Briançon IFSI 15, av. Adrien Daurelle 04 92 25 28 00 Public www.touslesifsi.info **S**

05 Gap IFSI 1, place Auguste Muret 04 92 53 84 84 Public www.chicas-gap.fr **S**

06 Cannes IFSI 15, avenue des Broussailles - CS 50008 04 93 69 70 06 Public www.ch-cannes.fr **A S**

06 La Gaude IFSI 9337, route de Saint-Laurent-du-Var 04 93 13 70 80 Pr Sc **A S**

06 Menton IFSI Centre hospitalier La Palmosa 04 93 28 77 77 Public www.ch-menton.fr **S**

06 Monaco IFSI avenue Pasteur 377 97 98 98 60 Public www.chpg.mc **S**

06 Nice IFSI 12, avenue de Valombrose 04 92 03 87 33 Public www.ifsidenice.fr **A S**

06 Nice IRFSS Croix-Rouge 17, avenue Cap de Croix 04 93 53 86 12 Pr Sc irfss-pacac.croix-rouge.fr **A S**

07 Annonay IFSI Centre hospitalier 04 75 67 89 51 Public ifsiannonay.hautetfort.com **S**

07 Aubenas IFSI 9 chemin de Boisvignal 04 75 35 60 64 Public www.ch-ardeche-meridionale.fr **S**

07 Privas IFSI 19, cours du Temple 04 75 20 15 40 Pr Sc www.learnos.fr **A S**

08 Charleville-Mézières Institut de formation aux métiers de la santé 1, rue Pierre Hallali 03 24 55 66 90 Public **S**

09 Pamiers IFSI 10, rue Saint-Vincent 05 61 60 90 96 Public www.chi-val-ariege.fr **S**

10 Troyes IFSI 2, avenue des Lombards 03 25 49 49 99 Public **S**

11 Carcassonne IFSI route de Saint-Hilaire 04 68 24 27 90 Public www.ch-carcassonne.fr **A S**

11 Narbonne IFSI 12, quai Dillon 04 68 42 66 11 Public www.ch-narbonne.fr **S**

12 Millau IFSI 22 bis, rue de la Condamine 05 65 60 39 30 Public www.ch-millau.fr **S**

13 Aix-en-Provence Groupement de coopération sanitaire du pays d'Aix 109, av. du Petit Barthelémy 04 88 71 20 70 Public www.gcspa.fr **S**

13 Arles IFSI Quartier Fourchon 04 90 49 29 17 Public www.touslesifsi.info **S**

13 Aubagne IFSI 35, avenue des Sœurs Gastine 04 42 84 71 55 Public www.ch-aubagne.fr **A S**

13 Marseille Centre gérontologique départemental 13 176, avenue de Montolivet 04 91 12 74 01 Public www.cgd13.fr **S**

13 Marseille IFSI 34, bd Pierre Dramard 04 91 96 80 85 Public www.ap-hm.fr **A S**

13 Marseille IFSI 114, bd Mireille Lauze 04 91 38 60 42 Public www.ap-hm.fr **A S**

A : statut de l'élève apprenti
S : statut de l'élève scolaire
Pr Sc : privé sous contrat
Pr Hc : privé hors contrat

13 Marseille IFSI 39, boulevard de la Blancarde 04 91 34 20 48 Pr Sc www.ifsilablancarde.com **A S**

13 Marseille IFSI 270, boulevard Sainte-Marguerite 04 91 74 47 05 Public www.ap-hm.fr/ecole-ifsis/fr **A S**

13 Marseille IFSI 10, avenue Alexandre Ansaldi 04 91 02 39 22 Pr Sc www.ifsi-saint-jacques.fr **A S**

13 Marseille IFSI Croix-Rouge 208, boulevard Chave 04 91 47 28 02 Pr Sc www.touslesifsi.info **A S**

13 Martigues IFSI 80, av. des Cigales 04 42 43 25 30/25 31 Public www.ch-martigues.fr **S**

13 Salon-de-Provence IFSI 207, avenue Julien Fabre 04 90 44 92 70 ou 93 70 Public **S**

14 Caen IFSI CHU av. de la Côte de Nacre 02 31 06 50 75 Public www.chu-caen.fr **S**

14 Falaise IFSI boulevard des Bercagnes 02 31 40 41 69 Public www.ch-falaise.fr **S**

14 Lisieux IFSI/IFAS CH Robert Bisson 4, rue Roger Aini 02 31 61 33 79 Public www.ch-lisieux.fr **A S**

14 Vire IFSI/IFAS route de Tinchebray 02 31 66 24 60 Public formations-sante.basse-normandie.eu **S**

15 Aurillac IFSI/IFAS 50, avenue de la République 04 71 46 56 22 Public www.ch-aurillac.fr **S**

16 La Couronne IFSI Croix-Rouge Domaine Universitaire Le Moulin Neuf 05 45 91 36 00 Pr Sc irfss-poitou-charentes.croix-rouge.fr **A S**

17 Rochefort IFSI 1, avenue de Béligon 05 46 82 80 40 Public www.ch-rochefort.fr **S**

17 La Rochelle IFSI rue du Dr Schweitzer 05 46 45 51 30 Public ifsi.ch-larochelle.fr **S**

17 Saintes IFSI Centre Hospitalier de Saintonge 05 46 95 15 40 Public www.ch-saintonge.fr **S**

18 Bourges IFSI Croix-Rouge 6, rue Taillegrain 02 48 24 16 77 Pr Sc irfss-centre.croix-rouge.fr **S**

18 Vierzon IFSI place du Tacot 02 48 52 90 50 Public www.ch-vierzon.fr **S**

19 Brive-la-Gaillarde IFSI Centre hospitalier général 05 55 92 79 55 Public www.ifsi-ch-brive.net **S**

19 Tulle IFSI 3, place Maschat CHR 05 55 29 80 51 Public www.ifsi-tulle.fr alt. sous statut scolaire

19 Ussel IFSI avenue du Docteur Roullet 05 55 96 40 23 Public www.ifsi-ussel.fr **S**

20A Ajaccio IFSI av. Impératrice Eugénie 04 95 29 90 38 Public www.ifsi-ajaccio.fr **S**

20B Bastia IFSI route impériale 04 95 59 10 16 Public www.ch-bastia.fr **S**

21 Beaune IFSI avenue Guigone de Salins 03 80 24 44 49 Public **S**

21 Dijon IFSI 12, boulevard Maréchal de Lattre de Tassigny 03 80 29 35 02 Public www.ifsidijon.fr **S**

21 Quétigny IFSS Croix Rouge 21, boulevard Olivier de Serres 03 80 77 10 41 Pr Sc irfss-bourgogne.croix-rouge.fr **S**

21 Semur-en-Auxois IFSI 3 bis, avenue Pasteur 03 80 89 64 42 Public www.ifsi-hautecotedor.fr **S**

22 Dinan IFSI-IFAS du CH René Pléven 74, rue Chateaubriand 02 96 87 63 30 Public ch-dinan.com **S**

22 Lannion IFSI-IFAS du CH Pierre Le Damany, 02 96 05 71 84 Public www.ch-lannion.fr **S**

22 Saint-Brieuc IFSI IFAS IFA de Saint Brieuc 10, rue Marcel Proust 02 96 01 70 28 Public www.ch-stbrieuc.fr **S**

23 Guéret IFSI Chemin des Amoureux 05 55 51 70 60 Public www.ch-gueret.fr **S**

24 Périgueux IFSI - IFAS du Centre hospitalier 80, av. G. Pompidou 05 53 45 26 89 Public www.ch-perigueux.fr **A S**

25 Besançon Institut de formation de professions de santé 44, chemin du Sanatorium 03 81 41 50 11 Public www.chu-besancon.fr **S**

25 Montbéliard IFSI 2, rue du Docteur Flamand 03 81 98 81 59 Public www.chbm.fr **S**

25 Pontarlier IFSI rue du Général Girod 03 81 38 53 29 Public www.ch-pontarlier.fr **S**

26 Montélimar IFSI 3, rue du Général de Chabrillan 04 75 53 43 40 Public ifsimontelimar.hautetfort.com **S**

26 Valence IRFSS Croix-Rouge Valence 169, boulevard Maréchal Juin 04 75 43 20 03 Pr Sc irfss-rhone-alpes.croix-rouge.fr **S A**

27 Évreux IFSI 22, rue du Docteur Michel Baudoux 02 32 33 81 41 Public www.chi-eureseine.fr **S**

28 Chartres IFSI 7, rue Philippe Desportes 02 37 30 30 86 Public www.ch-chartres.fr **S**

28 Châteaudun IFSI/IFAS 30, rue de la Madeleine 02 37 44 63 93 Public www.ch-chateaudun.fr **S**

28 Dreux IFSI 69, rue de Rieuville 02 37 46 82 43 Public www.ifsi-dreux.fr **A S**

29 Brest IFSI boulevard Tanguy Prigent 02 98 34 23 84 Public www.chu-brest.fr **S**

29 Brest IRFSS Croix-Rouge 46, rue Jules Guesde 02 98 44 27 65 Pr Sc irfss-bretagne.croix-rouge.fr **S**

29 Morlaix CH pays de Morlaix - IFSI IFAS 15, rue Kersaint Gilly 02 98 62 61 98 Public www.ch-morlaix.fr **S**

29 Quimper IFSI IFAS Cornouaille Quimper 1, rue Étienne Gourmelen 02 98 98 66 82 Public www.ifsi-quimper.fr **S**

30 Alès IFSI 811, avenue du Dr Jean Goubert 04 66 78 30 31 Public www.ch-ales.fr **S**

30 Bagnols-sur-Cèze IFSI 85, avenue de Frontesquières 04 66 39 65 50 Public ifsi.ch-bagnolssurceze.fr **S**

30 Nîmes IFSI 3 bis, rue Kleber 04 66 68 69 10 Public www.chu-nimes.fr **S**

30 Nîmes IFSI Croix-Rouge 2160, chemin du Bachas 04 66 29 50 25 Pr Sc irfss-languedoc-roussillon.croix-rouge.fr **A S**

31 Toulouse IFSI 134, route d'Espagne 05 61 43 77 27 Public **S**

31 Toulouse IFSI 1, av. professeur J. Poulhès 05 61 32 25 45 Public www.chu-toulouse.fr **S**

31 Toulouse IRFSS Croix Rouge 71, chemin des Capelles 05 61 31 56 18 Pr Sc irfss.croix-rouge.fr **A S**

32 Auch IFSI allée Marie Clarac 05 62 61 31 51 Public www.gip-ifsidugers.fr **S**

33 Bègles IRFSS Croix-Rouge rue des Terres Neuves 05 57 87 64 46 Pr Sc irfss-aquitaine.croix-rouge.fr **A S**

33 Bordeaux IFSI Charles Perrens 121, rue de la Bechade 05 56 56 34 31 Public iform.ch-perrens.fr **S**

33 Bordeaux Institut de formation en soins infirmiers Pellegrin rue F. Ferrer 05 56 79 54 37 Public www.chu-bordeaux.fr **S**

33 Libourne IFSI IFAS Centre hospitalier Garderose 05 57 25 49 16 Public www.ch-libourne.fr **S**

33 Pessac IFSI X. Arnozan 229, av. du Haut Lévêque 05 57 62 30 70 Public www.chu-bordeaux.fr **S**

33 Talence IFSI - IFAS Florence Nightingale Fondation Bagatelle 05 57 12 40 40 Pr Sc www.mspb.com **A S**

34 Béziers IFSI 21, boulevard Kennedy 04 67 09 21 60 Public www.ifsibeziers.com **S**

34 Castelnau-le-Lez CFA de l'hospitalisation privée 55, rue C. Ader 04 99 51 22 30 CFA privé www.fhp-lr.com **A**

34 Castelnau-le-Lez IFSI 435, chemin du Mas de Rochet 04 67 33 18 17 Public www.crip-34.fr **S**

34 Castelnau-le-Lez IFSI 288, rue H. Boucher 04 67 13 89 35 Pr Sc www.fhp-lr.com **A S**

34 Montpellier IFSI 1146, av. du Père Soulas 04 67 33 88 44 Public www.chu-montpellier.fr **S**

34 Sète IFSI bd C. Blanc 04 67 46 57 77 Public www.ch-bassindethau.fr **S**

35 Fougères IFSI - IFAS 133, rue de la forêt 02 99 17 70 94 Public www.ch-fougeres.fr **S**

35 Rennes IFSI - IFAS du CHU de Rennes 2, rue Henri le Guilloux 02 99 28 43 79 Public www.ifchurennes.fr **S**

35 Rennes IFSI-IFAS du CH Guillaume Régnier 108, avenue Général Leclerc 02 99 33 39 07 Public www.ch-guillaumeregnier.fr **S**

35 Saint-Malo IFSI IFAS 9, rue de la Marne 02 99 21 20 89 Public www.ifsi-ifas-dinan-saint-malo.fr **S**

36 Le Blanc IFSI 5, rue Pierre Milon 02 54 28 28 06 Public ifsi-leblanc.fr **S**

36 Châteauroux IFSI 216, av. de Verdun 02 54 29 60 31 Public www.ch-chateauroux.fr **S**

37 Amboise IFSI 19, avenue de Tours 02 47 23 30 00 Public www.learneos.fr **S**

37 Chambray-lès-Tours IFSI 2, rue Mansard 02 47 47 40 91 Public www.chu-tours.fr **S**

37 Joué-les-Tours Campus des métiers de la CMA 37 5-7, rue Joseph Cugnot 02 47 78 47 00 Consulaire www.cfa37.fr **A**

37 Tours IRFSS Croix-Rouge 130, rue du Colombier 02 47 88 43 43 Pr reconnu irfss-centre.croix-rouge.fr **S**

38 Bourgoin-Jallieu IFSI 16, rue du Bacholet 04 69 15 76 60 Public www.ch-bourgoin.fr **S**

38 Grenoble IFSI Centre hospitalier universitaire 04 76 76 50 60 Public www.chu-grenoble.fr **S**

38 Grenoble IRFSS Rhône-Alpes Croix-Rouge 66, avenue Rhin et Danube 04 76 49 01 63 Pr Sc www.ismartin.org **A S**

38 Saint-Égrève IFSI 3, rue de la Gare 04 76 56 42 34 Public www.ifsi.fr **S**

38 Vienne IFSI Mont-Salomon 04 74 31 30 41 Public www.ch-vienne.fr **S**

39 Dole IFSI 5, rue du Docteur Normand 03 84 79 41 40 Public www.dole.ifsivirtuel.org **S**

39 Lons-le-Saunier IFSI 155, chemin de Chaudon 03 84 47 28 87 Pr Sc irfss-franche-comte.croix-rouge.fr **S**

40 Dax Institut de formation des professionnels de santé rue Saint-Eutrope 05 58 91 46 70 Public www.ch-dax.fr **A S**

40 Mont-de-Marsan IFSI IFAS Centre de formation Site Ste-Anne 782, av. de Nonères 05 58 05 20 02 Public www.cfps-asso-mdm.com **S**

41 Blois IFSI mail Pierre Charlot 02 54 55 64 08 Public www.ch-blois.fr **S**

42 Montbrison IFSI 2, boulevard Gambetta 04 77 96 71 30 Public www.ifsi-montbrison.info **S**

42 Roanne IFSI 35 bis, rue Albert Thomas 04 77 23 79 80 Public www.centrehospitalierroanne.fr **S**

42 Saint-Chamond IFSI du centre hospitalier 1, rue de la Fenderie 04 77 22 07 15 Public www.chpg.org **S**

42 Saint-Étienne IFSI CHU Hôpital Bellevue - Boulevard Pasteur 04 77 12 78 16 Public www.chu-st-etienne.fr **S**

42 Saint-Étienne IRFSS Croix-Rouge 41, rue Montferré 04 77 81 02 00 Pr Sc irfss-rhone-alpes.croix-rouge.fr **A S**

43 Le Puy-en-Velay IFSI / IFAS 12, bd du Docteur Chantemesse 04 71 04 33 67 Public www.ch-lepuy.fr **S**

44 Châteaubriant IFSI rue François 1er 02 40 55 88 25 Public www.ch-chateaubriant.fr **S**

44 Nantes IFSI 50, route de St-Sébastien 02 40 84 67 03/62 Public www.chu-nantes.fr **S**

44 Rezé École de la Croix-Rouge française 6, rue de la gare 02 40 14 87 32 Pr Sc irfss-pays-de-loire.croix-rouge.fr alt. sous statut scolaire **S**

44 Saint-Nazaire IFSI 21, chemin des Infirmières 02 40 70 08 11 Public www.hopital-saintnazaire.fr **S**

45 Chalette-sur-Loing IFSI rue du Château 02 38 95 95 95 Public **S**

45 Orléans Institut de formation aux professions paramédicales 89, faubourg Saint-Jean 02 38 78 00 00 Public www.ifpm-orleans.fr **S**

46 Cahors IFSI 351, rue Saint Géry 05 65 20 50 14 Public **S**

47 Agen IFSI-IFAS route de Villeneuve 05 53 69 70 20 Public www.ch-agen.fr **A S**

47 Marmande IFSI IFAS Cité de la formation 05 53 79 03 83 Public www.chicmt.fr **S**

47 Villeneuve-sur-Lot IFSI IFAS Centre hospitalier Saint-Cyr 05 53 40 53 05 Public www.ch-stcyr47.fr **S**

48 Mende IFSI avenue du 8 Mai 1945 04 66 49 48 32 Public www.ch-mende.fr **A S**

49 Angers IFSI CHU - 4, rue Larrey 02 41 35 34 34 Public www.chu-angers.fr **S**

49 Cholet IFSI 1, rue Marengo 02 41 49 66 57 Public www.ch-cholet.fr **S**

49 Saumur IFSI rue Marceau 02 41 40 14 61 Public www.ch-saumur.fr **S**

50 Cherbourg-Octeville IFSI rue du Trottebec 02 33 20 76 36 Public formations-sante.basse-normandie.eu **A S**

50 Granville IFSI - IFAS 849, rue des Menneries 02 33 91 50 87 Public www.ifsisudmanche.fr **S**

50 Saint-Lô IFSI IFAS Centre hospitalier Mémorial France États-Unis 02 33 06 31 74 Public www.ch-stlo.fr **S**

51 Châlons-en-Champagne IFSI Croix-Rouge 56 ter, av. du général Sarrail 03 26 64 60 53 Pr Sc www.ifpscrf.com **S**

51 Épernay IFSI 137, rue de l'Hôpital 03 26 58 70 23 Public www.ifsi-ch-epernay.fr **S**

51 Reims IFSI 45, rue Cognacq Jay 03 26 78 74 53 Public www.chu-reims.fr **S**

52 Chaumont Institut de formation aux métiers de la santé 2, rue Jeanne d'Arc 03 25 30 70 09 Public **S**

52 Saint-Dizier IFSI carrefour Henri Rollin 03 25 56 92 53 Public www.ch-saintdizier.fr **S**

A : statut de l'élève apprenti
S : statut de l'élève scolaire
Pr Sc : privé sous contrat
Pr Hc : privé hors contrat

53 Laval IRFSS Croix-Rouge 65, rue du Chef de Bataillon Henri Géret 02 43 67 95 95 Pr Sc irfss-pays-de-loire.croix-rouge.fr **S**

53 Mayenne École du centre hospitalier du Nord Mayenne 229, boulevard Paul Lintier 02 43 08 22 49 Public www.ch-mayenne.fr **S**

54 Briey IFSI 3, avenue Albert de Briey 03 82 47 16 70 Public www.ch-briey.fr **S**

54 Laxou IFSI Centre psychothérapique de Nancy 03 83 92 51 51 Public www.cpn-laxou.com **S**

54 Nancy IFSI 25 à 27, rue Lionnois 03 83 85 15 61 Public eicn.chu-nancy.fr **S**

54 Vandœuvre-lès-Nancy IFSI allée du Morvan 03 83 15 43 27 Public eicn.chu-nancy.fr **S**

55 Bar-le-Duc IFSI 1, boulevard d'Argonne 03 29 45 88 09 Public www.pssm.fr **S**

55 Verdun IFSI place de la Digue 03 29 83 64 14 Public www.ch-verdun.fr **S**

56 Lorient IFSI-IFAS-IFA du CH Bretagne sud 7, rue des montagnes 02 97 64 91 61 Public www.ifsi-ifas-lorient.fr **S**

56 Pontivy IFSI-IFAS du CH Centre Bretagne rue des Pommiers 02 97 28 40 27 Public www.ch-centre-bretagne.fr **S**

56 Vannes IFSI-IFAS du CH Bretagne Atlantique rue André Lwoff 02 97 46 84 00 Public www.ifsi-vannes.fr **S**

57 Forbach IFSI 6, rue Thérèse 03 87 88 80 86 Public www.unisante.fr **S**

57 Metz IFSI Jury-les Metz 03 87 56 39 50 ou 51 Public www.ifsi.ch-jury.fr **S**

57 Metz IFSI 45, rue du Rabbin Élie Bloch 03 87 55 38 91 Public www.chr-metz-thionville.fr **S**

57 Metz IFSI Croix-Rouge 14, rue Général Lapasset 03 87 75 60 20 Pr Sc irfss-alsace-lorraine.croix-rouge.fr **S**

57 Sarrebourg IFSI 25, avenue du Général de Gaulle 03 87 23 23 51 Public www.ch-sarrebourg.fr **S**

57 Sarreguemines IFSI rue de l'hôpital 03 87 95 89 00 Public www.hopitaux-sarreguemines.fr **S**

57 Thionville IFSI Hôpital Bel Air - rue du Friscaty 03 82 55 89 97 Public www.chr-metz-thionville.fr **S**

58 Nevers IFSI 5, rue Émile Zola 03 86 71 84 20 Public www.touslesifsi.info **S**

59 Armentières IFSI 104, rue du Gal Leclerc 03 20 10 20 33 Public www.touslesifsi.info **S**

59 Cambrai IFSI 2, rue Neuve des Capucins 03 27 37 67 30 Public **S**

59 Déchy IFSI route de Cambrai - RD 643 03 27 88 94 00 Pr Sc irfss-nord-pas-de-calais.croix-rouge.fr **S**

59 Dunkerque IFSI - Établissement public de santé impasse Floréal 03 28 28 56 80 Public www.ifsi.ch-dunkerque.fr **S**

59 Lille CFA de l'AFPC de Lille 83, boulevard Vauban 03 28 36 10 10 CFA privé **A**

59 Lille IFSI 2, rue du Docteur Schweitzer 03 20 44 60 75 Public ifsi.chru-lille.fr **S**

59 Lomme IFSANTE- Université catholique de Lille 2, rue Théodore Monod 03 28 36 10 10 Pr Sc www.ifsante.fr **A S**

59 Loos IFSI 351, rue Ambroise Paré 03 20 16 03 60 Pr Sc www.santelys.asso.fr **A S**

59 La Madeleine Lycée V. Labbé - Pôle Santé La Madeleine 41, rue Paul Doumer 03 20 63 02 67 Public ifsi-ifas-valentine-labbe.fr **S**

59 Maubeuge IFSI de Sambre-Avesnois 13, boulevard Pasteur 03 27 69 43 31/43 32 Public www.ch-sambre-avesnois.fr **S A**

59 Mons-en-Barœul IFSI 39-41, rue de Paris 03 20 06 49 52 Pr Sc www.ifsi-lille.com **A S**

59 Roubaix IFSI 9, rue Henri Bossut 03 20 99 30 61 Public ifsi.ch-roubaix.fr **S**

59 Saint-André-lès-Lille IFSI 117, avenue De Lattre de Tassigny 03 28 38 51 08 Public www.formation-sante-nord.fr **S**

59 Tourcoing IFSI-IFAP-IFAS Croix Rouge Française 39, rue Louis Leloir 03 20 25 34 03 Pr Sc irfss-nord-pas-de-calais.croix-rouge.fr **S**

59 Valenciennes IFSI - Institut de formation en soins infirmiers - CH Valenciennes avenue Désandrouin 03 27 14 36 36 Public www.ch-valenciennes.fr **S**

60 Beauvais IFSI - IFAS Centre hospitalier 102, rue de la Mie au Roy 03 44 11 24 51 Public www.ch-beauvais.fr **S**

60 Compiègne IFSI - IFAS Centre hospitalier 5, rue de Bourgogne 03 44 23 68 50 Public www.ch-compiegne.fr **S**

60 Fitz-James IFSI L Floury - IFAS rue Guy Boulet 03 44 77 50 48 Public www.chi-clermont.fr **S**

61 L'Aigle IFSI Centre hospitalier 10, rue Dr. Frinault 02 33 24 95 70 Public www.ch-laigle.com **S**

61 Alençon IRFSS Croix-Rouge 5, rue du Gué de Gesnes 02 33 31 67 00 Pr Sc irfss-basse-normandie.croix-rouge.fr **A S**

61 Flers IFSI 25, rue du Docteur Maubert 02 33 62 62 80 Public www.ch-flers.fr **S**

62 Arras IFSI-CH Arras 6, rue Émile Didier 03 21 21 10 64 Public www.ch-arras.fr **A S**

62 Arras IFSI Croix-Rouge 3, rue de l'Origan Parc des Bonnettes 03 21 21 25 10 Pr Sc irfss-nord-pas-de-calais.croix-rouge.fr **S**

62 Berck IFSI 4, rue de l'Ancien Calvaire 03 21 09 05 47 Public www.ifsi-berck.fr **S**

62 Béthune IFSI Croix-Rouge 1127, avenue Winston Churchill 03 21 01 26 79 Pr Sc irfss-nord-pas-de-calais.croix-rouge.fr **S**

62 Boulogne-sur-Mer IFSI - Institut de Formation en Soins Infirmiers rue Jacques Monod 03 21 99 30 61 Public www.ch-boulogne.fr **S**

62 Calais IFSI Croix-Rouge 57, rue Verte 03 21 96 79 36 Pr Sc www.touslesifsi.info **S**

62 Lens IFSI- CFAS Croix-Rouge française rue de Fécamp 03 60 12 82 30 Pr Sc irfss-nord-pas-de-calais.croix-rouge.fr **S**

62 Saint-Omer IFSI Centre hospitalier 03 21 88 74 40 Public www.ch-saintomer.fr **S**

62 Saint-Venant IFSI Val de Lys Artois 20, rue de Busnes 03 21 63 66 34 Public **S**

63 Clermont-Ferrand IFSI - CHU 1 boulevard Winston Churchill 04 73 75 19 20 Public www.eifs.fr **S**

64 Bayonne IFSI 13, avenue Jacques Loeb 05 59 44 68 00 Public www.ch-cotebasque.fr **S**

64 Orthez IFSI Centre hospitalier 1, rue du Moulin 05 59 69 70 26 Public www.ch-orthez.fr **S**

64 Pau IFSI IFAS Centre hospitalier 05 59 92 47 70 Public www.ch-pau.fr **A S**

65 Tarbes IFSI boulevard De Lattre de Tassigny 05 62 54 54 54 Public www.ch-bigorre.fr **S**

66 Perpignan IMFSI 11, place de la Lentilla 04 68 61 66 36 Public www.ch-perpignan.fr **A S**

67 Brumath IFSI 141, avenue de Strasbourg 03 88 64 61 56 Public www.ch-epsan.fr **S**

67 Erstein IFSI 2, rue de la Laine peignée 03 88 75 36 50 Public www.ifsi-pays-erstein.fr **S**

67 Haguenau IFSI 56, avenue du Professeur Leriche 03 88 06 30 81 Public www.ch-haguenau.fr **S**

67 Saverne IFSI 19, côte de Saverne 03 88 71 65 56 Public www.ch-saverne.fr **S**

67 Sélestat IFSI 23, avenue Pasteur 03 88 57 55 45 Public www.ifsi-selestat.fr **S**

67 Strasbourg IFSI 1, rue David Richard 03 88 11 55 80 Public www.chru-strasbourg.fr **S**

67 Strasbourg IFSI 20a, rue Sainte-Marguerite 03 88 21 70 45 Pr Sc ifsi.ghsv.org **S**

68 Colmar IFSI 39, avenue de la Liberté 03 89 12 43 21 Public www.ch-colmar.fr **S**

68 Mulhouse IFSI 2, rue du Dr Léon Mangenay 03 89 64 62 56 Public www.ch-mulhouse.fr **S**

68 Rouffach IFSI 27, rue du 4ème RSM 03 89 78 70 63 Public www.ch-rouffach.fr **S**

69 Bron IFSI 95, bd Pinel 04 37 91 50 29 Public www.ch-le-vinatier.fr **S**

69 Lyon École Rockefeller 4, avenue Rockefeller 04 78 76 52 22 Pr Sc www.ecole-rockefeller.com **A S**

69 Lyon ESSSE 20, rue de la Claire 04 78 83 40 88 Pr Sc www.essse.fr **A S**

69 Lyon IFSI Jules Lepercq 42 bis, rue Professeur Grignard 04 37 65 40 50 Pr Sc www.ch-stjoseph-stluc-lyon.fr **S**

69 Lyon Institut des carrières de santé - secteur Est 5, avenue Esquirol 04 72 11 79 79 Public www.chu-lyon.fr **S**

69 Lyon IRFSS Croix-Rouge 49, rue d'Inkermann 04 72 74 62 00 Pr Sc irfss-rhone-alpes.croix-rouge.fr **A S**

69 Saint-Genis-Laval IFSI et IFAS Clemenceau (HCL) 1, av. G. Clemenceau 04 78 86 30 00 Public www.chu-lyon.fr **S**

69 Villefranche-sur-Saône IFSI - IFAS Plateau d'Ouilly-Gleizé 04 74 09 26 83 Public www.lhopitalnordouest.fr **S**

70 Vesoul IFSI Croix-Rouge 12, rue Miroudot Saint Ferjeux 03 84 75 80 44 Pr Sc irfss-franche-comte.croix-rouge.fr **S**

71 Chalon-sur-Saône IFSI 7, quai de l'Hôpital 03 85 44 65 72 Public www.ch-chalon71.fr **S**

71 Le Creusot IFSI 46 avenue Saint-Sauveur 03 85 77 24 88 Public www.hoteldieu-creusot.fr **S**

71 Mâcon IFSI bd L. Escande 03 85 27 51 07 Public www.ifsimacon.free.fr **S**

71 Paray-le-Monial IFSI 15, rue Pasteur 03 85 88 43 01 Public ifsi-ifas-paray.fr **S**

72 Allonnes IFSI 20, avenue du 19 Mars 1962 02 43 43 51 42 Public www.ifsi-chs-sarthe.fr **S**

72 La Flèche IFSI - Pôle Santé Sarthe et Loir La Chasse du Point du jour 02 44 71 34 43 Public www.ifsi-ifas-lafleche.fr **S**

72 Le Mans IFSI 194, avenue Rubillard 02 43 43 43 30 Public www.ch-lemans.fr **S**

72 Le Mans IFSI Croix-Rouge 17, rue Notre-Dame 02 43 81 06 52 Pr Sc irfss-pays-de-loire.croix-rouge.fr **S**

73 Chambéry IFSI 740 faubourg Maché 04 79 96 51 12 Public www.ch-chambery.fr **S**

74 Ambilly IFSI 17, rue du Jura 04 50 82 32 40 Public www.ifsi-annemasse.fr **A S**

74 Pringy IFSI 1, avenue de l'Hôpital 04 50 63 62 55 Public www.ifsi-annecy.fr **A S**

74 Thonon-les-Bains IFSI 3, avenue de la Dame 04 50 83 22 50 Public www.hopitauxduleman.fr **S**

75 Paris IFSI - hôpital Saint-Antoine (AP) 184, rue du faubourg Saint-Antoine 01 49 28 27 10 Public formation.aphp.fr **A S**

75 Paris IFSI 185, rue Raymond Losserand 01 44 12 35 23 Pr Sc www.hpsj.fr **S A**

75 Paris IFSI 95, rue de Reuilly 01 43 41 41 41 Pr Sc www.ifsi-diaconesses.fr **S**

75 Paris IFSI 8 bis, av. R. Coty 01 43 27 74 86 Public formation.aphp.fr **A S**

75 Paris IFSI 1, rue Cabanis 01 45 65 88 36 Public www.ch-sainte-anne.fr **S**

75 Paris IFSI 1, av. C. Vellefaux 01 42 49 99 71 Public formation.aphp.fr **A S**

75 Paris IFSI 133, boulevard Ney 01 44 85 28 00 Public formation.aphp.fr **A S**

75 Paris IFSI 47, boulevard de l'Hôpital 01 42 16 07 10 Public formation.aphp.fr **A S**

75 Paris IFSI 9, rue Francis de Croisset 01 53 09 13 08 Public www.lycee-rabelais-paris.fr **S**

75 Paris IFSI 2, rue des Balkans 01 43 79 92 00 Public formation.aphp.fr **A S**

75 Paris IRFSS Croix-Rouge 98, rue Didot 01 44 43 58 00 Pr Sc irfss-idf.croix-rouge.fr **A S**

76 Bois-Guillaume-Bihorel IRFSS Croix-Rouge Chemin de la Bretèque 02 35 59 40 28 Pr Sc irfss-haute-normandie.croix-rouge.fr **S**

76 Dieppe IFSI av. Pasteur 02 32 14 75 23 Public www.ch-dieppe.fr **S**

76 Fécamp IFSI 17, rue des Galeries 02 35 28 61 00 Public www.ifsi-fecamp.fr **S**

76 Le Havre IFSI 28, rue Foubert 02 32 73 38 30 Public eportail.ch- havre.fr **S**

76 Rouen IFSI 14, rue du Professeur Stewart 02 32 88 85 99 Public www.chu-rouen.fr **S**

76 Sotteville-lès-Rouen IFSI 4, rue Paul Éluard 02 32 95 11 98 Public www.ch-lerouvray.fr **S**

77 Coulommiers IFSI avenue Victor Hugo 01 64 65 73 11 Public www.ch-coulommiers.fr **S**

77 Fontainebleau IFSI 55, boulevard Maréchal Joffre 01 60 74 10 29 Public www.ch-fontainebleau.fr **A S**

77 Meaux IFSI 17, rue Guillaume Briçonnet 01 64 35 21 50 Public www.ch-meaux.fr **S**

77 Melun IFSI 1, rue de la Fontaine Saint-Liesne 01 64 71 62 36 Public www.ch-melun.fr **S**

77 Montereau-Fault-Yonne IFSI 1 bis, rue Victor Hugo 01 64 31 64 26 Public www.ch-montereau.fr **A S**

77 Provins IFSI route de Chalautre-la Petite 01 64 60 40 80 Public www.ch-provins.fr **S**

77 Serris IFSI 8, cours du Danube 01 60 95 78 67 Public www.ch-lagny77.fr **S**

78 Mantes-la-Jolie IRFSS Croix-Rouge 11, boulevard Sully 01 30 33 59 49 Pr Sc irfss-idf.croix-rouge.fr **S**

78 Le Mesnil-Saint-Denis Institut national Marcel Rivière avenue de Montfort 01 39 38 79 60 Pr Sc **A S**

78 Les Mureaux Campus formation CHI Meulan 1, rue Baptiste Marcet 01 30 91 84 62 Public www.chimm.fr **A S**

78 Poissy IFSI 10, rue du Champ Gaillard 01 39 27 50 28 Public **S**

78 Rambouillet IFSI 5-7, rue Pierre et Marie Curie 01 34 83 77 01 Public **S**

78 Saint-Germain-en-Laye IFSI 20, rue Armagis 01 39 27 42 91 Public **S**

78 Versailles IFSI 25, bd Saint-Antoine 01 39 63 93 38 Public www.ch-versailles.fr **S**

79 Niort CFP 40, avenue Charles de Gaulle 05 49 78 25 02 Public www.cfpniort.fr **S**

A : statut de l'élève apprenti
S : statut de l'élève scolaire
Pr Sc : privé sous contrat
Pr Hc : privé hors contrat

79 Thouars IFSI 2, rue de l'Abreuvoir 05 49 66 47 70 Public www.chnds.fr **S**

80 Abbeville IFSI - IFAS Centre hospitalier 25, rue Victor Hugo 03 22 25 64 90 Public www.ifsi-ch-abbeville.fr **S**

80 Amiens IFSI - CHU Amiens sud avenue René Laënnec 03 22 45 56 09 Public www.chu-amiens.fr **S**

80 Amiens IFSI route de Paris 03 22 53 46 64 Public www.ch-pinel.fr **S**

81 Albi IFSI 1, rue Lavazière 05 63 48 49 48 Pr Sc www.bonsauveuralby.fr **S**

81 Albi IFSI rue des Trois Tarn 05 63 77 36 77 Public www.ch-albi.fr **S**

81 Castres IFSI Centre hospitalier 05 63 71 60 50 Public www.chic-cm.fr **S**

82 Montauban IFSI Centre hospitalier 05 63 92 80 32 Public www.ch-montauban.fr **S**

83 Draguignan IFSI 102, av. Alphonse Gilet 04 94 60 44 75 Public www.ifpvps.fr **A S**

83 Fréjus IFSI 240, av. de Saint Lambert 04 94 40 20 95 Public www.chi-frejus-saint-raphael.fr **S**

83 Ollioules IFSI Croix-Rouge 201, chemin de Faveyrolles 04 94 93 66 00 Pr Sc irfss-pacac.croix-rouge.fr **A S**

83 Toulon École du personnel paramédical des armées bd Sainte Anne 04 83 16 29 30 Public www.eppa.sante.defense.gouv.fr **S**

84 Avignon IFSI 2, avenue de la Pinède 04 90 03 90 25 Public ifps84.fr **A S**

85 La Roche-sur-Yon IFSI 33, rue du Maréchal Koenig 02 51 36 65 65 Public www.ifps-vendee.fr **S**

86 Poitiers IFSI 2, rue de la Milétrie 05 49 44 44 68 Public www.chu-poitiers.fr **A S**

87 Limoges IFSI 25, rue Sismondi 05 87 75 32 00 Pr Sc irfss-limousin.croix-rouge.fr **S**

87 Limoges IFSI 88, rue du pont Saint-Martial 05 55 50 96 85 Public www.chu-limoges.fr **S**

88 Épinal IFSI 3, avenue Robert Schuman 03 29 68 74 01 Public **S**

88 Neufchâteau IFSI 30, rue Sainte-Marie 03 29 94 83 00 Public www.ch-neufchateau.fr **S**

88 Remiremont IFSI 1, rue Georges Lang 03 29 23 41 24 Public www.ch-remiremont.fr **S**

88 Saint-Dié IFSI rue du Nouvel Hôpital 03 29 52 83 60 Public www.ch-saintdie.fr **S**

89 Auxerre IFSI- IFAS 2, bd de Verdun 03 86 48 47 17 Public ch-auxerre.fr **S**

89 Sens IFSI 1, avenue Pierre de Coubertin 03 86 86 17 81 Public www.ifms-sens.fr **S**

90 Belfort IFSI 11, rue Jean Rostand 03 84 98 55 00 Public www.chbm.fr **S**

91 Corbeil-Essonnes IFSI 59, boulevard Henri Dunant 01 69 22 84 00 Public www.ifsi-sudfrancilien.com **S**

91 Épinay-sur-Orge IFSI GPS Perray Vaucluse 01 69 25 43 19 Public **S**

91 Étampes IFSI Avenue du 8 Mai 1945 01 69 92 52 71 ou 72 ou 73 Public www.eps-etampes.fr **S**

91 Longjumeau IFSI 8 bis, rue Maurice 01 64 54 32 89 Public www.ifsi-longjumeau.fr **A S**

91 Orsay IFSI 4, place du maréchal Leclerc 01 69 29 76 22 Public www.ch-orsay.fr **S**

92 Boulogne-Billancourt IFSI de l'Hôpital Ambroise Paré (AP) 9, avenue Charles de Gaulle 01 49 09 57 46 Public formation.aphp.fr **A S**

92 Clamart IFSI Hôpital Antoine Béclère (AP) 157, rue de la Porte de Trivaux 01 45 37 45 11 Public formation.aphp.fr **A S**

92 Clichy IFSI R Auffray (AP) 23, rue Fernand Pelloutier 01 49 68 91 60 Public formation.aphp.fr **A S**

92 Colombes IFSI 178, rue des Renouillers 01 47 60 63 01 Public formation.aphp.fr **A S**

92 Garches IFSI 104, boulevard Raymond Poincaré 01 47 41 28 67 Public formation.aphp.fr **A S**

92 Levallois-Perret IFSI Notre-Dame Perpétuel Secours 4, rue Kléber 01 47 59 59 11 Pr Sc www.ifsi-ihfb92.fr **A S**

92 Nanterre IFSI de l'hôpital Max Fourestier 102, boulevard Aimé Césaire 01 49 03 41 70 Public www.ifsinanterre.fr **A S**

92 Rueil-Malmaison IFSI 25, av. P. Doumer 01 47 16 95 31 Public www.chd-stell.fr **A S**

92 Suresnes IFSI Hôpital Foch 11, rue Guillaume Lenoir 01 46 25 21 82 Pr Sc www.hopital-foch.org **A S**

93 Aubervilliers CFLC 44/51/53, rue de la commune de Paris 01 48 11 49 30 Pr Sc www.couve.fr **A S**

93 Aulnay-sous-Bois IFSI boulevard Robert Ballanger 01 49 36 71 09/10 Public www.ch-aulnay.fr **S**

93 Bobigny IFSI 2, rue Marcel Cachin 01 48 95 57 61 Public formation.aphp.fr **A S**

93 Bondy IFSI 2, rue Arthus-Groussier 01 48 02 65 00 Public formation.aphp.fr **A S**

93 Montreuil IFSI la Croix Saint-Simon 81-83, rue Michelet 01 41 58 56 70 Pr Sc www.croix-saint-simon.org **A S**

93 Neuilly-sur-Marne CEFEP 202, av. Jean-Jaurès 01 43 09 31 96/27 Public www.eps-ville-evrard.fr **S**

93 Neuilly-sur-Marne Institut de formation Théodore Simon 3, av. J. Jaurès 01 49 44 36 00 Public www.ifits.fr **A S**

93 Saint-Denis IFSI 2, rue Delafontaine 01 42 35 60 31 Public www.ch-stdenis.fr **A S**

94 Créteil IFSI 51, av. du Maréchal de Lattre de Tassigny 01 49 81 46 96 Public formation.aphp.fr **A S**

94 Ivry-sur-Seine IFSI 7, avenue de la République 01 49 59 42 30 Public formation.aphp.fr **A S**

94 Le Kremlin-Bicêtre IFSI Bicêtre (AP-HP) 78, rue du Général Leclerc 01 45 21 24 78 Public formation.aphp.fr **A S**

94 Limeil-Brevannes IFSI 1, av. de Verdun 01 45 95 80 87 Public formation.aphp.fr **A S**

94 La Queue-en-Brie IFSI 17, rue du Général Leclerc 01 45 93 72 04 Public www.ch-les-murets.com **S**

94 Saint-Maurice IFSI 12-14, rue du Val d'Osne 01 43 96 60 59 Public www.hopitaux-st-maurice.fr **A S**

94 Villejuif IFSI 14, avenue P. Vaillant-Couturier 01 45 59 32 64 Public formation.aphp.fr **A S**

94 Villejuif IFSI 54, av. de la République 01 42 11 71 38 Public www.ch-pgv.fr **A S**

94 Villeneuve-Saint-Georges IFSI 40, allée de la Source 01 43 86 23 73 Public www.chiv.fr **S**

95 Argenteuil IFSI 69, rue du Lieutenant-colonel Prudhon 01 34 23 27 01 Public www.ch-argenteuil.com **A S**

95 Beaumont-sur-Oise IFSI de Beaumont route de Noisy 01 30 28 36 38 Public **S**

95 Eaubonne IFSI 28, rue Dr Émile Roux 01 34 06 60 27 Public www.ch-simoneveil.fr **S**

95 Gonesse IFSI 25, rue P. de Theilley 01 34 53 20 27 Public www.hopital-de-gonesse.fr **A S**

95 Moisselles IFSI 52, rue de Paris 01 39 35 66 39 Public www.eps-rogerprevot.fr **A S**

95 Pontoise IFSI 3 bis, avenue Ile de France 01 30 75 43 43 Public www.ch-pontoise.fr **S**

95 Sarcelles Fondation L. Chaptal 19, rue Jean Lurçat 01 39 90 58 45 Pr Sc www.fondationleoniechaptal.fr **A S**

971 Pointe-à-Pitre IFSI Morne Jolivière 05 90 89 18 40 Public www.chu-guadeloupe.fr **S**

972 Fort-de-France IFSI La Meynard 05 96 55 23 70 Public www.chu-fortdefrance.fr **S**

973 Cayenne IFSI 1, avenue d'Estrées 05 94 28 96 42 Public www.ch-cayenne.net **S**

974 Saint-Denis IFSI - Institut de formation en soins infirmiers - CHU Saint-Denis CHU site Félix Guyon 02 62 90 51 40 Public www.chu-reunion.fr **S**

974 Saint-Pierre IFSI - Institut de formation en soins infirmiers - GHSR Terre Rouge 02 62 35 99 82 Public www.chu-reunion.fr **S**

976 Mamoudzou Institut de formation en soins infirmiers centre hospitalier 02 69 61 86 19 Public **S**

987 Papeete IFPS-MF Tahiti 689 50 82 99 Pr Sc **S**

988 Nouméa Institut de formation des professions sanitaires et sociales 12, rue Juliette Bernard 00 687 24 39 90 Pr Sc www.ac-noumea.nc **S**

DE de manipulateur d'électroradiologie médicale

13 Marseille Institut de formation L. Chevrot 416, chemin de la Madrague-Ville 04 91 96 67 51 Public www.ap-hm.fr/ecole-ifmem/fr **S**

14 Caen École manipulateur électroradiologie CHU av. de la Côte de Nacre 02 31 06 48 63 Public www.chu-caen.fr **S**

31 Toulouse IFMEM 330, av. de Grande-Bretagne 05 61 77 24 69 Public www.chu-toulouse.fr **S**

33 Pessac IFMEM - CHU Bordeaux avenue du Haut Lévêque 05 57 65 65 62 Public www.chu-bordeaux.fr **S**

34 Montpellier Institut de formation en électroradiologie médicale Centre hospitalier 1146, avenue du Père Soulas 04 67 33 88 81 Public www.chu-montpellier.fr **S**

35 Rennes IFMEM 2, rue Henri le Guilloux 02 99 28 24 55 Public www.ifchurennes.fr **S**

37 Chambray-lès-Tours IFMEM 2, rue Mansard 02 47 47 37 42 Public www.chu-tours.fr **S**

38 Échirolles IFMEM 19, avenue de Kimberley 04 76 76 52 54 Public www.chu-grenoble.fr **S**

44 Nantes IFMEM 50, route Saint-Sébastien-sur-Loire 02 40 84 68 36 Public www.chu-nantes.fr alt. sous statut scolaire **S**

51 Reims IFMEM 45, rue Cognacq Jay 03 26 78 74 67 Public ecolrad.free.fr **S**

54 Nancy IFMEM 1, rue Joseph Cugnot 03 83 18 48 63 Public eicn.chu-nancy.fr **S**

63 Clermont-Ferrand IFMEM 1, bd Winston Churchill 04 73 75 13 50 Public www.eifs.fr **S**

69 Lyon Institut des carrières de santé - secteur Est 5, avenue Esquirol 04 72 11 79 79 Public www.chu-lyon.fr **S**

75 Paris IFMEM Pitié-Salpêtrière (AP) 47, boulevard de l'Hôpital 01 42 16 08 41 Public formation.aphp.fr **A S**

78 Poissy IFMEM 10, rue du champ Gaillard 01 39 27 47 33 Public www.ifmem-chi-poissy-st-germain.fr **S**

80 Amiens IFMEM CHU Hôpital Nord 2, place V. Pauchet 03 22 66 81 16 Public www.chu-amiens.fr **S**

86 Poitiers IFMEM 2, rue de la Milétrie 05 49 44 43 15 Public www.chu-poitiers.fr **S** alt. sous statut scolaire

91 Corbeil-Essonnes IFMEM - CH Sud-Francilien 116, bd J. Jaurès 01 69 22 84 30 Public www.ifsi-sudfrancilien.com **S**

DE de masseur-kinésithérapeute

03 Vichy IFMK boulevard Denière 04 70 97 22 42 Pr Sc www.kine-vichy.fr **S**

06 Nice IFMK 151, route Saint-Antoine de Ginestière 04 92 03 64 53 Pr Sc unice.fr **A S**

13 Marseille IFMK 92, rue Auguste Blanqui 04 96 12 11 11 Pr Sc www.ifmk.univ-mrs.fr **A S**

21 Dijon IFMK 6B, chemin de Cromois 03 80 65 84 00 Pr Sc www.ifmk-dijon.fr **S**

25 Besançon IFMK place Saint Jacques 03 81 21 82 13 Public www.chu-besancon.fr **S**

29 Brest Institut de formation en masso-kinésithérapie 22, avenue Camille Desmoulins 02 98 01 64 73 Public www.faculte-medecine-brest.fr **S**

31 Toulouse IFMK place du Docteur Baylac 05 61 77 24 73 Public www.chu-toulouse.fr **S**

33 Bègles IRFSS Croix-Rouge rue des Terres Neuves 05 57 87 64 46 Pr Sc irfss-aquitaine.croix-rouge.fr **S**

33 Bordeaux IFMK place Amélie Raba Léon 05 56 79 54 38 Public www.chu-bordeaux.fr **S**

34 Montpellier IFMK 1, place Jean Baumel 04 99 23 23 00 Pr Sc www.kinemontpellier.org **S**

35 Rennes IFPEK 12, rue Jean Louis Bertrand 02 99 59 12 64 Pr Sc www.ifpek.org **S**

38 Échirolles École de kinésithérapie du CHU de Grenoble 19, avenue de Kimberley 04 76 76 52 56 Public www.chu-grenoble.fr **S**

40 Dax Institut de formation des professionnels de santé rue Saint-Eutrope 05 58 91 46 70 Public www.ch-dax.fr **S**

42 Saint-Étienne IFMK 4, rue Jules Vallès 04 77 49 44 60 Pr Sc www.saint-michel-enseignement.fr **S**

44 Saint-Sébastien-sur-Loire Institut régional de formation aux métiers de la rééducation 54, rue de la Baugerie 02 51 79 09 79 Pr Sc www.ifm3r.eu **S**

45 Orléans IFMK rue de Chartres 02 38 69 69 11 Public www.chr-orleans.fr **S**

51 Reims IFMK 45, rue Cognacq Jay 03 26 78 73 00 Public www.chu-reims.fr **S**

53 Laval IFMK 33, rue du Haut Rocher 02 43 91 65 00 Public www.chlaval.fr **S**

54 Nancy IFMK 57 bis, rue de Nabécor 03 83 51 83 33 Pr Sc www.kine-nancy.eu **S**

59 Lille IFMK 10, rue Saint-J.B. de la Salle 03 20 92 06 99 Pr Sc ikpo.asso.fr **A S**

59 Loos IFMK 235, avenue de la Recherche 03 20 96 23 22 Pr Sc www.ifmknf-lille.fr **A S**

61 Alençon IFMK 25, rue Balzac 02 33 80 08 80 Pr Sc www.ifres-alencon.com **A S**

A : statut de l'élève apprenti
S : statut de l'élève scolaire
Pr Sc : privé sous contrat
Pr Hc : privé hors contrat

62 Berck IFMK-Institut de formation en masso-kinésithérapie de Berck sur mer avenue du Phare 03 21 09 15 68 Pr Sc www.ifmkberck.com **A S**

67 Strasbourg IFMK 6, rue Saint-Marc 03 88 11 60 14 Public www.chru-strasbourg.fr **S**

68 Mulhouse Pôle interrégional de formation aux métiers de la santé 2, rue du Dr Mangeney 03 89 64 82 60/82 83 Public **S**

69 Lyon IFMK pour déficients de la vue 8, av. Rockefeller 04 78 77 28 41 Pr Sc ifmkdv.univ-lyon1.fr **S**

69 Lyon Institut des sciences et techniques de la réadaptation 8, avenue Rockefeller 04 78 77 70 89 Public istr.univ-lyon1.fr **S**

75 Paris ADERF-EKP 107, rue de Reuilly 01 43 45 10 50 Pr reconnu www.aderf.com **S**

75 Paris École d'Assas en pédicurie 56, rue de l'Église 01 45 57 23 20 Pr Sc www.ecoledassas.com **A S**

75 Paris EFOM 118 bis, rue de Javel 01 45 58 56 56 Pr Sc www.efom.fr **S**

75 Paris ESMKP 17, rue de Liège 01 48 74 62 87 Pr Sc www.ecoledanhierdepodologie.fr **S**

75 Paris IFMK 68, rue du Commerce 01 56 08 35 40 Pr Sc www.ecoledekine.com **S**

75 Paris IFMK 44, rue Jenner 01 42 16 60 99 Public formation.aphp.fr **S**

75 Paris IFMKVH 5, rue Duroc 01 44 49 27 27 Pr Sc alt. sous statut scolaire **S**

76 Rouen IFMK 14, rue du Professeur Stewart 02 32 88 00 71 Public www3.chu-rouen.fr **S**

80 Amiens IFMK CHU groupe hospitalier sud - avenue René Laënnec 03 22 45 59 92 Public www.chu-amiens.fr **S**

86 Poitiers IFMK 2, rue de la Milétrie 05 49 44 44 31 Public www.chu-poitiers.fr **A S**

87 Limoges IFMK pour déficients visuels 6, allée de la Cornue 05 55 33 10 10 Pr Sc www.apsah.asso.fr **S**

87 Limoges IFSI 25, rue Sismondi 05 87 75 32 00 Pr Sc irfss-limousin.croix-rouge.fr **S**

87 Limoges ILFOMER campus universitaire de Vanteaux 05 55 43 56 60 Public www.unilim.fr **S**

93 Saint-Denis CEERRF 36, rue Pinel 01 48 09 04 57 Pr Sc www.ceerrf.fr **A S**

94 Saint-Maurice ENKRE 12, rue du Val d'Osne 01 43 96 64 64 Public www.hopitaux-saint-maurice.fr **S A**

94 Villejuif Centre L. et P. Guinot 24, bd Chastenet de Géry 01 46 78 01 00 Pr Sc www.guinot.asso.fr **S**

972 Fort-de-France IFMK Quartier la Meynard 05 96 55 36 85 Public www.chu-fortdefrance.fr **S**

974 Saint-Pierre IFMK CHU - IES - site du groupe hospitalier Sud Réunion 02 62 35 94 47 Public www.chu-reunion.fr **S**

DE de pédicure-podologue

13 Marseille EPM 206, bd de Plombières 04 91 58 16 72 Pr Sc www.ecoledepodologie.com **S**

31 Toulouse Institut de formation en pédicurie podologie CHU de Toulouse Purpan av. de Grande-Bretagne 05 61 77 22 40 Public www.chu-toulouse.fr **S**

33 Bordeaux Institut de formation en pédicurie podologie rue Francisco Ferrer 05 56 79 87 71 Public www.chu-bordeaux.fr **S**

35 Rennes Institut de formation en pédicurie podologie 12, rue J.-L. Bertrand 02 99 33 15 74 Pr Sc www.ifpek.org **S**

44 Saint-Sébastien-sur-Loire Institut régional formation métiers rééducation et réadaptation 54, rue de la Baugerie 02 51 79 09 79 Pr Hc www.ifppnantes.com **S**

59 Lille Institut de formation en pédicurie-podologie 10, rue Saint-J-B de la Salle 03 20 92 06 99 Pr Sc ikpo.asso.fr **S**

75 Paris École d'Assas en pédicurie 56, rue de l'Église 01 45 57 23 20 Pr Sc www.ecoledassas.com **S**

75 Paris EFOM 118 bis, rue de Javel 01 45 58 56 56 Pr Sc www.efom.fr **S**

75 Paris ESMKP 17, rue de Liège 01 48 74 62 87 Pr Sc www.ecoledanhierdepodologie.fr **S**

75 Paris INP 8, rue Sainte-Anne 01 42 61 03 60 et 01 42 60 55 05 Pr Sc www.institut-national-podologie.com **S**

75 Paris Institut de formation en pédicure-podologie de l'AFREP 200, rue du Frg St-Denis 01 42 71 08 23 Pr Sc www.afrep.asso.fr **S**

DE de psychomotricien

13 Marseille Institut supérieur de rééducation psychomotrice 13, rue Chape 04 91 341 341 Pr reconnu marseille.isrp.fr **CP A S**

31 Toulouse Faculté de médecine - Enseignements des techniques de réadaptation 133, route de Narbonne 05 62 88 90 42 Public www.ups-tlse.fr **S**

33 Bordeaux Institut de formation en psychomotricité 3 ter, place de la Victoire 05 57 57 31 66 Public www.ifp.u-bordeaux2.fr **S**

59 Loos Institut formation de psychomotriciens 57, rue Salvador Allende - Le Caducée 03 20 17 21 40 Pr Sc www.institutpsychomot-nord.com **S**

68 Mulhouse Pôle interrégional de formation aux métiers de la santé 2, rue du Dr Mangeney 03 89 64 82 60/83 Public **S**

69 Lyon Institut des sciences et techniques de la réadaptation 8, avenue Rockefeller 04 78 77 70 89 Public istr.univ-lyon1.fr **S**

75 Paris Institut de formation en psychomotricité - Faculté P. et M. Curie 91, boulevard de l'Hôpital 01 40 77 95 71 Public www.fmpmc.upmc.fr **S**

75 Paris Institut supérieur de rééducation psychomotrice 9 bis, rue du Bouquet de Longchamp 01 47 04 22 03 Pr Sc www.isrp.fr **A S**

78 Les Mureaux Campus formation CHI Meulan 1, rue Baptiste Marcet 01 30 91 84 62 Public www.chimm.fr **A S**

83 Hyères Institut de formation 6, av. de Toulon 04 94 00 58 79 Public www.ifpvps.fr **S**

974 Saint-Pierre Institut régional de formation en psychomotricité - IRFP chemin Vélia - Bois d'olives 02 62 96 95 30 Pr Sc www.emap.re **S**

DE de puériculture

13 Marseille École de puériculture 416, chemin de la Madrague Ville 04 91 96 67 18 Public www.ap-hm.fr **S**

14 Caen École de puériculture CHU avenue de la Côte de Nacre 02 31 06 45 23 Public www.chu-caen.fr **S**

21 Dijon École de puéricultrices CHRU de Dijon 10 bis, boulevard Maréchal de Lattre de Tassigny 03 80 29 33 69 Public www.chu-dijon.fr **S**

25 Besançon Institut de formation de professions de santé - puériculture - CHRU 2 place Saint-Jacques 03 81 21 82 14 Public www.chu-besancon.fr **S**

30 Nîmes École de puériculture - CHR 3 bis, rue Kleber 04 66 68 69 05 Public www.chu-nimes.fr **S**

31 Toulouse IFRASS 2 bis, rue É. Pelletier 05 34 63 89 00 Pr Sc www.ifrass.net **S**

33 Bordeaux Institut de puériculture rue Francisco Ferrer 05 56 79 54 35 Public www.chu-bordeaux.fr **S**

34 Montpellier École de puériculture centre hospitalier 1146, av. du Père Soulas 04 67 33 88 63 Public www.chu-montpellier.fr **S**

35 Rennes École de puéricultrices CHRU Rennes Pontchaillou rue Henri le Guilloux 02 99 28 25 67 Public www.ifchurennes.fr **S**

37 Tours IRFSS Croix-Rouge 130, rue du Colombier 02 47 88 43 43 Pr reconnu irfss-centre.croix-rouge.fr **S**

38 Grenoble École de puéricultrices et d'auxiliaires de puériculture CHU de Grenoble 04 76 76 50 65 Public www.chu-grenoble.fr **S**

44 Nantes École de puéricultrices du CHR 50, route de Saint-Sébastien 02 40 84 68 79 Public www.chu-nantes.fr **S**

45 Orléans Institut de formation aux professions paramédicales 89, frg St-Jean 02 38 78 00 00 Public www.ifpm-orleans.fr **S**

49 Angers École de puéricultrice CHU 02 41 35 39 26 Public www.chu-angers.fr **S**

51 Reims École de puéricultrices 45, rue Cognacq Jay 03 26 78 75 08 Public www.chu-reims.fr **S**

54 Vandœuvre-lès-Nancy École de puériculture CHU-Vandœuvre rue du Morvan 03 83 15 43 09 Public eicn.chu-nancy.fr **S**

57 Metz École d'infirmières puéricultrices - CHR Metz-Thionville 45, rue du Rabbin Élie Bloch 03 87 55 38 99 Public www.chr-metz-thionville.fr **S**

59 Lille École de puéricultrices CHR de Lille Institut Gernez Rieux 2, rue du Docteur Albert Schweitzer 03 20 44 43 42/57 96 Public puericultrices.chru-lille.fr **S**

59 Lomme IFSANTE- Université catholique de Lille 2, rue Théodore Monod 03 28 36 10 10 Pr Sc www.ifsante.fr **S**

59 Valenciennes École de puéricultrices du centre hospitalier de Valenciennes avenue Désandrouin 03 27 14 33 36 Public www.ch-valenciennes.fr **S**

63 Clermont-Ferrand École de puériculture 1, boulevard Winston Churchill 04 73 75 03 20 Public www.eifs.fr **S**

67 Strasbourg Institut de formation en puériculture 1, rue D. Richard 03 88 11 56 65 Public www.chru-strasbourg.fr **S**

69 Lyon École Rockefeller 4, avenue Rockefeller 04 78 76 52 22 Pr Sc www.ecole-rockefeller.com **S**

75 Paris École de puériculture du lycée Rabelais 9, rue F. de Croisset 01 53 09 13 07 Public www.lycee-rabelais-paris.fr **S**

75 Paris Institut de puériculture et de périnatalogie 26, bd Brune 01 40 44 39 30 Pr Sc www.ipp-perinat.com **S**

76 Rouen École de puéricultrices du CHU Hôpitaux de Rouen ERFPS - 14, rue du Professeur Stewart 02 32 88 81 50 Public www.chu-rouen.fr **S**

78 Versailles École départementale de puériculture 27, boulevard Saint-Antoine 01 39 23 02 42 Public www.edp.yvelines.fr **S**

78 Versailles IFSY 27, bd Saint-Antoine 01 39 23 15 50 Public www.yvelines.fr **S**

80 Amiens École de puériculteurs-puéricultrices CHU Groupe hospitalier sud - avenue René Laënnec 03 22 45 59 94 Public www.chu-amiens.fr **S**

93 Saint-Denis IFSI 2, rue Delafontaine 01 42 35 60 31 Public www.ch-stdenis.fr **S**

94 Vitry-sur-Seine École départementale de puéricultrices 4, route de Fontainebleau 01 41 73 91 72 Public www.cg94.fr **S**

971 Les Abymes Institut de formation interrégional de puériculture Immeuble Caribex 05 90 90 69 90 Pr Sc **S**

DE de technicien de laboratoire médical

37 Chambray-lès-Tours Institut de formation de techniciens en analyses biomédicales 2, rue Mansard 02 47 47 38 23 Public www.chu-tours.fr **S**

69 Lyon IFTLM 25, rue du Plat 04 72 32 50 34 Pr Sc www.iftlm.fr **S**

75 Paris Institut de formation de techniciens en analyses biomédicales 47, bd de l'Hôpital 01 42 16 60 07/08 21 Public formation.aphp.fr **S**

80 Amiens Institut de formation de techniciens de laboratoire médical CHU Nord - place Victor Pauchet 03 22 66 81 14 Public www.chu-amiens.fr **S**

Diplôme d'ostéopathe

Cette liste est susceptible de modifications pour la rentrée 2014.

06 Valbonne Atman osteopathic campus 2881, route des Crêtes 04 93 64 94 00 Pr Hc www.atman.fr **S**

13 Marseille Collège ostéopathique de Provence 50, rue Louis Grobet 04 91 08 55 71 Pr Hc www.copr.com **S**

13 Meyreuil Institut supérieur d'ostéopathie Château de la Saurine - CD 58, 04 42 58 60 29 Pr Hc www.aix-osteopathie.com **S**

31 Labège Sup'ostéo Toulouse village d'entreprises bâtiment 2, 05 62 24 38 97 Pr Sc www.ito.fr **S**

31 Ramonville-Saint-Agne Conservatoire supérieur ostéopathique - COS Toulouse 14, place Marnac 05 62 17 59 27 Pr Sc www.cso-toulouse.fr **S**

33 Bordeaux Collège ostéopathique Sutherland - COS Bordeaux 1, rue de Condé 05 56 48 04 59 Pr Hc www.cos-osteopathie.fr **S**

33 Bordeaux Institut d'ostéopathie de Bordeaux (IOB) 19-21, rue du Commandant Cousteau 05 56 33 89 80 Pr Hc www.institut-osteopathie-bordeaux.fr **S**

34 Béziers Institut supérieur d'ostéopathie Le Campus du Soleil 04 67 30 75 57 Pr Sc www.ecole-osteopathie.com **S**

35 Bruz Institut d'ostéopathie 6, rue Blaise Pascal 02 99 57 19 62 Pr reconnu www.osteo-rennes.fr **S**

42 Saint-Étienne Centre d'ostéopathie rue P. Neruda 04 77 42 82 81 Pr Hc www.cido.fr **S**

44 Orvault Institut des hautes études ostéopathiques rue du Commandant Charcot 02 28 07 29 28 Pr Sc www.idheo.com **S**

44 Saint-Herblain Collège ostéopathique Sutherland - COS Nantes impasse Serge Reggiani 02 40 92 01 92 Pr Sc www.cos-osteopathie.fr **S**

A : statut de l'élève apprenti
S : statut de l'élève scolaire
Pr Sc : privé sous contrat
Pr Hc : privé hors contrat

59 Loos Institut supérieur d'ostéopathie 57, rue Salvador Allende 03 20 86 77 91 Pr Sc www.lille-osteopathie.fr **S**

64 Biarritz Collège ostéopathique du Pays basque 6, rue des Alouettes - Espace Iraty 05 59 15 02 98 Pr Sc www.copb.fr **S**

67 Strasbourg Collège ostéopathique Sutherland - COS Strasbourg 27, rue Wenger Valentin 03 90 40 19 47 Pr Hc www.cos-osteopathie.fr **S**

67 Strasbourg OSCAR École européenne d'ostéopathie 24a, rue des magasins 03 88 23 14 14 Pr Hc www.ecoleoscar.com **S**

69 Écully ISOstéo 13, chemin du petit bois 04 78 43 24 50 Pr Hc www.isosteo.fr **S**

69 Lyon Centre de l'ostéopathie 39, rue Pasteur 04 37 37 11 16 Pr Hc www.ceeso.com **S**

75 Paris Institut Dauphine d'ostéopathie 13, passage Dauphine 01 43 26 56 77 Pr reconnu www.institutdauphine.com **S**

77 Champs-sur-Marne Sup'ostéo Paris 8, rue Alfred Nobel 01 64 61 66 21 Pr Sc www.eso-suposteo.fr **S**

77 Lognes Institut supérieur d'ostéopathie 10, rue de la Maison Rouge 01 60 37 61 60 Pr Sc www.paris-osteopathie.com **S**

84 Avignon Institut de formation en ostéopathie du grand-Avignon 403, rue Marcel Demonque 04 90 88 07 53 Pr Hc www.ifoga.fr **S**

92 Gennevilliers Collège ostéopathique Sutherland- COS Paris 6, allée des Pierres Mayettes 01 47 94 98 98 Pr Sc www.cos-osteopathie.fr **S**

93 Pantin Institut d'enseignement ostéopathique 5-13, rue Auger 01 48 44 09 07 Pr reconnu www.institut-ipeo.fr **S**

93 Saint-Denis Centre européen d'enseignement supérieur de l'ostéopathie-Paris 175, boulevard Anatole France 01 48 09 47 49 Pr Sc www.ceeso.com **S**

94 Cachan École supérieure d'ostéopathie et de biomécanique appliquée 19, rue de la gare 01 47 40 90 50 Pr reconnu www.osteobio.net **S**

95 Cergy Collège ostéopathique européen 46, avenue des Genottes 01 34 33 71 50 Pr reconnu www.osteo-coe.fr **S**

BTM, BTS, DUT et DTS

Année de mise à niveau post bac pour entrer en DUT

27 Évreux IUT 55, rue Saint-Germain 02 32 29 15 00 Public www.univ-rouen.fr **S**

Classe de mise à niveau pour BTS opticien-lunetier

59 Cambrai LP Saint-Luc - La Sagesse 31, boulevard de la Liberté 03 27 82 28 28 Pr Sc www.saintluc-cambrai.com **S**

59 Lille École d'optique lunetterie 239, rue du Jardin des Plantes 03 20 49 05 05 Pr Hc www.ecole-optique-lille.com **S**

75 Paris École supérieure d'opticiens 9, rue Saint-Lambert 01 45 58 61 59 Pr Hc www.esop.fr **S**

BTM prothésiste dentaire

14 Caen CIFAC 02 31 53 25 30 Consulaire **A**

24 Boulazac CFA de la Chambre de métiers et de l'artisanat de la Dordogne 05 53 02 44 70 Consulaire **A**

25 Besançon CFA H de Chardonnet 03 81 41 29 70 Consulaire **A**

31 Muret CFA de la Chambre de métiers de la Haute-Garonne 05 62 11 60 60 Consulaire **A**

35 Bruz CFA de la CMA d'Ile et Vilaine - Faculté des Métiers 02 99 05 45 45 CFA privé **A**

42 Saint-Étienne LP le Marais Sainte-Thérèse 04 77 92 86 50 Pr Sc **A**

45 Orléans CFA de la Chambre de métiers et de l'artisanat du Loiret 02 38 62 75 29 Consulaire **A**

54 Laxou CEPAL 03 83 96 52 50 Consulaire **A**

59 Tourcoing CFA Chambre de métiers et de l'artisanat du Nord-Pas de Calais - Le Virolois 03 20 58 16 50 Consulaire **A**

63 Clermont-Ferrand Institut des métiers 04 73 23 60 00 Consulaire **A**

66 Perpignan CFA interprofessionnel CMA 04 68 35 87 97 Consulaire **A**

83 Le Beausset CFA de la Chambre de métiers et de l'artisanat du Var 04 94 98 57 30 Consulaire **A**

93 Bobigny CFA Campus 93, 01 41 83 38 38 Consulaire **A**

971 Saint-Claude CFA de l'URMA 05 90 80 23 33 CFA public **A**

972 Rivière-Salée CFA de la Chambre de métiers et de l'artisanat 05 96 68 09 14 Consulaire **CP A**

BTS analyses de biologie médicale

06 Cannes Lycée J. Ferry 04 93 06 52 00 Public **S**

11 Narbonne Lycée Docteur Lacroix 04 68 90 37 50 Public **S**

13 Marseille LT de chimie biologie 04 91 44 60 48 Pr Sc **A S**

13 Marseille Lycée Marie Curie 04 91 36 52 10 Public **S**

28 Dreux Lycée Rotrou 02 37 38 90 00 Public **S**

31 Toulouse ADONIS 05 61 21 13 19 Pr Hc **S**

31 Toulouse Lycée Jolimont 05 34 25 52 55 Public **S**

33 Bordeaux Lycée Saint-Louis 05 56 69 35 95 Public **S**

35 Rennes Lycée Bréquigny 02 99 86 82 00 Public **S**

37 Tours Lycée Marmoutier 02 47 88 35 35 Pr Sc **S**

38 Grenoble Lycée polyvalent Louise Michel 04 38 12 36 00 Public **S**

44 Rezé Lycée J. Perrin 02 40 32 44 00 Public **S**

51 Bétheny Centre de formation Pasteur 03 26 87 88 38 Pr Hc **A S**

51 Reims Lycée Libergier 03 26 77 61 61 Public **S**

54 Tomblaine Lycée A. Varoquaux 03 83 29 28 35 Public **A S**

59 Lille Lycée Notre-Dame d'Annay 03 20 55 17 75 Pr Sc **S**

59 La Madeleine Lycée V. Labbé 03 20 63 02 63 Public **S**

60 Nogent-sur-Oise Lycée Marie Curie 03 44 74 31 31 Public **S**

62 Liévin Lycée H. Darras 03 21 72 65 65 Public **S**

64 Pau Lycée Saint-Dominique 05 59 32 01 23 Pr Sc **S**

67 Strasbourg Lycée polyvalent J. Rostand 03 88 14 43 50 Public **S**

68 Mulhouse Lycée L. de Lavoisier 03 89 42 29 95 Public S

69 Lyon Lycée La Martinière Duchère 04 72 17 29 50 Public S

74 Thonon-les-Bains Lycée Saint-Joseph 04 50 71 34 43 Pr Sc S

75 Paris Association pour la formation de la biochimie et de la biologie 01 48 78 28 24 Pr Hc A

75 Paris École supérieure des techniques de bio. appliquée 01 43 71 47 40 Pr Sc S A

75 Paris ENCPB 01 44 08 06 50 Public S

78 Poissy CFA pharmacie, santé, sanitaire et social - ACPPAV 01 39 22 10 60 CFA privé A

78 Versailles Lycée Marie Curie 01 39 24 13 70 Public S

79 Niort Lycée de la Venise Verte 05 49 32 48 00 Public S

83 Hyères LPO Lycée Costebelle 04 94 57 78 93 Public S

87 Limoges Lycée R. Dautry 05 55 33 46 82 Public S

93 Saint-Denis Lycée P. Éluard 01 49 71 70 00 Public S

94 Cachan Lycée M. Sorre 01 47 40 49 60 Public S

95 Franconville Lycée J. Monnet 01 30 72 46 61 Public S

972 Fort-de-France Lycée Bellevue 05 96 61 50 14 Public S

974 Le Tampon Lycée R. Garros 02 62 57 81 00 Public S

BTS diététique

03 Cusset Lycée Valery Larbaud 04 70 96 54 00 Public S

06 Nice Lycée général et technologique Sasserno 04 93 80 03 61 Pr Sc S

07 Guilherand-Granges ETP centre de formation d'adultes privé 04 75 44 12 25 Pr Hc S

13 Aix-en-Provence Cours Diderot 04 42 52 35 10 Pr Hc S

13 Marseille Lycée La Cadenelle 04 91 18 10 50 Pr Sc S

13 Marseille Lycée Marie Curie 04 91 36 52 10 Public S

17 Jonzac Lycée J. Hyppolite 05 46 86 56 00 Public S

17 La Rochelle EFCE 05 46 44 03 19 Pr Hc S

22 Saint-Brieuc Pôle supérieur lycée Saint-Brieuc 02 96 94 31 11 Pr Sc S

26 Valence EPSECO 04 75 44 42 42 Pr reconnu S

31 Blagnac Institut supérieur de formation professionnelle 05 61 71 60 43 Pr Hc S

31 Toulouse ADONIS 05 61 21 13 19 Pr Hc S

31 Toulouse Cours Diderot 05 61 34 36 36 Pr Hc S

31 Toulouse Lycée Limayrac 05 61 36 08 08 Pr Sc S

33 Bordeaux Lycée Saint-Louis 05 56 69 35 95 Public S

33 Mérignac ESARC Évolution Santé - Social 05 56 12 81 82 Pr Hc S

34 Castelnau-le-Lez EPICOM 04 67 72 03 04 Pr Hc S

34 Montpellier Adonis 04 67 63 93 59 Pr Hc S

34 Montpellier Cours Diderot 04 67 04 01 55 Pr Hc S

35 Cesson-Sévigné ISTER 02 23 30 00 11 Pr Hc S

35 Rennes École Chantal Le Cozic 02 99 41 74 25 Pr Hc S

38 Grenoble Institut Univeria 04 76 46 00 47 Pr Hc S

42 Saint-Étienne Lycée Saint-Michel 04 77 49 44 60 Pr Sc S

44 Nantes EUREKA Formation 02 51 89 04 89 Pr Hc S

44 Nantes Institut de formation aux métiers beauté-santé-forme 02 40 47 67 28 Pr Sc S

48 Mende Lycée Notre-Dame 04 66 49 14 57 Pr Sc S

49 Angers Icoges Pays de la Loire 02 41 25 35 15 Pr Hc S

50 Granville Lycée M. Marland 02 33 50 40 95 Public S

51 Bétheny Centre de formation Pasteur 03 26 87 88 38 Pr Hc S

59 Aulnoye-Aymeries Lycée polyvalent privé Ste J. d'Arc 03 27 53 60 30 Pr Sc S

59 Lille ADONIS 03 20 74 90 40 Pr Hc S

59 Marcq-en-Barœul École Kienz 03 20 72 62 02 Pr Hc S

59 Tourcoing ESHLILLE École supérieure des hautes études 03 20 70 06 06 Pr Hc S

60 Gouvieux INFA Picardie 03 44 67 14 14 Pr Hc S

62 Beuvry Lycée polyvalent M. Yourcenar 03 21 64 51 00 Public S

66 Perpignan École Maso 04 68 35 76 76 Pr Sc S

66 Perpignan Sud Formation LR - CCI Perpignan 04 68 56 62 20 Consulaire S

67 Strasbourg Horizon 03 88 23 77 99 Pr Hc S

67 Strasbourg Lycée polyvalent J. Rostand 03 88 14 43 50 Public S

69 Lyon ADONIS 04 37 48 98 28 Pr Hc S

69 Lyon Cours Diderot 04 78 69 10 80 Pr Hc S

69 Lyon Horizon Santé 04 78 27 46 13 Pr Hc S

74 Annecy Ipac Annecy 04 50 45 13 91 Pr Hc S

75 Paris Cours Diderot 01 49 23 75 75 Pr Hc S

75 Paris ICOGES 01 45 58 17 33/01 55 26 95 70 Pr Hc S

75 Paris Lycée F. Rabelais 01 53 09 13 00 Public S

75 Paris Plus Values site Paris Est 01 48 70 07 00 Pr Hc S

75 Paris Plus Values site Paris Ouest 01 45 61 25 25 Pr Hc S

75 Paris Progress Santé 01 44 54 24 24 Pr Hc S

80 Amiens Centre pédagogique 03 22 22 05 66 Pr Hc S

80 Amiens Interfor - École de la santé 03 22 82 00 00 Consulaire S

84 Avignon Sud Formation santé 04 90 13 86 55 Consulaire S

86 Poitiers Lycée Kyoto 05 49 36 29 40 Public S

90 Belfort Lycée Notre-Dame des Anges 03 84 28 05 58 Pr Sc S

92 Clichy Lycée R. Auffray 01 49 68 90 00 Public S

93 Montreuil DES Formation 01 48 70 15 89 Pr Hc S

93 Montreuil Plus Values site Paris Est 01 48 70 07 00 Pr Hc S

974 Saint-Denis URMA, Centre de formation de Sainte-Clotilde 02 62 28 18 30 Consulaire A

A : statut de l'élève apprenti
S : statut de l'élève scolaire
Pr Sc : privé sous contrat
Pr Hc : privé hors contrat

BTS opticien-lunetier

03 Cusset Lycée Valery Larbaud 04 70 96 54 00 Public **S**

06 Nice Institut de formation commerciale des Pléiades 04 93 72 04 02 Pr Hc **CP**

13 Marseille CFA de la Bourse du travail 04 91 90 78 53 CFA privé **A**

13 Marseille Institut supérieur d'optique 04 91 78 50 50 Pr Hc **S CP**

13 Marseille UFR de Sciences site de Marseille Saint-Jérôme 04 91 28 81 18/91 22 Public **S**

14 Vire Lycée M. Curie 02 31 68 09 71 Public **S**

17 La Rochelle ISM École MATILE 05 46 68 91 48 Pr Hc **S**

21 Longvic CFA interprofessionnel La Noue 03 80 68 48 80 CFA privé **A**

27 Val-de-Reuil Lycée M. Bloch 02 32 59 50 75 Public **S**

29 Brest Coiffure esthétique Epsilon 02 98 01 29 19 Pr Hc **S**

30 Nîmes Lycée E. d'Alzon 04 66 04 93 00 Pr Sc **S A**

31 Colomiers Lycée ORT M. Grynfogel 05 61 15 92 60 Pr Hc **S**

31 Toulouse Institut supérieur d'optique 05 34 45 51 50 Pr Hc **CP S**

33 Bordeaux École française supérieure des opticiens (EFSO) 05 56 48 30 00 Pr Hc **S**

33 Bordeaux Institut supérieur d'optique 05 56 00 02 07 Pr Hc **S**

34 Montpellier École française supérieure des opticiens 04 67 61 95 42 Pr Hc **S**

34 Montpellier École supérieure d'optique et de lunetterie 04 11 93 06 54 Pr Hc **S**

35 Fougères École supérieure d'optique Fizeau 02 99 94 61 80 Consulaire **A S**

35 Rennes Institut supérieur d'optique 02 23 40 10 20 Pr Hc **S**

38 Grenoble Lycée A. Argouges 04 76 44 48 05 Public **S**

39 Morez Lycée polyvalent V. Bérard 03 84 34 17 00 Public **A S**

41 Blois Lycée C. Claudel 02 54 52 60 38 Public **S**

42 Saint-Étienne Faculté de sciences et techniques 04 77 48 15 00 Public **A**

43 Yssingeaux Lycée Le Sacré-Coeur 04 71 65 75 10 Pr Sc **S**

44 Nantes Institut supérieur d'optique 02 51 81 05 00 Pr Hc S alt. sous statut scolaire

49 Angers Centre Pierre Cointreau site du CFA de la CCI Maine et Loire 02 41 20 53 60 Consulaire **A**

49 Angers École supérieure d'optique de l'Ouest 02 41 36 25 25 Pr Sc **S**

51 Bétheny Centre de formation Pasteur 03 26 87 88 38 Pr Hc **A S**

51 Reims La prépa J-J. Rousseau 03 26 40 04 01 Pr Hc **S**

54 Nancy École supérieure d'optique 03 83 30 16 70 Pr Hc **S**

54 Nancy Institut supérieur d'optique 03 83 45 83 45 Pr Hc **S**

56 Ploemeur AREP du Pays de Lorient 02 97 84 13 84 Pr Hc **S**

57 Ottange Lycée des métiers de l'optique Saint-André 03 82 50 57 55 Pr Sc **A S**

59 Cambrai LP Saint-Luc - La Sagesse 03 27 82 28 28 Pr Sc **A S**

59 Lille École d'optique-lunetterie 03 20 49 05 05 Pr Hc **S**

59 Lille ISO - Institut supérieur d'optique 03 20 55 10 55 Pr Hc **S CP**

59 Tourcoing CFA Chambre métiers et l'artisanat Nord - Pas de Calais - Le Virolois 03 20 58 16 50 Consulaire **A**

60 Nogent-sur-Oise CFA CCI 03 44 55 99 02 Consulaire **A**

62 Guines Lycée polyvalent privé Jean Bosco 03 21 35 22 64 Pr Sc **A**

67 Strasbourg Institut supérieur d'optique 03 88 15 80 80 Pr Hc **S**

67 Strasbourg Lycée ORT 03 88 76 74 76 Pr Sc **A S**

69 Lyon École française supérieure des opticiens - Galien 04 78 00 00 05 Pr Hc **S**

69 Lyon Institut supérieur d'optique 04 37 28 69 69 Pr Hc **A S**

75 Paris CFA de l'optique AEPO 01 47 34 23 89 CFA privé **A**

75 Paris Cours privé Spinoza 01 46 28 80 20 Pr Hc **S**

75 Paris École supérieure d'opticiens 01 45 58 61 59 Pr Hc **S**

75 Paris ICOGES 01 45 58 17 33Pr Hc **S**

75 Paris Institut supérieur d'optique 01 53 95 29 29 Pr Hc **CP A S**

75 Paris Lycée d'optique Fresnel 01 53 69 62 62 Public **A S**

75 Paris Progress Santé 01 44 54 24 24 Pr Hc **S**

79 Brioux-sur-Boutonne MFR 05 49 07 36 40 Pr Sc **A**

81 Castres LP A. Veaute 05 63 59 08 53 Public **A**

81 Castres SGT du LP A. Veaute 05 63 59 08 53 Public **S**

83 Le Muy LPO Lycée du Val d'Argens 04 94 17 88 50 Public **S**

87 Limoges Ensemble scolaire Ch. de Foucauld - site St-Jean (LP) 05 55 31 79 29 Pr Sc **S**

91 Bures-sur-Yvette Institut et Centre d'optométrie - Lycée technique d'optométrie 01 64 86 12 12 Pr Sc **A S**

92 Levallois-Perret Lycée L. de Vinci 01 41 05 12 12 Public **S**

93 Montreuil Lycée technique ORT 01 49 88 46 50 Pr Sc **S**

971 Les Abymes CFA polyvalent de l'académie de la Guadeloupe 05 90 20 26 27 CFA public **A**

971 Les Abymes Lycée général Providence 05 90 20 34 34 Public **A**

974 Saint-Paul URMA, Centre de formation de Saint-Gilles les Hauts 02 62 55 68 55 Consulaire **A**

BTS podo-orthésiste

26 Valence Institut supérieur technologique Montplaisir 04 75 82 16 90 Pr Sc **S**

75 Paris Lycée polyvalent d'Alembert 01 42 08 04 10 Public **S**

BTS prothésiste dentaire

06 Carros CFA de Carros 04 92 08 20 80 CFA public **A**

13 Marseille CFA de la Bourse du travail 04 91 90 78 53 CFA privé **A**

31 Toulouse École dentaire française 05 61 23 36 26 Pr Hc **S**

34 Montpellier Lycée J. Mermoz 04 67 20 60 00 Public **S**

51 Bétheny Centre de formation Pasteur 03 26 87 88 38 Pr Hc **S A**

63 Clermont-Ferrand Institut des métiers 04 73 23 60 00 Consulaire **A**

69 Lyon CFA SEPR 04 72 83 27 27 CFA privé A

72 Le Mans Lycée polyvalent G. Touchard - Washington 02 43 50 16 20 Public A

75 Paris LP Galilée 01 45 82 65 50 Public A S

78 Versailles CFA de la Chambre de métiers et de l'artisanat des Yvelines 01 39 55 15 23 Consulaire A

BTS prothésiste-orthésiste

26 Valence Institut supérieur technologique Montplaisir 04 75 82 16 90 Pr Sc S

49 Angers Lycée U. Mongazon 02 41 66 41 33 Pr Sc S

75 Paris Lycée polyvalent d'Alembert 01 42 08 04 10 Public S A

81 Castres LP A. Veaute 05 63 59 08 53 Public A

BTS services et prestations des secteurs sanitaire et social

02 Château-Thierry Lycée J. de La Fontaine 03 23 69 23 38 Public S

06 Cannes Pigier 04 93 43 62 42 Pr Hc S alt. sous statut scolaire

06 Nice Lycée d'E. d'Orves 04 93 97 12 00 Public S

06 Nice Pigier 04 93 29 83 33 Pr Hc CP alt. sous statut scolaire S

07 Annonay Lycée Saint-Denis 04 75 69 28 01 Pr Sc A S

08 Charleville-Mézières Lycée Sévigné 03 24 59 83 00 Public S

11 Carcassonne Lycée J. Fil 04 68 47 82 66 Public S

13 Aix-en-Provence Groupe Merkure 04 42 20 62 06 Pr Hc S

13 Aix-en-Provence Lycée É. Zola 04 42 93 87 00 Public S

13 Marseille Lycée Pastré 04 96 19 06 06 Pr Sc S

14 Caen AIFCC - Institut des métiers santé et social 02 31 44 32 11 Consulaire S alt. sous statut scolaire

14 Caen Arcade formation 02 31 93 09 12 Pr Hc alt. sous statut scolaire

14 Vire Lycée M. Curie 02 31 68 09 71 Public S

16 Angoulême Lycée Sainte-Marthe Chavagnes 05 45 37 02 50 Pr Sc S

16 L'Isle-d'Espagnac ISFAC 05 46 45 10 64 Pr Hc S

17 La Rochelle ISFAC 05 46 45 10 64 Pr Hc S

19 Brive-la-Gaillarde Lycée Danton 05 55 87 38 73 Public S

20A Ajaccio Lycée Fesch 04 95 51 60 80 Public S

21 Dijon Lycée S Weil 03 80 63 04 80 Public S

22 Rostrenen Lycée Notre-Dame de Campostal 02 96 29 00 34 Pr Sc S

22 Saint-Brieuc Lycée E. Renan 02 96 77 22 22 Public S

25 Besançon Lycée L. Pergaud 03 81 54 77 77 Public S

25 Mandeure MFREO 03 81 30 01 02 Pr Sc A

26 Valence EPSECO 04 75 44 42 42 Pr reconnu S

28 Chartres Lycée Jehan de Beauce 02 37 18 78 00 Public S

29 Brest Anaho Pigier 02 98 46 34 47 Pr Hc S

29 Morlaix Lycée Tristan Corbière 02 98 88 62 77 Public S

29 Quimper Lycée Chaptal 02 98 55 47 46 Public S

29 Quimper Pigier Performance 02 98 55 47 95 Pr Hc S

30 La Grand-Combe LP Pasteur 04 66 34 06 72 Pr Sc S

30 Milhaud Lycée G. De Gaulle Anthonioz 04 66 74 62 10 Public S

31 Blagnac Institut supérieur de formation professionnelle 05 61 71 60 43 Pr Hc S

31 Muret École privée La Pradette 05 61 51 14 09 Pr Hc S

31 Toulouse ADONIS 05 61 21 13 19 Pr Hc S

31 Toulouse Lycée Jolimont 05 34 25 52 55 Public S

32 Auch Lycée Oratoire Sainte-Marie 05 62 05 03 25 Pr Sc S

33 Bègles Lycée Václav Havel 05 57 30 49 00 Public S

33 Bordeaux Lycée Sainte-Marie Bastide 05 57 80 12 00 Pr Sc S

33 Mérignac ESARC ÉVOLUTION Santé - Social 05 56 12 81 82 Pr Hc S

34 Montpellier Duclaux 04 67 92 15 45 Pr Hc S

34 Montpellier IRTS 04 67 07 02 30 Pr Sc S A

34 Servian École technique Ruffel 04 67 39 90 70 Pr Hc S

35 Cesson-Sévigné ISTER 02 23 30 00 11 Pr Hc S

35 Rennes Lycée Bréquigny 02 99 86 82 00 Public S

35 Rennes Lycée Saint-Martin 02 99 84 16 16 Pr Sc S

37 Joué-les-Tours Campus des métiers de la CMA 37 02 47 78 47 00 Consulaire A

38 Corenc Lycée ITEC-Boisfleury 04 76 90 12 16 Pr Sc A

38 Moirans MFR de Moirans 04 76 35 41 60 Pr Sc alt. sous statut scolaire

39 Dole Lycée Pasteur Mont-Roland 03 84 79 66 01 Pr Sc S

40 Dax Lycée Saint-Jacques de Compostelle 05 58 56 30 50 Pr Sc S

41 Blois Lycée la Providence 02 54 56 43 10 Pr Sc S

42 Firminy Lycée A. Camus 04 77 40 17 17 Public S

42 Saint-Étienne IRUP 04 77 46 50 95 Pr Hc S

44 Carquefou Etudia 02 40 50 87 82 Pr Hc S alt. sous statut scolaire

44 Nantes Groupe Talensac Jeanne Bernard 02 51 72 95 10 Pr Sc S

44 Saint-Herblain Pigier 02 40 35 28 82 Pr Hc S

44 Saint-Nazaire Lycée A. Briand 02 40 00 25 25 Public S

45 Orléans Lycée Sainte-Croix Saint-Euverte 02 38 52 27 00 Pr Sc S

45 Orléans Lycée Voltaire 02 38 63 36 20 Public S

48 Mende Lycée général et technologique Émile Peytavin 04 66 49 18 66 Public S

49 Angers Icoges Pays de la Loire 02 41 25 35 15 Pr Hc S

49 Angers Lycée polyvalent Chevrollier 02 41 80 96 11 Public S

49 Cholet Lycée J. Delanoue 02 41 63 74 74 Pr Sc S

50 Saint-Lô Lycée technique Bon Sauveur 02 33 72 53 53 Pr Sc S

51 Châlons-en-Champagne Lycée Frédérique Ozanam Mont-Héry 03 26 69 32 70 Pr Sc S

A : statut de l'élève apprenti
S : statut de l'élève scolaire
Pr Sc : privé sous contrat
Pr Hc : privé hors contrat

51 Reims Lycée Libergier 03 26 77 61 61 Public **S**
52 Chaumont Lycée E. Bouchardon 03 25 03 23 42 Public **S**
53 Laval Lycée polyvalent Haute Follis - Campus EC53 02 43 26 17 17 Pr Sc **S**
53 Laval Lycée Réaumur 02 43 67 24 00 Public **S**
54 Laxou Lycée technique du commerce et des affaires 03 83 95 36 13 Consulaire **S**
54 Nancy Lycée C. de Foucauld 03 83 35 27 14 Pr Sc **S**
54 Tomblaine Lycée A. Varoquaux 03 83 29 28 35 Public **S**
55 Verdun Lycée des métiers Jean-Auguste Margueritte 03 29 86 14 28 Public **S**
56 Lorient Anaho Pigier 02 97 35 36 00 Pr Hc **S**
56 Vannes Lycée Notre-Dame le Menimur 02 97 54 03 31 Pr Sc **S**
57 Forbach Lycée B. Pascal 03 87 29 31 50 Public **S**
57 Peltre Lycée Notre-Dame 03 87 74 36 80 Pr Sc **S**
58 Nevers Lycée l'Espérance 03 86 61 16 67 Pr Sc **S**
59 Cambrai LP Saint-Luc - La Sagesse 03 27 82 28 28 Pr Sc **S**
59 Lille ADONIS 03 20 74 90 40 Pr Hc **S**
59 La Madeleine Lycée V. Labbé 03 20 63 02 63 Public **S A**
59 Pecquencourt Institut privé d'Anchin 03 27 86 42 54 Pr Sc **A**
59 Roubaix CFA académique - ERP André Maginot 03 20 73 76 67 CFA public **A**
59 Tourcoing Lycée Sévigné 03 20 25 31 43 Public **S**
61 Alençon Lycée M. de Navarre 02 33 80 33 50 Public **S**
62 Berck Lycée J. Lavezzari 03 21 09 20 18 Public **S**
62 Saint-Martin-Boulogne Lycée polyvalent privé St-Joseph 03 21 99 06 99 Pr Sc **S**
63 Chamalières Lycée Sainte-Thècle 04 73 37 32 09 Pr Sc **S**
63 Clermont-Ferrand Lycée S. Apollinaire 04 73 41 20 20 Public **S**
67 Strasbourg Horizon 03 88 23 77 99 Pr Hc **S**
67 Strasbourg Lycée privé Sainte-Clotilde 03 88 45 57 20 Pr Sc **S**
68 Mulhouse Lycée M. de Montaigne 03 89 46 33 44 Public **S**
69 Lyon ADONIS 04 37 48 98 28 Pr Hc **S**
69 Lyon ICOGES 04 72 68 78 30 Pr Hc **S**
69 Lyon Lycée Carrel 04 72 71 56 46 Pr Sc **S**
71 Chalon-sur-Saône Lycée Mathias 03 85 97 48 00 Public **S**
71 Paray-le-Monial Lycée Sacré-Coeur 03 85 81 03 75 Pr Sc **S**
72 Le Mans Lycée polyvalent Saint-Charles-Sainte-Croix 02 43 50 16 70 Pr Sc **S**
74 Annecy Lycée G. Fauré 04 50 45 20 38 Public **S**
75 Paris Association pour la formation de la biochimie et de la biologie 01 48 78 28 24 Pr Hc **S**
75 Paris ICOGES 01 45 58 17 33/01 55 26 95 70 Pr Hc **S**
75 Paris Lycée Carcado Saisseval 01 45 48 43 46 Pr Sc **S**
75 Paris Lycée F. Rabelais 01 53 09 13 00 Public **S**
75 Paris Lycée Notre-Dame 01 45 80 77 90 Pr Sc **S A**
75 Paris SEP du lycée J. Monod (annexe) 01 42 36 43 23 Public **A**
76 Le Grand-Quevilly Lycée Val de Seine 02 35 18 29 69 Public **S**
76 Rouen Lycée Providence Miséricorde 02 32 08 17 32 Pr Sc **S**
76 Sainte-Adresse Lycée Jeanne d'Arc 02 35 54 65 50 Pr Sc **S**
77 Avon Lycée Uruguay France 01 60 74 50 60 Public **S**
78 Guyancourt École Pigier 01 34 52 70 70 Pr Hc **S**
78 Saint-Germain-en-Laye Lycée J-B Poquelin 01 30 87 44 00 Public **S**
78 Trappes LP H. Matisse 01 30 62 87 42 Public **A S**
79 Niort ISFAC 05 46 45 10 64 Pr Hc **S**
79 Niort Lycée de la Venise Verte 05 49 32 48 00 Public **S**
80 Amiens Lycée E. Gand 03 22 53 41 22 Public **S**
80 Amiens Lycée Saint-Rémi 03 22 71 23 00 Pr Sc **S**
81 Albi Lycée Sainte-Cécile 05 63 46 16 66 Pr Sc **S**
82 Montauban Lycée A. Bourdelle 05 63 92 63 00 Public **S**
83 Toulon LGT Lycée Bonaparte 04 94 18 90 30 Public **S**
84 Carpentras Lycée V. Hugo 04 90 63 12 32 Public **S**
85 Fontenay-le-Comte Lycée polyvalent Notre-Dame 02 51 69 19 33 Pr Sc **S**
86 Poitiers ISFAC 05 46 45 10 64 Pr Hc **S**
88 Épinal Lycée L. Lapicque 03 29 82 47 42 Public **S**
91 Palaiseau Lycée polyvalent H. Poincaré 01 69 31 75 30 Public **S**
92 Châtenay-Malabry Lycée J. Jaurès 01 40 83 40 00 Public **S**
93 Montreuil Lycée J. Jaurès 01 42 87 49 84 Public **S**
94 Le Kremlin-Bicêtre Lycée D. Milhaud 01 43 90 15 15 Public **S**
94 Nogent-sur-Marne École INFA 01 45 14 64 00 Pr Hc **A**
94 Saint-Maur-des-Fossés Lycée Teilhard de Chardin 01 48 89 66 66 Pr Sc **S**
95 Argenteuil Lycée F. et N. Léger 01 39 98 43 43 Public **S**
971 Pointe-à-Pitre CIFAB 05 90 89 45 56 CFA privé **A**
971 Pointe-à-Pitre Formates 05 90 90 26 11 Pr Hc **CP**
971 Pointe-à-Pitre IUFP 05 90 82 58 46 Pr Hc **S CP**
971 Port-Louis Lycée polyvalent Nord Grande Terre 05 90 21 73 50 Public **S**
972 La Trinité Lycée F. Fanon 05 96 58 21 96 Public **S**
973 Saint-Laurent-du-Maroni SEP du lycée B. Juminer 05 94 34 22 00 Public **S**
974 Saint-Benoît Lycée polyvalent Marie Curie 02 62 94 46 46 Public **S**
974 Saint-Paul Lycée Saint-Paul IV 02 62 33 06 50 Public **S**
988 Dumbéa Lycée général et techno du Grand Nouméa 00 687 41 01 00 Public **S**

DTS imagerie médicale et radiologie thérapeutique

06 Nice Lycée d'E. d'Orves 04 93 97 12 00 Public **S**
12 Rodez Lycée C. Carnus 05 65 73 37 00 Pr Sc **S**

13 **Marseille** Lycée Saint-Vincent de Paul 04 91 37 48 86 Pr Sc S

21 **Dijon** Lycée Le Castel 03 80 76 70 00 Public S

24 **Périgueux** Lycée Jay de Beaufort 05 53 02 75 00 Public S

25 **Besançon** Lycée L. Pergaud 03 81 54 77 77 Public S

26 **Valence** Institut supérieur techno Montplaisir 04 75 82 16 90 Pr Sc S

29 **Brest** Lycée La Croix Rouge 02 98 47 81 00 Pr Sc S

42 **Saint-Étienne** Lycée H. d'Urfé 04 77 57 38 58 Public S

45 **Orléans** Lycée Voltaire 02 38 63 36 20 Public S

49 **Angers** Lycée U. Mongazon 02 41 66 41 33 Pr Sc S alt. sous statut scolaire

57 **Algrange** Lycée Saint-Vincent de Paul 03 82 86 62 62 Pr Sc S

59 **La Madeleine** Lycée V. Labbé - Pôle Santé La Madeleine 03 20 63 02 67 Public S

59 **Valenciennes** Lycée de l'Escaut 03 27 22 11 11 Public S

61 **Flers** Lycée J. Guéhenno 02 33 65 80 40 Public A S

62 **Arras** Lycée polyvalent G. Mollet 03 21 21 49 50 Public S

66 **Perpignan** École Maso 04 68 35 76 76 Pr Sc S

67 **Strasbourg** Lycée polyvalent J. Rostand 03 88 14 43 50 Public S

69 **Lyon** Lycée La Martinière Duchère 04 72 17 29 50 Public S

76 **Le Havre** Lycée F. de Grâce 02 35 24 63 40 Public S

76 **Rouen** Lycée G. Flaubert 02 35 12 88 88 Public S

85 **Fontenay-le-Comte** Lycée polyvalent Notre-Dame 02 51 69 19 33 Pr Sc S

87 **Limoges** Lycée S. Valadon 05 55 45 56 00 Public S

94 **Créteil** Lycée St-Éxupéry 01 41 94 28 28 Public S

95 **Franconville** Lycée J. Monnet 01 30 72 46 61 Public S

972 **Fort-de-France** Lycée Bellevue 05 96 61 50 14 Public S

974 **Saint-Benoît** Lycée polyvalent Marie Curie 02 62 94 46 46 Public S

DUT génie biologique option analyses biologiques et biochimiques

14 **Caen** IUT 02 31 56 70 00 Public S

17 **La Rochelle** IUT 05 46 51 39 00 Public S

21 **Dijon** IUT 03 80 39 64 02 Public S

27 **Évreux** IUT 02 32 29 15 00 Public S

29 **Brest** IUT 02 98 01 72 91 Public S

29 **Quimper** IUT 02 98 90 85 58 Public S

34 **Montpellier** IUT 04 99 58 50 40 Public S

37 **Tours** IUT 02 47 36 75 04 ou 81 Public S

49 **Angers** IUT 02 44 68 87 00 Public S

53 **Laval** IUT 02 43 59 49 01 Public S

54 **Vandœuvre-lès-Nancy** IUT Nancy-Brabois 03 83 68 25 60 Public S

59 **Villeneuve-d'Ascq** IUT A université Lille 1 Sciences et technologies 03 59 63 21 00 ou 04 Public S

63 **Aubière** IUT de Clermont-Ferrand - Aubière 04 73 17 70 01 Public S

69 **Villeurbanne** IUT Lyon 1 (site La Doua) 04 72 69 20 00 Public S

83 **La Garde** IUT de Toulon Var 04 94 14 22 08 Public S

93 **Bobigny** IUT 01 48 38 88 27 Public S

94 **Créteil** IUT site de Créteil 01 45 17 16 84 Public S

95 **Cergy** IUT site Saint-Martin 01 34 25 75 46 Public S

DUT génie biologique option diététique

24 **Périgueux** IUT Périgueux Bordeaux 4 05 53 02 58 58 Public S

27 **Évreux** IUT 02 32 29 15 00 Public S

34 **Montpellier** IUT 04 99 58 50 40 Public S

37 **Tours** IUT 02 47 36 75 04 ou 81 Public S

54 **Vandœuvre-lès-Nancy** IUT Nancy-Brabois 03 83 68 25 60 Public S

59 **Villeneuve-d'Ascq** IUT A université Lille 1 Sciences et technologies 03 59 63 21 00 ou 04 Public S

63 **Aubière** IUT de Clermont-Ferrand - Aubière 04 73 17 70 01 Public S

69 **Villeurbanne** IUT Lyon 1 (site La Doua) 04 72 69 20 00 Public S

83 **La Garde** IUT de Toulon Var 04 94 14 22 08 Public S

94 **Créteil** IUT site de Créteil 01 45 17 16 84 Public S

Formations de secrétaire médical

Certificat de la Croix-Rouge française

13 **Aix-en-Provence** IRFSS Croix-Rouge 32, cours des Arts et Métiers 04 42 16 05 16 Pr Sc irfss-pacac.croix-rouge.fr S

25 **Besançon** IRFSS Croix-Rouge 17-19, rue Renan 03 81 83 04 39 Pr Sc irfss-franche-comte.croix-rouge.fr S

33 **Bègles** IRFSS Croix-Rouge rue des Terres Neuves 05 57 87 64 46 Pr Sc irfss-aquitaine.croix-rouge.fr S

34 **Grabels** École de la Croix-Rouge 2, place Henri Dunant 04 67 52 47 34 Pr reconnu irfss-languedoc-roussillon.croix-rouge.fr S

54 **Nancy** IRFSS Croix-Rouge 1, rue Saint Fiacre 03 83 35 38 01 Pr Sc irfss-alsace-lorraine.croix-rouge.fr S

84 **Avignon** IRFSS Croix-Rouge 20, bd H. Dunant 04 32 74 34 10 Pr Sc irfss-pacac.croix-rouge.fr S

Certificats d'écoles

06 **Cannes** Pigier 14, bd Alexandre III 04 93 43 62 42 Pr Hc www.pigier.com S alt. sous statut scolaire

06 **Nice** Pigier 150, bd des Jardiniers 04 93 29 83 33 Pr Hc www.pigier.com alt. sous statut scolaire S

13 **Marseille** MAESTRIS 3, place Félix Baret 04 91 54 99 00 Pr Hc www.maestris.com S

14 **Caen** Centre de Formation Sainte-Ursule 50, rue Canchy 02 31 34 94 49 Pr Hc www.lycee-sainte-ursule.fr S

18 **Bourges** École Pigier 29, boulevard Gambetta 02 48 23 14 90 Pr Hc www.pigier.com S

CFA : centre de formation d'apprentis
LP : lycée professionnel
Pr Hc : privé hors contrat
Pr Sc : privé sous contrat
A : statut de l'élève "apprenti"
S : statut de l'élève "scolaire"

29 Quimper Pigier Performance 2, rue du Moulin du Melgven 02 98 55 47 95 Pr Hc www.pigier.com **S**

30 Nîmes Pigier Formanimes 105, rue Claude-Nicolas Ledoux 04 66 38 87 00 Pr Hc www.pigier.com **S**

31 Toulouse École technique privée ISSEC PIGIER 8, rue d'Eaubonne 05 61 21 33 11 Pr Hc www.pigier.com **S CP**

33 Bordeaux Pigier 23, quai de Paludate 05 56 33 35 33 Pr Hc www.pigier.com **S**

34 Jacou IDELCA Business school 4, av. Jean-Sébastien Bach 04 67 59 49 90 Pr Hc www.idelca.fr **S**

34 Montpellier Pigier - la compagnie de formation 645, rue de la Vieille Poste 04 67 10 58 58 Pr Hc www.pigier.fr **S**

37 Tours CEMAFOR - IST Pigier 8, rue du Cygne 02 47 70 23 70 Pr Hc www.pigier.com **S**

38 Grenoble Objectif concours Supexam 13 bis, rue Blanche Monier 04 76 15 30 64 Pr Hc www.objectifconcours.com **S**

44 Nantes Institut de formations aux métiers beauté-santé-forme 17, boulevard des Martyrs Nantais 02 40 47 67 28 Pr Sc www.beaute-sante-formation.com **S**

44 Saint-Herblain PIGIER 4, chemin de la Chatterie 02 40 35 28 82 Pr Hc www.pigier.com **S**

51 Bétheny Centre de formation Pasteur 13, rue des Docks 03 26 87 88 38 Pr Hc www.cfpast.com **S**

54 Nancy École Pigier 43, cours Léopold 03 83 35 97 97 Pr Hc www.pigier.com **S**

54 Nancy FORELIS 1, rue Jeannot 03 83 35 87 60 Pr Hc www.lycee-charlesdefoucauld.fr **S**

54 Nancy Groupe CCI formation 54 110, boulevard d'Austrasie 03 83 85 61 09 Consulaire www.nancy.cci.fr **S**

59 Cambrai MAESTRIS 9bis, rue de Roubaix 03 27 72 00 25 Pr Hc www.maestris.com **S**

59 Lille MAESTRIS 41, rue d'Amiens 03 20 06 02 89 Pr Hc www.maestris.com **S**

59 Tourcoing Institut privé de paramédical 17, rue des Ursulines 03 20 28 58 58 Pr Hc www.ipamformation.fr **S**

63 Clermont-Ferrand MAESTRIS 9, rue Gilbert Romme 04 73 28 58 50 Pr Hc www.auvergneformation.com **S**

67 Strasbourg École Grandjean 16, bd Poincaré 03 88 32 76 10 Pr Hc www.ecoledecommerce.com **S**

67 Strasbourg Pigier 15, rue des Magasins 03 88 37 59 00 Pr Hc www.pigier.com **S**

69 Lyon Césame 115, cours Albert Thomas 04 72 68 05 05 Pr Hc www.cesame.net **S**

69 Lyon Pôle formation santé-Lyon 16, rue Berjon 04 37 46 18 40 Pr Sc www.poleformation-sante.fr **S**

71 Mâcon Pigier 33, rue de Lyon 03 85 39 04 81 Pr Hc www.pigier.com **S**

73 La Ravoire Objectif concours Supexam 13 bis, rue Blanche Monier 04 76 15 30 64 Pr Hc www.objectifconcours.com **S**

74 Annecy Pigier 1, rue Fabien Calloud 04 50 32 99 08 Pr Hc www.pigier.com **S**

76 Rouen Pigier performance 18-28, place Saint-Marc 02 35 70 05 05 Pr Hc www.campus-saint-marc.com **S**

78 Guyancourt École Pigier 23, rue Colbert 01 34 52 70 70 Pr Hc www.pigier.com **S**

78 Mantes-la-Ville CFA ITEDEC - site de Mantes 1, rue de la Cellophane 01 39 29 23 00 Consulaire www.itedec.fr **A**

79 Niort ICSSA 17, rue des Quatre Vents 05 49 33 03 64 Pr Sc www.icssa-niort.com alt. sous statut scolaire

83 Toulon Pigier 29, rue Mirabeau 04 94 64 72 33 Pr Hc www.pigier.com **S** alt. sous statut scolaire

85 La Roche-sur-Yon IFOM Vendée 1, rue M-E. Coindreau 02 51 46 08 09 Pr Hc www.ifom-vendee.fr alt. sous statut scolaire

89 Sens Pigier 12, cours Chambonas 03 86 66 75 12 Pr Hc www.escade.fr **S**

91 Évry CFA Faculté des métiers de l'Essonne 3, chemin de la Grange Feu Louis 01 60 79 74 00 Consulaire www.essonne.fac-metiers.fr **A**

Formations de visiteur médical

En violet : nom de l'établissement.
En noir : lieu d'enseignement

DU visiteur médical

Lille 2 Lille

Licence pro visiteur médical

Aix-Marseille Marseille ; Caen Hérouville-Saint-Clair ; Dijon Dijon ; Lyon 1 Lyon ; Montpellier 1 Montpellier ; Saint-Étienne Saint-Étienne ; Strasbourg Illkirch-Graffenstaden ; Toulouse 3 Castres **A**

Certificats d'écoles

37 Tours IMT 38-40, rue Marcel Dassault 02 47 71 37 13 Pr Hc www.groupe-imt.com **S**

44 Nantes Institut de formations aux métiers beauté-santé-forme 17, boulevard des Martyrs Nantais 02 40 47 67 28 Pr Sc www.beaute-sante-formation.com **S**

75 Paris SupSanté 46, rue de la Tour 01 56 91 23 45 Pr Hc www.supsante.com **S**

92 Courbevoie GEMS Paris 2-12, avenue Léonard de Vinci 01 41 16 75 12 Pr Hc www.ilv.fr **S**

Index

onisep • Office national d'information sur les enseignements et les professions • Ministère de l'Éducation nationale • Ministère de l'Enseignement supérieur et de la Recherche • Publication de l'Onisep : © Onisep Janvier 2014 • **Directeur de la publication :** George Asseraf • **Directrice adjointe de la publication :** Marie-Claude Gusto • **ÉDITIONS > Direction Cross-Média :** Isabelle Dussouet, Arielle Girot • Rédaction en chef : Stéphanie Desmond, Claire Lanaspre • Rédaction en chef déléguée : Nicole Mamigonian • Rédaction : Nicole Mamigonian, Hélène Mercadal, Agnès Millet, Sylvie Pelletreau, Floriane Pouzol • Administration éditoriale : Christine Courtois • Secrétariat de rédaction : Clémence Niérat • Correction : Valérie Doineau • **INGÉNIERIE ÉDUCATIVE POUR L'ORIENTATION > Direction :** Michel Muller • **RESSOURCES DOCUMENTAIRES > Direction :** Gilles Foubert • Documentation : Anne-Camille Bazzoli • Ingénierie documentaire : Sophie Grassin • **FABRICATION > Direction :** Marie-Christine Jugeau • Photogravure : Key Graphic (Paris) • Impression : Jouve (Mayenne) sur papier certifié PEFC sous le n° de licence PEFC/10-31-1316 • **STUDIO > Direction artistique :** Bruno Delobelle • Maquette et mise en pages : Isabelle Sénéchal • Iconographie : Brigitte Gilles de la Londe • Reportage photo : Laurence Prat • Photo de couverture, copyright : Okea/iStockphoto.com • **DIFFUSION ET COMMERCIALISATION >** Onisep VPC, 12, mail Barthélemy-Thimonnier, CS 10450 Lognes, 77437 Marne-la-Vallée Cedex 2 • Internet : onisep.fr/lalibrairie • Relations clients : service_clients@onisep.fr • Diffusion-distribution Belin : 501183 • Code de diffusion Onisep : 901183 • ISBN papier : 978-2-273-01183-9 • ISBN numérique : 978-2-273-01200-3 • ISSN : 1765-9329 • **PUBLICITÉ >** Mistral Média : 365, rue de Vaugirard, 75015 Paris • Tél. : 01 40 02 99 00 • Contacts : Directeur général : Luc Lehéricy (luc.lehericy@mistralmedia.fr) • Directeur commercial : Vivian Favro (vivian.favro@mistralmedia.fr) • Plan de classement Onisep : SAN 2 00 00 00 • **Dépôt légal :** Janvier 2014 • Le kiosque : Santé • Cet ouvrage, conçu en 2011, a été réédité afin d'intégrer une mise à jour des parties études et emploi •